Hanna Dietz

FUSSBALLMÜTTER

Hanna Dietz

FUSSBALL-MÜTTER

Roman

Wunderlich

Figuren und Handlungen in diesem Buch sind frei erfunden.
Jede Ähnlichkeit mit real existierenden Personen ist rein zufällig
und keinesfalls beabsichtigt.

Originalausgabe
1. Auflage Juni 2017

Redaktion Elisabeth Mahler
Satz aus der Adobe Caslon, PostScript, InDesign,
bei Pinkuin Satz und Datentechnik, Berlin
Druck und Bindung CPI books GmbH,
Leck, Germany
ISBN 978 3 8052 0328 9

Für alle Ehrenamtler,
die sich weder von Wind und Wetter
noch von übereifrigen Müttern und Vätern
davon abhalten lassen, unseren Kindern
das Fußballspielen zu ermöglichen

«Im Kinder- und Jugendfußball gibt es eine große Gefahr: Eltern!»

Bild am Sonntag, 14.12.2014

1

Wenn dir das Leben den Boden unter den Füßen wegzieht, kauf dir einen Teppich.

Hach, was bin ich wieder gut drauf! Sogar alte persische Sprichwörter lasse ich mir einfallen. Zufrieden grabe ich die nackten Zehen in den flauschigen Flor, der mich in den Zehenzwischenräumen kitzelt. Natürlich wäre es besser gewesen, wenn ich den Teppich im Wohnzimmer *selbst* gekauft hätte. Und nicht die Vermieterin. Ich meine, was hat sie sich bei dem Motiv nur *gedacht*? Hübsch zwischen Blumengirlanden eingewebt, senkt ein Löwe seine Pranke in die Flanke eines Elefanten, der sich überrascht aufbäumt. So weit, so naturnah. Aber die ganzen Proportionen stimmen nicht, der Elefant hat Stummelbeinchen, der Löwe bratpfannengroße Tatzen und einen winzigen Kopf mit einer Mähne, die aussieht wie ein Heiligenschein. Konstantin würde sich kaputtlachen.

Nein, schlimmer. Er würde mich dafür verachten und seine Verachtung mit einem schmalen Lächeln tarnen. Stillosigkeit gehört für meinen Ex zu den Todsünden. Und Stil bedeutet für Mr. Superarchitekt reduzierte Formen und nichts als Edelstahl und Schiefer. Was für ein Glück, dass ich jetzt wieder meine eigene Herrin bin! In meinem Leben *und* in meiner Wohnung. Sie hat vier Zimmer sowie eine Sonnenterrasse und damit ausreichend Platz für Luis und mich. Und sie ist möbliert. Für jemanden, der neben seinem Herzen auch sein Mobiliar in dem gemeinsamen Haus zurücklassen musste, eine echte Erleichterung. Außer ein paar Koffern und Kisten mussten wir nichts schleppen. Toll ist auch, dass ein großer Kellerraum zur Wohnung gehört. Dort kann ich nämlich das Riverboat-Regal verstauen. Das ist ein wuchtiges hölzernes Kanu, das irgendein Möchtegerndesigner in der Mitte durchgesägt, mit dem Bug nach oben hingestellt und mit Brettern versehen als Regal umfunktioniert hat. Allerdings passen nicht mal zwanzig Bücher hinein, weil es nach oben hin so schmal wird, völlig unnütz also.

Jetzt ragt es in der Ecke des Wohnzimmers auf.

«Ist das nicht famos?», hatte die Vermieterin, eine weißhaarige Dame in Leinentunika, bei der Besichtigung gerufen. «Es erinnert mich an reißende Fluten und den Aufbruch in eine neue Welt!» Sie hatte die Hände begeistert in die Höhe gerissen, und ich hatte begeistert genickt. «Ich liebe koloniale Möbel», hatte meine Vermieterin zufrieden gesagt. «Sie nicht auch?»

«Doch, und wie!», hatte ich geantwortet. «Die sind so … *besonders.*» Besonders unpraktisch. Aber auch scheußlich. Was ich aber für mich behielt, schließlich wohnte ich da noch mit Luis bei meinen Eltern. In meinem alten *Jugendzimmer.* Dann doch lieber Giraffentische und indische Schränke! Und mit diesem Teppich habe ich mich inzwischen auch angefreundet, er ist so himmlisch weich. Über den lächerlichen Löwen werde ich einfach den Couchtisch schieben. Nur dieses Kanu-Regal muss weg. Und zwar bevor meine Eltern zum Antrittsbesuch aufmarschieren.

Entschlossen packe ich es mit beiden Händen. Aber obwohl es nach Leichtbauweise aussieht, ist es anscheinend aus irgendeinem tropischen Hartholz geschnitzt. Jedenfalls überrascht mich sein Gewicht, und das Ding rutscht mir aus den Fingern und knallt auf meinen kleinen nackten Zeh.

«Aua», schreie ich, und mir schießen augenblicklich die Tränen in die Augen.

«Was ist, Mama?», ruft Luis aus seinem Zimmer.

«Alles okay, hab mich nur gestoßen», presse ich zwischen zusammengekniffenen Lippen hervor.

«Weinst du schon wieder?», fragt er durch den Flur, und mir wird flau, wie immer, wenn er sich Sorgen macht. Dann bekommen seine schönen grün-blauen Augen diesen betrübten Ausdruck, und auf seiner glatten Kinderstirn bildet sich eine kleine Falte. Und auf Kinderstirnen sollten keine Falten sein. Vor allem keine, die ich verursacht habe.

«Nein, kein bisschen», rufe ich betont fröhlich zurück. Zum Glück ist der Teppich so weich, dass meine Zehen von dem Regal tief hineingedrückt wurden und kein bleibender Schaden entstanden ist. Trotzdem scheint es mir ratsam, für diese Unternehmung Schuhe anzuziehen. Und zwar welche, die die Zehen vor jeglichen Quetschattacken schützen. Dafür habe ich genau die richtigen!

Als ich mich das nächste Mal dranmache, stelle ich fest, dass ich das Kanu nur falsch angepackt habe. Wenn ich die eine Hand unter das oberste Regalbrett lege und die andere unter den spitzen Bug, dann ist es ganz einfach. Ich stemme das Regal hoch und trage es zur Wohnungstür. Obwohl ich wegen des schönen Sommerwetters nur Shorts und ein Spaghettiträgertop anhabe, fange ich an zu schwitzen. Aber ich schaffe es, das Regal aus der Wohnung bis zum Treppenabsatz zu manövrieren. Jetzt nur noch zwei Etagen runter, dann habe ich es geschafft. Ich verschnaufe einen Moment, und mir fällt ein, dass ich mich bei nächster Gelegenheit bei den Nachbarn vorstellen sollte. In einer kleinen Hausgemeinschaft mit drei Parteien ist ein gutes Nachbarschaftsverhältnis besonders wichtig. Morgen können Luis und ich bei den Nachbarn klingeln. Dann atme ich einmal tief ein, hebe das Möbel erneut an und stakse die erste Stufe runter.

Aber schon bei der zweiten verschätze ich mich in der Breite der Treppenstufen – was nur an diesen dämlichen Schuhen liegt, die anderthalb Nummern zu groß sind. Im letzten Moment klammere ich mich an das Geländer und kann nur mehr tatenlos zusehen, wie das Kanu langsam nach vorne kippt, um dann Bug voran die Treppe runterzurumpeln. Es macht einen Krach, als ob ein ganzer Stamm Massai-Krieger auf seinen Trommeln herumhämmert. Voller Entsetzen starre ich dem Regal hinterher, da öffnet sich die Tür zur Wohnung im Erdgeschoss, und ich kann nur noch «Achtung!» schreien. Der Mann springt zurück und drückt sich in den Türrahmen, ehe es zu einer folgenschweren Kollision kommt. Das Kanu bleibt schließlich vor seinem Eingang liegen.

«Entschuldigung», rufe ich atemlos, während ich die Stufen hinuntereiere, wobei ich mich wegen der dämlichen Schuhe mit beiden Händen am Geländer festhalte – unter ästhetischem Gesichtspunkt sicher wenig vorteilhaft. «Ich wollte nicht …», keuche ich, da sehe ich das unverschämte Grinsen im Gesicht des jungen Mannes. Des ziemlich gutaussehenden jungen Mannes.

«… den neuen Nachbarn mit einem Einbaum überfahren?», vollendet er meinen Satz. Er schaut von dem Kanu zu mir, dann auf meine Schuhe, und sein Grinsen wird noch breiter.

«Das sind Arbeitsschuhe», erkläre ich, um jede weitere spöttische Bemerkung im Keim zu ersticken. Ich vermute, er ist mindestens zehn Jahre jünger als ich. Da wird er doch wohl nicht wagen, über mich zu lachen!

«Interessant», schmunzelt er. «Ich wusste gar nicht, dass es in diesen Breitengraden noch wilde Rinderherden gibt, die man mit dem Lasso einfangen muss.» Und dann lacht er glucksend.

Na gut, was habe ich auch anderes erwartet. Ich trage die Cowboystiefel, die ich mal für eine Westernparty bei eBay ersteigert habe, abgrundtief hässliche Dinger aus grün-weißem Pythonleder. In Größe 42. Besonders in Kombination mit einer kurzen Hose eine Fußbekleidung der mehr als zweifelhaften Sorte. Meine Vorstellung bei den Nachbarn hatte ich mir wirklich anders ausgemalt. Irgendwie *gediegener.* Meiner Position als sechsunddreißigjährige geschiedene Mutter eines achtjährigen Sohnes angemessen.

«Die Rinder stehen schon auf der Weide», informiere ich ihn kühl. «Jetzt muss ich nur noch dieses Ding in den Hafen verfrachten, dann galoppiere ich nach Hause.»

Frecherweise grinst er immer noch. Sein Mund ist wirklich schön, die Oberlippe hat einen kühnen Schwung, herzförmig fast. Aber das fällt mir im Grunde gar nicht auf, schließlich bin ich frisch getrennt, habe von Männern die Nase voll und mein Leben auch alleine total im Griff. Ich will gerade das Regal wieder hochstemmen, da bückt er sich schon und hebt es hoch, als wäre es aus Pappe.

«Wo soll das denn hin?», fragt er. Und dann trägt mir mein Nachbar das Riverboat-Regal, mit dem ich ihn vor ein paar Minuten fast erlegt hätte, die steile Kellertreppe hinunter, und ich bin so in den Anblick seiner muskulösen Schultern vertieft, dass ich zu langsam schalte, als er vor Keller Nummer 2 stehenbleibt und fragt: «Hier, oder?»

Ich sage ja, und da stößt er auch schon die Tür auf und knipst das Licht an, und erst jetzt fällt mir siedend heiß ein, dass ich es oben auf den Kartons habe liegen lassen. Das Weihnachtsgeschenk, das mir meine beste Freundin vor ungefähr hundert Jahren nach einer männertechnischen Durststrecke kichernd überreicht hatte. «Zwölf Monate Männerglück» sollte er mir bringen, der Kalender mit den männlichen Pin-ups – Waschbrettbäuche, aus Granit modellierte Hintern und enorm ausgebeulte Tangas. «Was soll ich denn damit?», hatte ich sie entgeistert gefragt, und meine Freundin hatte mir erklärt, dass der Kalender mein Liebeskarma verbessern würde, wegen der erotischen Schwingungen. Ich hatte sie für nicht ganz dicht erklärt und ihn in meinem Schrank versteckt.

Na gut, ein paarmal hatte ich ihn rausgeholt und durchgeblättert. Die Typen waren allesamt von oben bis unten eingeölt, selbst ihr Lächeln war glitschig, und diese Beulen untenrum sahen einfach nur lächerlich aus. Im September zeigte der Kalender einen nur mit einem Werkzeuggürtel bekleideten Klempner, die blonden Haare tatendurstig verwuschelt, mit Rohrzange (oben) und Schlauch (am unteren Bildrand). Ich hatte damals beschlossen, den Kalender endgültig wegzuschmeißen. Doch dann hatte ich am 5. September Konstantin kennengelernt, und meine beste Freundin hatte gesagt: «Siehst du, der Kalender hat dir Glück gebracht.» Also hatte ich ihn behalten. Als Andenken an unsere erste Begegnung und an meine beste Freundin, die ein Jahr später der Liebe wegen nach Freiburg gezogen war.

Als ich den Kalender beim Umzug in die neue Wohnung wiederentdeckte, hielt ich ein kleines Zwiegespräch mit Mr. September über Liebeskarma im Allgemeinen und die verhängnisvolle Verkupplung mit Konstantin im Besonderen und wir kamen überein, dass eine Trennung das Beste für uns beide wäre. Ich wollte ihn gerade in den Müll befördern, aber dann rief Luis nach mir, und ich ließ den Kalender im Keller liegen. Und jetzt posiert dort oben auf dem Karton in vorderster Reihe, angeleuchtet von der Glühbirne und somit im Rampenlicht, ein ziemlich nackter, ziemlich gut bestückter Klempner.

«Nanu», entfährt es meinem Nachbarn. «So eine Visitenkarte hat mir mein Installateur aber nicht gegeben.»

«Den hat mir mal eine Freundin geschenkt», sage ich hastig.

«Ach was», schmunzelt er und wirft einen Blick auf mich, und ich sehe mich selbst – mit meinen Shorts und diesen hässlichen Quadratlatschen und den feuerroten Wangen – und denke an all die Leute, die den Verkäufern in den Sexshops erzählen, sie kaufen Vibratoren und Liebeskugeln, weil sie «für eine einsame Freundin ein Geschenk suchen» oder «für einen Roman recherchieren».

«Den wollte ich schon lange wegschmeißen!» Entschlossen nehme ich den Kalender. «Also, weg damit», füge ich betont fidel hinzu.

«Meinetwegen müssen Sie das nicht wegwerfen», sagt mein Nachbar, und seine Mundwinkel zucken schon wieder verdächtig. «Wer weiß, wann Sie den nächsten Rohrbruch haben.»

Ich überhöre seinen Spott geflissentlich. «Dann sind wir hier ja wohl fertig», sage ich kühl, knipse das Licht aus, und wir gehen wieder hoch, und da spazieren uns im Hausflur meine Mutter, mein Vater und mein Sohn entgegen. Mein Vater trägt einen Blumentopf, mein Sohn seinen Fußball und meine Mutter ihr optimistischstes Lächeln. Und ich Shorts, Cowboystiefel und einen erregten Klempner. Ich stoße einen erschreckten Schrei aus und verstecke den Kalender hinter meinem Rücken.

«Mama», kräht Luis. «Guck mal, wen ich auf der Straße gefunden habe!»

«Oma und Opa, wie schön!» Krampfhaft bemühe ich mich um Heiterkeit.

«Unsere Caro, da ist sie ja endlich!», ruft mein Vater, als wäre ich monatelang verschollen gewesen, und stürmt mit ausgebreiteten Armen auf mich zu. Gerade überlege ich, wie ich die Umarmung meistern soll, ohne meine Eltern mit der prallen Installationsgurke zu erschrecken. Und darauf habe ich nun gar keine Lust. Doch da spüre ich, wie mir der Kalender von hinten aus der Hand genommen wird.

Erleichtert begrüße ich meine Eltern und strubbele Luis durch die Haare, der an mir vorbei zu unserem Nachbarn lugt und ganz lässig «Hallo, Yannik» sagt, worauf der mit «Hallo, Sportsfreund» antwortet und hinterherschiebt: «Demnächst kicken wir mal 'ne Runde, okay?» Luis nickt begeistert und springt dann fröhlich die Treppe hinauf. Ich linse nach dem pädagogisch wenig wertvollen Objekt, aber Yannik hat es hinter seinem Rücken versteckt. Ich atme auf. Das ist ja noch mal gutgegangen.

«Hallo, ich bin Burkhard Schulz», stellt sich in dem Moment mein Vater vor und streckt Yannik die Hand hin, eine Geste, die Letzterer freundlich erwidert, während ihm Installateur nebst Rohr aus der anderen Hand auf den Boden fallen.

⚽

Was ist eigentlich die Maßeinheit für Blamagen?

Das Schmach-o-Meter habe ich heute auf jeden Fall total gesprengt. Erst überfahre ich meinen Nachbarn fast mit einem Kanu, dann konfrontiere ich meine Eltern mit meinem Cowgirl-Aufzug und einem entblößten Handwerker. Konsterniert starren meine Eltern auf den Kalender.

«Upps», sagt Yannik und lacht freundlich. «Der war nicht für Sie bestimmt.» Er klemmt das Bild unter den Arm. «Das ist eine Requisite», erklärt Yannik. «Ich arbeite beim Fernsehen.» Und wie er so selbstbewusst und ruhig flunkert, wirkt der Kalender auf einmal nicht mehr ganz so obszön.

«Ach wirklich», sagt mein Vater, «das ist ja interessant.» Was nicht gelogen ist, wie jeder weiß, der meinen Vater kennt. Denn er findet *jedes* Thema spannend, solange es ihm ermöglicht, eine Unterhaltung mit völlig Fremden zu führen. Und so entspinnt sich tatsächlich ein Smalltalk über Fernsehen und seltsame Reportagen und die Qualität von Bratwurst in Fußballstadien.

Meine Mutter guckt angesichts ihres dauerplaudernden Ehemanns wie die zwangsgeduldigen Mütter im Kindergarten, die gerade die Prüfung *Mein Kind kann sich schon alleine anziehen* ertragen müssen. «So, wir müssen dann mal», unterbreche ich. «Der Kuchen wird kalt.»

«Oha», ruft mein Vater belustigt. «Na, das dürfen wir natürlich nicht zulassen.»

Ich verabschiede mich von Yannik mit einem Nicken und eile die Treppe hoch, so schnell es diese Schuhe zulassen. Als wir in unserer Wohnung abkommen, streife ich sie als Erstes ab.

Meine Mutter will gerade eine Bemerkung machen, wird aber von dem weißen Kronleuchter abgelenkt, der wie eine explodierte Schneeflocke im Flur hängt. «Nein, also wirklich, das ist ja tod…», sagt sie und kommt kurz ins Stocken, als sie die Giraffe entdeckt, die eine Tischplatte aus Glas auf dem Rücken trägt. «…schick. Wirklich *todschick*!» Sie überspielt jede Irritation mit ihrem superoptimistischen Lächeln.

«Da wünscht man sich ja sofort ein Jagdgewehr», dröhnt mein Vater und legt Luis den Arm um die Schulter. «Nicht wahr, Luis? In eurer Wohnung kann man ja fast auf Safari gehen!»

«Aber wir schießen doch nicht auf Tiere, oder, Luis?», mische ich mich in einem pädagogischen Reflex ein. «Wir *beobachten* Tiere höchstens in ihrem *natürlichen* Lebensraum. Dabei fällt mir ein, der Blick von der Terrasse ist wirklich schön.» Aber der Versuch, meine Familie mit der schönen Aussicht abzulenken, scheitert.

«Guck mal hier, Opa», sagt Luis. Stolz zeigt er den Löwenteppich.

Meine Eltern spielen die Posse natürlich mit. Denn erstens ist Luis' Begeisterung für die exotische Einrichtung in der Tat herzerwärmend, und zweitens verkneifen sich meine Eltern seit der Trennung von Konstantin vorsichtshalber jede Kritik an mir. Ich muss ihnen dringend mal sagen, dass es allmählich genug damit ist, mich wie ein rohes Ei zu behandeln. Schließlich hat gerade ein neuer Lebensabschnitt für mich begonnen: Die Scheidung ist rechtskräftig, ich habe eine neue Wohnung, und um das zu feiern, habe ich sogar einen Kuchen gebacken. Und der sieht wirklich klasse aus! Jetzt wo ich ihn mit einer dicken Schicht Schokoguss zusammengeklebt habe. Beim Stürzen aus dieser dämlichen Gugelhupfform ist er mir nämlich zerbrochen. Aber das merkt man dank meiner geschickten Dekoration gar nicht.

«Der sieht aber toll aus», lobt meine Mutter.

«Ja», sage ich und nehme das Messer. «Finde ich …» Die Glasur ist steinhart. «… auch», sage ich gerade, da dringe ich mit dem Messer durch, und das Kuchenstück zerbröselt unter der Glasur in Abermillionen Teile. «Vielleicht ist er ein bisschen trocken geworden», murmele ich verlegen.

«Mit einem Schluck Kaffee geht's», ruft mein Vater mit aus dem Mund stiebenden Krümeln.

«Ob trocken oder nicht, der Geschmack ist ja da», bekräftigt meine Mutter fröhlich.

Und mein Vater verkündet: «Das Wichtigste ist doch: Gut, dass du den Kerl endlich los bist und wieder auf eigenen Füßen stehst!»

Ich schließe schnell die Wohnzimmertür, damit Luis, der mit seinem neuen ferngesteuerten Auto schon in sein Zimmer verschwunden ist, von diesem Thema verschont bleibt.

«Man sieht dir richtig an, dass es dir bessergeht», befindet meine Mutter.

«Findest du?», frage ich und freue mich. Heute Morgen war ich beim Blick in den Spiegel das erste Mal seit langem wieder zufrieden mit mir gewesen. Keine dunklen Ringe mehr unter den grünen Augen, ein paar Sommersprossen auf der Nase, die wunderbar zu den blonden Balayage-Strähnchen (oder wie der Friseur es nannte: *der* Must-have-wow-Effekt) in meinem hellbraunen mittellangen Haar passen. «Danke», sage ich schnell. «Das tut es auch. Wirklich. Ich fühle mich wie befreit, jetzt in der neuen Wohnung und mit dem neuen Job und so. Die Scheidung liegt hinter mir, da bin ich wirklich drüber weg. Jetzt schaue ich nur noch nach vorne und …» An dieser Stelle gerate ich ins Stocken, weil ich auf einmal feststelle, dass der Couchtisch mit seinen eisernen Rollen aussieht wie eine Lore.

«Ja, das ist toll», sagt meine Mutter. «Und jetzt hast du so eine schöne neue Wohnung mit so vielen … interessanten Möbeln.»

«Ich bin so froh, dass sie möbliert war», sage ich. «Da mussten wir nicht viel schleppen, und neue Möbel hätte ich mir gar nicht leisten können.»

«Wie jetzt? Ich dachte, Konstantin kommt für die neue Einrichtung auf, wo er doch all die anderen Möbel behalten hat», dröhnt mein Vater.

Ich merke, wie ich rot werde, und stecke schnell meine Nase in die Kaffeetasse. Mist. Ich wollte es eigentlich für mich behalten, weil ich mich richtig schäme, dass ich mich so über den Tisch habe ziehen lassen. Aber meine Mutter hat es natürlich schon bemerkt.

«Was?», fragt sie alarmiert.

Ich muss schlucken. Konstantin sagte, es sei am besten für uns, wenn wir nur einen Anwalt hätten, dann würde es billiger werden. Und dass wir es total schnell abschließen könnten, wenn wir uns auf geteiltes Sorgerecht und Verzicht auf das Trennungsjahr einigen. Und ich wollte genau das: es schnell hinter mich bringen. Mir tat alles so weh, besonders mein Herz, ich war total erschöpft von der ganzen Heulerei. Das ganze Scheidungsverfahren lief ab wie ein Film, ich sah mich da in dem Raum sitzen, mit Konstantin und diesem Koloss von Anwalt, und versuchte zu erfassen, was die beiden von sich gaben, während es in meinem Kopf rauschte und ich nur an drei Dinge denken konnte: an Konstantin und den Scheidungsgrund. Und an Luis' Gesicht mit der Sorgenfalte. Als ich wieder zu mir kam, hatte ich die

Trennungsvereinbarung unterschrieben, in der ich auf finanzielle und materielle Ansprüche verzichtete. Ich glaube, man nennt so etwas seelische Unzurechnungsfähigkeit.

«Aber nur, weil ich einen Rosenkrieg vermeiden wollte», rechtfertige ich mich meinen Eltern gegenüber. «Wegen Luis natürlich. Er hat es schon schwer genug, da braucht er nicht noch mitzubekommen, was sein Vater für ein mieser Kerl ist. Außerdem hatte Konstantin ja recht, es waren sein Haus und seine Möbel und – na ja …», sage ich, um das Thema optimistisch abzuschließen. «Immerhin bekomme ich für Luis Unterhalt, und den Rest schaffe ich auch allein.» Ich unterstreiche den letzten Satz mit einem energischen Lächeln.

Meine Eltern werfen sich einen Blick zu, dann tätschelt meine Mutter meinen Arm und holt tief Luft, als habe sie eine wichtige Ankündigung zu machen. «Weißt du, wir wollten nichts sagen, bis du wirklich drüber weg bist», sagt sie feierlich, und da wird mir mulmig. «Wir haben …»

«Dass das ein Hallodri ist, habe ich auf zehn Kilometer gegen den Wind gerochen!», posaunt mein Vater dazwischen.

«Ja», sagt meine Mutter, «dass das nicht gut ausgeht, das …»

«Ich *wusste* es!», schreit mein Vater. «Ich habe es von Anfang an gewusst!» Zur Bekräftigung haut er mit der flachen Hand auf den Tisch.

Ich zucke zusammen.

«Wir *beide* wussten es», sagt meine Mutter.

Wie jetzt? Ich schaue verwirrt zwischen beiden hin und her. Meine Mutter hat doch so gestrahlt, als ich den gutaussehenden Architekten angeschleppt habe!

«Ich habe zu deiner Mutter gesagt, Marlies, habe ich gesagt, das geht in die Hose.» Mein Vater scheint darüber äußerst zufrieden zu sein. Als hätte er nie mit Konstantin am Grill gestanden und sich stundenlang im Synchron-Wurstwenden geübt!

«Aber … aber warum habt ihr denn nichts gesagt? Ich meine, *früh genug*?», frage ich entgeistert.

«Ach», sagt meine Mutter. «Das hätte doch nichts gebracht. Wenn man verliebt ist, dann ist man doch für keinerlei Argumente zugänglich.»

Womit sie vermutlich recht hat. Ich war dermaßen in Konstantin verliebt, dass ich meinen Eltern kein Wort geglaubt hätte.

«Und jetzt ist das doch vorbei und abgehakt», befindet mein Vater. «Jetzt fängst du ein neues Leben an. Hast du schon ein Hobby?»

«Ein Hobby?», frage ich verwirrt.

«Hobbys sind das A und O der Geschiedenen und Rentner», doziert mein Vater. «Und weil ich jetzt Rentner bin, habe ich eine zweite Karriere begonnen. Eine Hobby-Karriere.» Er lacht dröhnend.

«Dein Vater ist jetzt im Männer-Kochclub», erklärt meine Mutter.

«Und außerdem lerne ich mauern und baue uns im Garten ein schönes Gewächshaus», verkündet er.

«Ein Gewächshaus?», schaltet sich meine Mutter erstaunt ein.

«Sicher! Du wolltest doch schon immer eines haben!»

«Ich … äh … wollte ich das?»

Er nickt stolz, dann langt er über den Tisch und tätschelt meinen Arm. «Du wirst sehen, ein neues Hobby ist wie ein neues Leben.»

Meine Eltern sind lange weg, Luis hat schon die Zähne geputzt, und ich lege mich wie immer vor dem Einschlafen zu ihm in sein neues Bett, das wir mit Hilfe von Star-Wars-Bettwäsche in ein Raumschiff verwandelt haben.

«Hey», sage ich. «Du hast zwei neue Poster!» Von der Wand über seinem Schreibtisch lächeln Manuel Neuer und Thomas Müller zu uns herüber.

«Die waren in der Fußballzeitschrift», sagt er. «Ich habe sie selbst aufgehängt. Sind ein bisschen schief.»

«Macht nichts, sieht schön aus», sage ich und denke an das erste Bild, das wir für Luis in seinem alten Kinderzimmer aufgehängt hatten. Es war eine lustige Arche Noah mit vielen bunten Tieren, die fröhlich über den Weltuntergang schauten. Konstantin erklärte Luis, das seien schlaue Viecher, die hätten sich vor der Flut gerettet. «Und was ist mit den anderen?», fragte der dreijährige Luis. «Die müssen schwimmen», antwortete Konstantin und fuhr dann zur Arbeit, während ich Luis beruhigen musste, dass das nur eine Geschichte sei und «in echt» kein Tier ertrunken sei. Trotzdem beschäftigte Luis das Thema «Welche Tiere können schwimmen und welche gehen unter» ziemlich. Und ein paar Tage später ersetzte ich das irritierende Arche-Bild mit einem vom kleinen Drachen Kokosnuss. Aber die Zeiten der Helden aus Bilderbüchern sind nun endgültig vorbei. An Kindern sieht man, wie die Zeit vergeht, sagte meine Tante immer, wenn sie zu Besuch kam. Den Spruch fand ich natürlich dämlich. Erst jetzt verstehe ich ihn. Ich kann kaum glauben, dass seit dem Arche-Noah-Poster fünf Jahre vergangen sind und mein kleiner Sohn schon ein richtig großer Junge ist.

«Wann komme ich endlich in den Fußballverein?», fragt Luis.

«Tja», sage ich. «Da müssen wir Papa fragen, der wollte das doch mit dir machen.» Schon vor der Trennung hatte Konstantin versprochen, mit ihm zum Probetraining zu gehen.

«Ja, aber *wann*?», beharrt Luis.

«Wir fragen Papa, wenn er am Mittwoch kommt, okay?», seufze ich und drücke meinen Jungen an mich. Einen Moment liegen wir still da und schauen uns das neue Zimmer an. Unsere

Einschlafgespräche sind so was wie mein Highlight des Tages. Hier zwischen den Kissen und Decken an ihn gekuschelt fühlt sich mein Leben gut an. Da weiß ich, dass ich nicht alles falsch gemacht habe. Denn allen Katastrophen zum Trotz sind Luis und ich ein Team, das niemand auseinanderbringen kann. Außerdem überrascht er mich in solchen Momenten mit besonderen Fragen. So auch heute.

«Wissen ist doch Macht, oder?», fragt Luis plötzlich.

«Ja, so sagt man», antworte ich. «Aber das stimmt nicht immer. Wissen kann auch belastend sein. Wenn man zum Beispiel …», ich mache eine Pause, um ein gutes Beispiel zu finden, da sagt Luis schon:

«Wenn der FC Bayern zum Beispiel wüsste, dass er ein Spiel verlieren wird! Dann hätten die Spieler doch gar keine Lust mehr zu spielen.»

«Ja», sage ich. «Ganz genau.» Ich schiele nach links, um das Profil meines Sohnes zu bewundern. Die Nase, die sich keck gen Himmel reckt, von neun Sommersprossen verziert. Die langen Wimpern und den kleinen Mund, aus dem so kluge Worte kommen.

«Mama», fängt er jetzt an. «Was hättest du gemacht, wenn du gewusst hättest, dass Papa und du euch irgendwann scheiden lasst. Hättest du ihn trotzdem geheiratet?»

«Natürlich», antworte ich schnell, dann muss ich schlucken, weil ich auf einmal einen Kloß im Hals habe. «Man muss immer optimistisch bleiben», sage ich tapfer. «Und auch wenn es mal schlecht läuft, muss man daran glauben, dass alles gut ausgeht.» Auch wenn ich Luis normalerweise ermuntere, alle Fragen zu stellen, die ihm durch den Kopf gehen, hoffe ich doch, dass er nicht weiterbohrt. Dieser Kloß in meinem Hals breitet sich nämlich gerade unangenehm aus und drückt auf die Tränendrüse.

«Okay», sagt Luis. «Mama?»

O Gott, was will er denn jetzt noch von mir wissen?

«Darf ich noch was lesen?»

«Darfst du», sage ich erleichtert. «Noch zehn Minuten.»

Ich wünsche ihm eine gute Nacht, gebe ihm einen Kuss, winke ihm noch mal von der Tür und schaffe es tatsächlich, die Tränen zurückzuhalten, bis ich im Wohnzimmer angekommen bin. Dann setze ich mich an den Tisch und heule eine Zeitlang auf die krümelübersäte Kuchenplatte. Wie bin ich nur auf die Idee gekommen, dass ich super drauf wäre? Dass ich über die Scheidung hinweg wäre? Von wegen, kein rohes Ei mehr! Alles *gelogen*! Mein Leben ist wie dieser Kuchen, den ich gebacken habe. Nur zusammengehalten von einer Schicht Schokoglasur. Aber wenn ich mir ein Stück abschneiden will, dann zerbröselt alles.

«Die Zuschauer und die Betreuer sind es meistens, die die Aggressivität auf dem Spielfeld verursachen. Die flippen selbst an der Seitenlinie aus und regen sich dann auf, dass die Kinder anfangen, unfair zu spielen.»

Hiltrud S., Jugendwartin

2

Bei einer Scheidung trennt man sich ja nicht nur von seinem Mann. Man trennt sich auch von seiner gewohnten Umgebung, der Alltagsroutine, von dem Gefühl, geliebt zu werden, und von dem Gefühl, es *wert* zu sein, geliebt zu werden. Und von seiner Kaffeemaschine. Und da stehe ich also am Montagmorgen und muss mich zusammenreißen, nicht schon wieder anzufangen zu heulen. Blöder Konstantin, denke ich. Noch blödere Caro. Deine Würde hast du dagelassen, aber wenigstens die Kaffeemaschine hättest du mitnehmen sollen. Da musste man nur auf ein Knöpfchen drücken, und schwupps hatte man im Handumdrehen eine Tasse Kaffee aus frisch gemahlenen Bohnen. Stattdessen mache ich es jetzt nach Oma-Art: mit der Hand kochendes Wasser durch einen Filter gießen.

«Luis, beeil dich», rufe ich und meine eigentlich das Wasser, das eine Ewigkeit braucht, bis es durch den Filter rinnt. Beim Abnehmen des Filters kleckere ich einen Schwung Kaffeesatz auf die Arbeitsplatte, und beim ersten Schluck verbrenne ich mir die Zunge. Ich schmiere Luis schnell ein Brot, suche meinen Lipgloss, der die unverschämte Angewohnheit hat, unbemerkt von einer Tasche in die andere zu wandern, und dann ist es auf einmal höchste Zeit. Schließlich ist der Schulweg jetzt etwas länger. Aber immerhin konnte Luis auf der Grundschule Langgasse bleiben.

Wir eilen also die Treppe runter, und ich lege einen Zahn zu, als wir im Erdgeschoss an Yanniks Tür vorbeikommen. Auf ein weiteres Zusammentreffen mit meinem Nachbarn bin ich wirklich nicht scharf. Ich möchte mir gar nicht ausmalen, was der von mir denkt. Und *wissen* will ich es schon gar nicht. Doch Luis bleibt vor Yanniks Tür stehen, drauf und dran zu klingeln.

«Komm schon», zische ich Luis zu. «Du kommst noch zu spät.»

«Ich will Yannik nur fragen, wann er mit mir Fußball spielt», sagt Luis.

«Aber doch nicht jetzt!» Ich winke hektisch.

«Natürlich nicht *jetzt.*» Luis rollt verächtlich mit den Augen. «Aber nachher vielleicht.» Sein Finger bewegt sich auf den Klingelknopf zu.

«Nein», rufe ich entsetzt. «Nicht.»

«Aber ich brauche jemanden zum Fußballspielen», beharrt mein Sohn. «Wenn ich gegen die Hofmauer knalle, motzt die alte Frau vom Hinterhaus wieder.»

«Dann spiele ich halt mit dir», höre ich mich sagen. «Nur komm jetzt endlich.»

«Echt jetzt?» Luis reißt die Augen auf vor Überraschung.

Ich nicke tapfer. «Na klar!» Mist. Fußball spielen finde ich in etwa so verlockend wie alte Tapeten abkratzen. Aber bei einer Scheidung trennt man sich eben auch von dem Luxus, für Vätersachen nicht zuständig zu sein.

Wenn ich jetzt von Frauen höre, die für ihren Mann arbeiten, am besten noch als seine Sekretärin, dann kann ich nur sagen: Tut es nicht. Schlechte Idee. *Ganz* schlechte Idee. Denn irgendwann wird er anfangen, euch auch zu Hause wie seine Sekretärin zu behandeln. Meine Mutter meint zwar, ich solle nicht von Konstantin auf andere Männer schließen, aber das heißt auch nicht, dass andere Männer *nicht* so sind wie Konstantin. Aus Erfahrung wird man klug, sagt man. Aus schlechten Erfahrungen noch klüger. Mein Intelligenzquotient hat sich seit der Scheidung mindestens verdoppelt. Was mich leider nicht davor bewahrt, mich andauernd saublöd zu fühlen.

Zum Beispiel an meinem ersten Arbeitstag bei Fliesen Günther vor fünf Wochen. Mein Vater hat mir den Job besorgt, Hans-Joachim Günther ist ein alter Kumpel von ihm.

«Verstehst du was von Fliesen?», fragte mich mein neuer Chef bei meiner Einstellung und hakte seine Daumen in den Gürtel unter seinem mächtigen Bauch ein.

Ich nickte tapfer und klappte den Mund auf, um Kompetenz zu verströmen, aber mir fielen nur Sätze ein wie «Ja, die kleben an der Wand oder auf dem Boden» und «Sie sind leicht zu reinigen, hab ich gehört». Aber mein neuer Chef schaute mich so liebenswürdig an, dass ich zerknirscht gestand: «Nee, nicht die Bohne.»

«Kein Problem. Ich bringe es dir bei!» Dann brüllte er aus seinem Büro in die Ausstellungshalle, an deren Ende zwei Schreibtische standen: «Wassily!» Und als Wassily angeschlendert kam, sagte Hans-Joachim Günther: «Wenn du etwas wissen willst, frag Wassily. Wassily weiß alles.»

Wassily gab einen kleinen zufriedenen Lacher von sich, aber sobald der Senior weg war, rollte er mit den Augen und sagte: «Der Chef übertreibt mal wieder. Ich weiß längst nicht alles. Nur alles über Fliesen! Und darüber, dass Guido Maria Kretschmer die ganze Welt täuscht. Der hat nämlich *überhaupt keine Ahnung* von Mode.»

Wassily hat kurze, an den Schläfen graumelierte Haare, etwas engstehende blaue Augen und zwei entzückende Grübchen in den blitzblank rasierten Wangen. Er trägt gerne schmal geschnittene Jacketts zu schwarzen Jeans und nennt sich selbst «Fliesendesigner». Am Anfang dachte ich, ein klarer Fall von russischer Selbstüberschätzung, aber seit ich ein paarmal mitbekommen habe, wie er die Kunden berät und ihnen am Computer Bilder zeigt, wie ihre Wohnung mit den neuen Fliesen aussehen könnte, bin ich der Meinung, dass seine überkandidelte Berufsbezeichnung völlig in Ordnung geht.

Neben Wassily arbeitet Olaf im Verkauf. Olaf ist fast zwei Meter groß, hat den Bauchumfang einer deutschen Eiche (wie Wassily sagt), er liebt Calvin-und-Hobbes-Cartoons und seine Freundin Kerstin, und sein Lachen klingt ein bisschen nach einer meckernden Ziege, was angesichts seiner Leibesfülle so komisch ist, dass Wassily und ich davon immer angesteckt werden. Außerdem kocht und backt Olaf leidenschaftlich gern und bringt nicht selten Kostproben davon mit zur Arbeit, um uns dann mit roten Bäckchen beim Probieren zu beobachten und unsere Meinung einzuholen.

Im Lager arbeiten noch Prek, Michi und Ali. Die drei sind für den Zuschnitt von Fensterbänken und Küchenarbeitsplatten und für die Lieferung bestellter Fliesen zuständig. Sie sind sehr nett und sehr wortkarg, es sei denn, es geht um die Bundesliga. Da reden sie sich schon mal in Rage. Aber ansonsten sind die drei ebenfalls sehr angenehme Kollegen.

Kurz und gut: Ich habe wirklich Glück gehabt mit meinem neuen Job, für den ich auch nur ein paar Kilometer weit in den Nachbarort fahren muss, wo Fliesen Günther in dem kleinen Industriegebiet seinen Laden hat.

«Hey», begrüßt mich Wassily an diesem Montagmorgen, «schickes Kleid.»

«Ach, das olle Ding», sage ich und wedele mit dem hellblauen Rock. «Habe ich vor hundert Jahren für einen Appel und ein Ei auf einem Markt auf Ibiza gekauft.»

«Carolin!», tadelt Wassily und wirft dramatisch die Arme in die Luft. «Eine Frau nimmt Komplimente mit einem Lächeln an. Höchstens ein *Danke* darf ihr über die Lippen kommen. Oder ein Lob an den Modesachverständigen.» Er lächelt kokett.

«Du spinnst», sage ich freundlich. «Aber ich weiß jetzt schon gar nicht mehr, was ich ohne dich machen würde.»

«Ja, das geht allen so», sagt er und bleibt nur für einen Moment ernst, bevor er in schallendes Gelächter ausbricht.

In der Mittagspause, in der Hans-Joachim Günther für eine Stunde das Geschäft schließt, was wir natürlich zu ausführlichem Tratschen und Essen nutzen, murmelt Olaf heute was von «Überraschung» und «Neuigkeiten» und verschwindet mit einem Korb im Besprechungszimmer. Wassily und ich schauen uns verwundert an.

«Vielleicht kündigt er und macht ein Restaurant auf», rät Wassily.

«Oder ein Café. Würde auch gut passen. Aber es wäre echt schade, wenn er gehen würde», seufze ich.

«Nur meine Figur würde sich freuen», sagt Wassily und streicht sich über den Bauch, der so flach ist wie eine Fliese.

Das Besprechungszimmer ist ein schlichter Raum neben dem Chefbüro. Die Fenster zur Ausstellungshalle sind zum Teil aus Milchglas, sodass viel Licht hereinfällt, man aber nicht durchsehen kann. Auf der anderen Seite an der Wand hängen großformatige Fotos von Fliesen. Am Kopfende des langen Tisches steht Olaf vor einer cremeüberzogenen Torte, Sektkelchen und einer Flasche Sekt in einem Kühler. Seine Wangen glühen vor Aufregung, als er uns begrüßt.

«Oh, das sieht aber toll aus», lobe ich die Torte. «Meinen Kuchen vom Wochenende hättest du mal sehen sollen, ein Krümeldesaster sondergleichen, viel zu trocken war er.»

«Hast du vielleicht die Butter vergessen?», fragt Olaf.

«Nein, natürlich nicht!», protestiere ich. «Ich habe genau die angegebene Menge Margarine genommen.»

Olaf kneift skeptisch die Augen zusammen. «Diätmargarine?»

«Äh», sage ich ausweichend und werde rot, «ich weiß nicht?» Olaf schüttelt den Kopf. «Wirklich, Caro, die besteht doch aus Joghurt und Wasser und all so einem Kram. *Gute Butter!* Du musst immer gute Butter nehmen!»

Prek, Michi und Ali kommen herein, darauf hat Olaf nur gewartet. Er richtet sich noch etwas mehr auf, und dann verkündet er mit rosigen Bäckchen, dass er seine Kerstin heiraten wird. Der Chef springt auf und umarmt ihn, und auch die anderen gratulieren alle herzlich, was mir die Gelegenheit gibt, mich zu sammeln. Früher musste ich bei jeder Hochzeitsankündigung vor Glück weinen. Jetzt habe ich einen Kloß im Hals, weil ich all die schrecklichen Dinge vor Augen habe, die einem in der Ehe passieren können. Aber ich schaffe es, meine Erfahrungen in Sachen «Bund fürs Leben» für mich zu behalten und Olaf alles Gute zu wünschen. Ich meine, nur weil es bei mir nicht geklappt hat, heißt das ja nicht, dass es anderen genauso ergehen muss!

Olaf verteilt strahlend den Sekt. Alle greifen zu, nur der Chef lehnt ab mit der Ausrede, er müsse dringend telefonieren. Was ziemlich ungewöhnlich ist.

«Alles okay, Chef?», fragt Wassily.

«Sicher, sicher», antwortet Hans-Joachim im Hinausgehen, aber es klingt irgendwie nicht überzeugend.

Vermutlich macht es ihm doch mehr zu schaffen, als er zugeben will, dass wir hier im Ort Konkurrenz bekommen. Nächste Woche öffnet nämlich die Fliesenkette Casa Superiore eine Filiale keinen Kilometer von hier. Bisher hat er immer so getan, als lasse ihn das kalt, weswegen wir uns auch keine Sorgen gemacht haben. Olaf lenkt mich von meinen Gedanken ab, indem er mir einen Teller mit Kuchen in die Hand drückt.

«Und wir hatten schon gedacht, dass du ein Café aufmachst und uns verlässt», sage ich, nachdem wir auf ihn und Kerstin angestoßen haben und Prek, Michi und Ali mit ihrem Kuchen ins Lager verschwunden sind.

«Euch würde ich doch niemals verlassen», behauptet Olaf lächelnd.

Derweil beäugt Wassily den Kuchen. «Was ist da eigentlich drin?» Seit Olaf ihm einmal einen Möhrenkuchen untergejubelt hat, ist er ziemlich skeptisch Olafs Kreationen gegenüber.

«Nüsse», sagt Olaf. «Und Doppelrahm-Frischkäse.»

«Ehrlich? Keine Schweinereien? Wie *Möhren*?»

Olaf schüttelt den Kopf.

Wassily probiert ein Stück und nickt gnädig. «Wirklich gut», lobt er, aber als Olaf anfängt zu grinsen, stellt er klirrend den Teller ab und schreit: «Oh, ich wusste es! Ich bin schon wieder reingefallen! Was ist es diesmal?»

«Rotkohlkuchen.» Olaf freut sich diebisch über Wassilys Aufregung und fügt süffisant hinzu: «Oder hättest du lieber Rote-Bete-Kuchen gehabt?»

«*Nein*», sagt Wassily gedehnt. «Rote Bete esse ich nur in Borschtsch. Und da gehört Gemüse auch hin. In Suppe. Oder Eintopf. Aber doch nicht in *Kuchen*.» Demonstrativ schiebt er den Teller noch ein Stück weiter von sich.

«Lecker», sage ich begeistert. «Total saftig.» Auch Olaf mampft, ohne auf den eingeschnappten Wassily zu achten.

Der linst immer wieder auf den Kuchen und sagt schließlich: «Also gut. Ihr habt mich überredet.» In null Komma nix isst er das Stück auf. «Ihr Deutschen seid doch alle verrückt», brummt er dabei. «In Kuchen gehören Eier, Zucker, Mehl und Butter. Aber doch kein Gemüse. Was für ein Quatsch!» Er schüttelt den Kopf. «Aber das habt ihr alles Adolf Hitler zu verdanken.»

Ich pruste fast den Kuchen auf die Tischplatte. «Was hat

denn Adolf Hitler mit Rotkohlkuchen zu tun?», frage ich entgeistert.

«Wegen Hitler habt ihr Deutschen generell ein schlechtes Gewissen», behauptet Wassily. «Das ist euch in Fleisch und Blut übergegangen. Und deswegen steckt ihr auch in Kuchen Gemüse rein. Um beim Kalorienschaufeln euer Gewissen zu beruhigen. Auf so eine idiotische Idee würden Russen niemals kommen!»

«Aber ihr macht aus Kartoffeln Schnaps», protestiert Olaf.

«Genau», sagt Wassily stolz. «*Das* ist die russische Mentalität! Wenn schon Gemüse, dann das Beste draus machen. Und wenn wir sündigen, dann richtig.» Mittlerweile hat er das ganze Stück verputzt und nimmt sich noch ein zweites. Dabei schaut er Olaf anklagend an. «Aber nur damit das klar ist, du bist schuld, wenn ich meine Topfigur ruiniere.»

Olaf verdreht die Augen. «Meinetwegen brauchst du nicht noch ein zweites Stück zu essen.»

«Doch, natürlich», sagt Wassily. «Wie kann ich nein sagen zu so einem köstlichen Kuchen? Das wäre sehr unhöflich! Außerdem – wie sagte meine Großmutter immer: Gibt es keinen Fisch, gilt auch der Krebs als Fisch.»

⚽

Als Mutter eines Sohnes bekommt man Einblicke in Dinge des Lebens, die man sich niemals hätte träumen lassen. Die drei wichtigsten sind:

1. Die durchschnittliche Überlebensdauer einer Jeans beträgt acht Tage, dann ist mindestens *ein* Loch im Knie.
2. Senator Palpatine ist Darth Sidious und bildet den Jedi Anakin Skywalker zum bösen Sith aus.
3. Fußball ist eine schmerzhafte Angelegenheit.

Besonders Letzteres wird bei der Stellenbeschreibung einer Mutter überhaupt nicht erwähnt. Diese Erkenntnis muss man sich schon selbst erarbeiten.

Wir sind hinter unserem Haus. Der Hinterhof ist ungefähr so groß wie ein Tennisplatz. An der Mauer zum benachbarten Getränkemarkt vorbei führt ein Weg zum Hinterhaus. Es gibt ein kleines Rasenstück und drei Tannen (die vermutlich irgendeinen protzigen Namen haben wie Latschenkiefer oder Goldlärche, aber für mich sind alle Nadelbäume einfach *Tannen*). Mit dem Ball gegen die Mauer schießen mag die Nachbarin aus der Erdgeschosswohnung des Hinterhauses nicht, wie sie Luis neulich ziemlich deutlich zu verstehen gegeben hat. Sie hat ihn verscheucht mit den Worten: «Hau ab mit deinem Ball.» Das finde ich echt dreist. Wenigstens höflich kann man bleiben. Ich meine, natürlich möchte ich keinen Ärger mit der Nachbarschaft haben, wo wir gerade eingezogen sind. Aber im Mietvertrag steht nichts davon, dass im Hinterhof nicht gespielt werden darf. Habe ich extra nachgeguckt. Und gegen ein bisschen Kicken auf dem Rasenstück wird die Nachbarin wohl nichts einzuwenden haben.

Solange ich meine Schmerzensschreie unterdrücke jedenfalls. Ich weiß nicht, wieso das im Fernsehen immer so leicht aussieht. *Mir* tut es weh. Denn erstens: Luis schießt total hart. Zweitens: Der Ball ist total hart. Drittens: Mein Fuß leider nicht. Er scheint für diese Sportart nicht gemacht zu sein.

«Aua», sage ich, als ich den Ball zu Luis kicke.

«Du musst den Fuß anders halten», ruft Luis. «So!»

Er macht es mir vor, aber ich kann gar keinen Unterschied erkennen zu meiner Fußhaltung. Vielleicht liegt es doch an meinen Sneakern, die nur aus dünnem Stoff sind, sodass ich bei jedem Schuss das Gefühl habe, mein Fuß würde auseinanderbrechen. Vielleicht habe ich aber auch irgendein undefinierbares Fußleiden. Fußballspezifische Knochenschwäche oder so. Gerade will ich Luis vorschlagen, lieber eine Runde Federball zu spielen, da sehe ich die bärbeißige Nachbarin auf ihre Terrasse treten. Ihr weißes Haupt leuchtet angriffslustig zu uns herüber. Sie hat eine Gießkanne in der Hand und beugt sich über ihre Blumenkästen, aber ich erkenne eine Drohgebärde, auch wenn sie als Geraniengießen getarnt ist. Aber ich werde ihr zeigen, dass wir uns von ihr nicht vertreiben lassen. Luis darf in diesem Hinterhof Fußball spielen. *Punkt.* Also beiße ich die Zähne zusammen und kicke tapfer weiter.

Mit Begeisterung spielt Luis mir die Bälle zu. Will die blöde Nachbarin vielleicht endlich reingehen, damit ich aufhören kann? Aber nein, jetzt fängt sie auch noch an, verblühte Blüten abzuknipsen, wobei sie immer wieder mit zusammengekniffenem Mund zu uns starrt. Ich hebe meinen Kopf noch etwas höher und lache angestrengt, damit sie sieht, wie viel Spaß wir haben und dass wir uns den von ihrer Miesepetrigkeit nicht verderben lassen. Lange halte ich aber nicht mehr durch. Luis donnert den Ball zu mir herüber, er steigt auf wie eine Rakete, einen Moment denke ich daran, ihn zu fangen, aber in einem Anfall von Vernunft lasse ich die Finger davon. Ich muss mir ja nicht auch noch die Hände verletzen. Der Ball segelt über mich drüber, und da erst kommt mir die Idee, dass eventuell eine Fensterscheibe in seine Schussbahn geraten könnte, auch die blöde Nachbarin legt die Hand an die Stirn wie ein erschrockener Cowboy bei der Sichtung schießwütiger Indianer. Ich ziehe die Schultern zusammen in Erwartung des Klirrens, das dem Fußballspielen im Hinterhof ein für alle Mal ein Ende bereiten würde. Doch dann höre ich, wie jemand den Ball schnappt.

«Guter Schuss, Luis», ruft Yannik, der mit der einen Hand sein Fahrrad schiebt, in der anderen den Ball hält.

«Hey, Yannik», ruft Luis.

Yannik stellt sein Rad ab, kickt Luis den Ball zu und grinst mich an. «Darf ich mitspielen?»

«Aber klar», sage ich erleichtert. «Ich wollte sowieso gerade eine Pause machen.» Also setze ich mich auf die Gartenbank, die unter einer der Tannen steht, und schaue den beiden zu.

Erstaunlicherweise ist die Nachbarin plötzlich von ihrer Griesgrämigkeit kuriert und ruft fröhlich: «Ach, Herr Brugger, genießen Sie auch das schöne Wetter?»

«Na klar, Frau Heinze», ruft Yannik zurück, und dann verwickelt ihn Luis in einen Zweikampf, in dem sie sich gegenseitig den Ball abzujagen versuchen.

Das Gesicht meines Sohnes leuchtet. Er muss in den Fußballverein, so viel steht fest. Ich kann ja nicht darauf bauen, dass sich unser Nachbar regelmäßig zum Kicken zur Verfügung stellt. Obwohl ich mich an den Anblick gewöhnen könnte.

«**Pöbelnde Eltern beim Kinder-Kicken**: In Hamburg wurde ein F-Jugend-Spiel zwischen Altenwerder und dem FC Vier- und Marschlande abgebrochen, weil die Eltern sich nach einem Schiri-Pfiff erst beschimpften und dann handgreiflich wurden. In Wiesbaden explodierte die Situation bei einem D-Jugend-Spiel, als eine Mutter Kommandos brüllte wie ‹Hau ihn um!›.»

Bild am Sonntag, 14. 12. 2014

3

Es gibt Momente, da werden pädagogische Grundsätze auf einmal nebensächlich. Auf langen Autofahrten. Bei Partys, wo man wegen ein bisschen Gequengle des Kindes noch nicht gehen möchte. Und nach Scheidungen, wenn man mit ansehen muss, wie der eigene Sohn auf den unzuverlässigen Vater wartet.

«Willst du eine Runde Clash of Clans spielen?», frage ich und halte Luis das Tablet hin.

«Nö», antwortet er. Er sitzt im Flur, den Rucksack mit der Trinkflasche gepackt, und wippt missmutig mit der rechten Sandale auf und ab.

«Möchtest du vielleicht was Süßes?», rufe ich heiter.

Er schüttelt den Kopf und vergräbt das Kinn in seinem T-Shirt, womit er den Kragen ausleiert – was normalerweise absolut verboten ist.

Ich seufze. Ich habe ein schlechtes Gewissen, weil ich nicht mehr für ihn tun kann, als ihm die Wartezeit so angenehm wie möglich zu machen. Gleichzeitig fühle ich mich schlecht, weil ich ihm viel mehr durchgehen lasse, als aus erziehungstechnischer Sicht gut ist. Das Schlimme ist aber, dass ich ganz offensichtlich das *einzige* Elternteil bin, das ein schlechtes Gewissen verspürt. Denn Konstantin der Große hat noch nicht mal ein Problem damit, Verabredungen mit seinem Sohn zu vergessen. Er ist schon zwanzig Minuten überfällig, um ihn zu einem Basketballspiel mitzunehmen.

«Lass mal dein T-Shirt in Ruhe», mahne ich sanft und greife zum Telefon. Konstantin meldet sich mit seiner Wer-wagt-es-mich-zu-stören-Stimme, und ich habe sofort wieder diese Szene vor sechs Monaten vor Augen, als er mich anherrschte: «Was machst du denn hier?» Und das in meinem Exhaus. In meinem Exwohnzimmer. Und in meinem Schock sagte ich damals tatsächlich: «Entschuldigung.» Und ging raus, auf wackeligen Beinen und mit Watte im Kopf und diesem Bild vor Augen, das sich für immer auf meiner inneren Festplatte eingebrannt hat. «Wo steckst du denn?», frage ich und versuche, den Ärger zu unterdrücken.

«Wieso?», blafft er zurück.

«Na, Luis wartet. Ihr wolltet doch zu den Telekom Baskets.»

«Ach, stimmt!», fällt ihm ein. «Nee du, ich schaff's heute nicht. Ich habe einen Termin mit Rolf Gerling, höchstpersönlich. Das sagt dir doch was, oder? Gerlingversicherungen?»

Und wenn er mit der Queen einen Termin hätte, sein Sohn ist doch wohl wichtiger! Das werde ich ihm jetzt auch ganz deutlich klarmachen. Nur nicht da, wo Luis es hören kann. Also gehe ich ins andere Zimmer, um ihm eine Standpauke zu halten, da sagt er schon: «Sag ihm, beim nächsten Mal.» Und legt auf. Noch nicht mal eine Entschuldigung! *Unfassbar.* Und auch keinerlei Gelegenheit, ihn anzuschreien. Luis sitzt nach wie vor auf seinem Stuhl, die kleine Falte auf der Stirn.

«Basketball fällt aus», sage ich und bemühe mich um eine fröhliche Stimme. «Aber dafür darfst du dir jetzt aussuchen, was wir beide unternehmen!»

«Egal was?»

«Egal was», sagt mein schlechtes Gewissen. «Kino, Schwimmbad, Eisdiele.»

Sein Gesicht fängt wieder an zu leuchten. «Dann will ich in den Fußballverein. Jetzt.»

«Gut», seufze ich. «Dann also Fußballverein.»

Das Probetraining ist allerdings erst am nächsten Tag, wie ich herausfinde. So können wir wenigstens noch Fußballschuhe kaufen gehen.

«Warum klebt denn da ein Dino zwischen den Sternen?», frage ich und deute an die Zimmerdecke mit den fluoreszierenden Sternen, die meine Mutter ihm geschenkt hat.

«Ist doch klar», sagt Luis. «Das Licht, das wir heute von den Sternen sehen, ist schon viele Millionen Jahre alt. Und damals lebten noch Dinosaurier.»

«Hmm», mache ich. «Da ist was dran.»

Eine Zeitlang liegen wir da und gucken in das Urzeit-Universum.

«Mama», fängt Luis dann an. «Wie verliebt man sich eigentlich?»

«Tja, gute Frage», sage ich. «Man trifft jemanden, den man nett findet, und dann merkt man plötzlich, dass man immer an denjenigen denken muss und sich total freut, wenn er in der Nähe ist.» Ich schiele zur Seite und kann es kaum glauben. Mein kleiner Junge interessiert sich schon für die Liebe! Wer von seinen Klassenkameradinnen könnte denn die Glückliche sein? Vielleicht Emily, die ist süß. Oder Cara. Na ja, auf jeden Fall bin ich mir sicher, dass die Mädchen irgendwann Schlange stehen werden.

«Und wie entliebt man sich?», fragt Luis weiter.

«Äh», mache ich, atme einmal tief durch und überlege, wie ich das jetzt am besten erklären soll. «Na ja», sage ich dann. «Man kann sich das vielleicht so vorstellen, dass die Liebe eine Batterie ist, die am Anfang, wenn man frisch verliebt ist, total voll ist. Und dann verbraucht man jeden Tag ein bisschen Energie, und irgendwann ist die Batterie leer.»

Luis ist einen Moment still. Dann wendet er ein: «Aber es gibt doch aufladbare Akkus.»

«Ja. Das ist richtig.»

«Aber Papa und du, ihr hattet keinen Auflade-Akku.»

«Nein», seufze ich. «Leider nicht.»

«Schade», sagt er.

Ich drücke ihn an mich, und es tut mir mal wieder unendlich leid, dass ich es nicht verhindern konnte. Um ihn vor dem Einschlafen auf bessere Gedanken zu bringen, füge ich hinzu: «Morgen gehen wir zum Probetraining! Das wird bestimmt klasse!»

«Durch positiven Umgang mit Spielern/-innen, Eltern und Schiedsrichtern schaffen die Trainer und Betreuer ein gutes Klima für das mannschaftliche Miteinander und vermitteln Spaß am Mannschaftssport. Als Repräsentanten des Jugendfußballs verzichten alle Trainer und Betreuer auf Alkohol und Rauchen im Umfeld der Spieler / Spielerinnen.»

Aus dem Leitfaden Jugendfußball des TSV Maulbronn

4

Der Platz des 1. FC Reschheim liegt am Rand des gleichnamigen Ortes, der knapp zwei Kilometer entfernt ist, aber auch noch zum Stadtgebiet gehört. Die Sonne lockt zum Draußenspielen, und Luis plappert, seit wir von zu Hause losgefahren sind, aufgeregt auf mich ein. Auch bei mir steigt die Spannung. Erstens habe ich von Fußballvereinen ungefähr so viel Ahnung wie von Teilchenphysik, und zweitens wirkt das Vereinsgelände größer als gedacht. Während ich an den belegten Parkplätzen vorbeirolle, verfluche ich Konstantin, der sich schon immer das Recht rausgenommen hat, in Sachen Haushalt und Kinderbetreuung nur für das zuständig zu sein, wozu er gerade Lust hat. Und jetzt ist es also so weit, dass ich mich eben auch um die Sachen kümmere, für die er eigentlich die Verantwortung zu übernehmen angekündigt hatte.

Ein Nissan Micra steht mitten auf der Linie zwischen zwei Parkplätzen. «Da hätten wir uns hinstellen können», sage ich mehr zu mir selbst, «aber der muss ja zwei Parkplätze blockieren. Ah, dahinten ist einer!» Ich steuere den freien Platz neben einer Hecke an und nehme mir vor, es auf jeden Fall besser zu machen als dieser rücksichtslose Nissan. Wäre doch gelacht! Rückwärtsgang rein und … hoppla. Wo kommt denn auf einmal der Bordstein her? In Gedanken höre ich Konstantin, der in derartigen

Situationen immer spottete: «Mit deinen Einparkkünsten melde ich dich bei *Wetten dass..?* an.» Dieser *Idiot*!

«Mama, was machst du da?», fragt Luis.

«Das siehst du …» Vorwärtsgang, Rückwärtsgang. «… doch.» Jetzt habe ich genug Abstand zu der Hecke auf meiner Rechten. Oder doch zu viel? «Wie weit sind die Büsche noch weg, Luis?»

«Ich weiß nicht. Zwei Meter?»

«Das sind doch niemals … aber gut. Setze ich ihn was näher ran.» *Knirsch.* Verdammt. Heimtückische Brombeerhecke. Hoffentlich hat sie nicht den Lack zerkratzt. Also, noch mal vor. Und zurück.

«Wie lange dauert das noch?», fragt Luis.

«Moment …» Mit der Zunge zwischen den Lippen bugsiere ich das Auto in die Lücke. «Bin schon fertig!», sage ich freudestrahlend. «Na, wer sagt's denn? Perfekt!»

«Warum lacht der Mann da so?», fragt Luis.

«Äh … welcher Mann?»

«Der da vorne mit dem Anzug.»

Jetzt sehe ich ihn. Einen Typen im schicken schwarzen Anzug, der auf den Parkplatz eines Sportvereins ungefähr so gut passt wie ein Schneemann in die Wüste. Und er glotzt in meine Richtung und grinst. Ich steige aus.

«Da soll noch mal einer sagen, Frauen könnten nicht einparken», sage ich laut zu niemand bestimmtem. Keine Ahnung, warum der Schnösel noch mehr lacht. Aber dann klingelt sein Telefon, er setzt sofort die Miene von Mr. Wichtig auf und spaziert mit dem Handy am Ohr auf den Fußballplatz.

Luis dribbelt mit seinem Ball ungeduldig los, und ich trotte ihm nach, durch das Eingangstor des 1. FC Reschheim. Hinter einem gepflasterten Vorplatz liegt ein großes Fußballfeld zwischen zwei kleineren, und überall trainieren verschiedene Kindermannschaften, alleine auf dem großen Platz sind es vier.

«Wo müssen wir hin?», fragt Luis aufgeregt.

«Gute Frage», sage ich und kneife die Augen zusammen. Konstantin hat immer gesagt, ich hätte das Orientierungsvermögen eines Maulwurfs im Sonnenschein. Aber hier ist wirklich schwer durchzublicken. Überall wuseln Jungs in Trikots herum, Grüppchen von Müttern stehen da und quatschen, Bälle fliegen durch die Luft, und kleinere Kinder flitzen mit Rollern und Laufrädern vorbei.

«Den da vorne kenne ich», ruft Luis, «der ist auch in der dritten Klasse.»

«Okay», sage ich erleichtert. «Dann ist das wohl die F-Jugend.»

Wir steuern das große Fußballfeld an, an dessen linker Seite ein Haufen Jungs in grün-schwarzen Trikots auf den Pfiff eines Trainers hin zusammenkommt, ihn umringt und ihm aufmerksam zuhört. Ich bin jetzt schon beeindruckt von der Disziplin. Am Rand befindet sich eine Art Minitribüne aus ausgeblichenen Holzdielen und Beton. Davor stehen die Mütter zusammen und unterhalten sich, während sie das Training beobachten. Ich gehe auf zwei von ihnen zu.

«Und der Trainer hat gesagt, *mein Simon* hätte eine außerordentliche Spielintelligenz», sagt die eine Mutter, dunkelhaarig, energisches Kinn, während sie die Mannschaft nicht aus den Augen lässt. «*Außerordentlich*! So was gäbe es ganz selten, hat der Trainer gesagt.»

«Wirklich?», näselt die andere Mutter. Sie hat die Figur eines Torpfostens, und auf ihrem T-Shirt steht *Fuck Diet*, was mich irritiert, weil sie eine Diät ungefähr so dringend braucht wie ein Fisch eine Pudelmütze. «*Mein Joel* hat ja schon lange eine Einladung vom 1. FC Köln.»

«Ach, ich dachte, er wäre nicht genommen worden», gibt Simons Mutter zurück.

«Das ist noch nicht entschieden», sagt die dürre Diäthasserin hastig. «Er soll noch ein zweites Mal kommen. Die Konkurrenz war sehr stark beim ersten Probetraining, wirklich, das haben alle gesagt.»

«Das ist normal beim FC», sagt Simons Mutter abschätzig, «vielleicht ist Joel einfach noch nicht so weit. Mein Simon dagegen …»

Die Diäthasserin stöhnt fast unhörbar und wendet sich mir zu, während Simons Mutter unbeirrt weiterprahlt.

«Hallo», sage ich. «Wir sind hier für das Probetraining der F-Jugend.»

Als hätte ich irgendeinen Alarmcode benutzt, stoppt Simons Mutter ihre Lobhudelei. Sie und die Diäthasserin schauen mit unbeweglichen Mienen von mir zu Luis. «Ich habe mit Herrn Riedel telefoniert», rechtfertige ich mein Anliegen.

«Wir sind hier die *F1*», antwortet Simons Mutter gespreizt und zuckt mit den Schultern, als wäre damit alles gesagt.

«Ja!» Ich nicke eifrig. «Wir wollen ja auch zur F-Jugend.»

«Ist er ein Anfänger?» Die Diäthasserin deutet mit ihrer spitzen Nase auf Luis.

«Ja, natürlich», sage ich heiter und lege Luis den Arm um die Schulter.

«Die Anfänger spielen da drüben.» Die Dürre wedelt mit ihrem Arm in Richtung der kleinen Plätze nebenan. Ihre silbernen Armreifen klackern höhnisch.

«Ach so», sage ich und komme mir ziemlich dämlich vor. Was mich ärgert, denn ich weiß natürlich, wer von uns beiden dämlicher ist. Und zwar ganz bestimmt die Frau, die ein *Fuck-Diet*-T-Shirt trägt, obwohl sie nicht ein Gramm zu viel auf den Rippen hat. Ich überlege, was ich jetzt tun soll, da rettet mich eine kleine Frau auf sympathisch stämmigen Beinen, die mit einem Zettel winkend auf uns zukommt.

«Hey, bist du Carolin? Und ist das da Luis?», ruft sie fröhlich und strahlt über beide Pausbacken. Alles an ihr ist rundlich, sogar die blonden Haare kräuseln sich um ihr nettes Gesicht. Ich nicke erleichtert.

«Ah, das ist schön, dass ich euch gefunden habe. Heinrich hat mir gesagt, ich soll nach euch Ausschau halten. Hey, Luis, wir freuen uns, dass du heute zu uns kommst!» Sie stupst ihn freundschaftlich gegen den Arm, und ich könnte sie umarmen, so sympathisch finde ich sie im Vergleich zu den beiden Angeber-Müttern, die sich verschwörerische Blicke zuwerfen und was von «Was sich manche einbilden, also wirklich, nicht zu fassen» faseln.

«Ich bin Hilli Schmitz, ich bin die Mutter von Ruben und die Elternvertreterin», erklärt mir die nette Frau. Im Weggehen zeigt sie auf die Mannschaft in den blitzenden Trikots, die gerade in einer geordneten Reihe um den Trainingsplatz trabt. «Das da ist die F1. Das ist unsere Knallermannschaft. Das sind die Gewinner der Liga und die Drittplatzierten im Fortuna-Juniorencup. Sind gegen Borussia Dortmund ausgeschieden, aber das darf man ja wohl.» Sie lotst uns im Eiltempo zu einem der abgelegenen Plätze. «Wir dagegen sind von der F2. Ich sag's mal so: Bei uns ist das Höchstmaß an Professionalität erreicht, wenn alle Kinder die Schuhe zu haben. Haha, kleiner Spaß.» Sie bleibt abrupt stehen und fasst mich vertraulich am Arm. «Aber mal im Ernst», sagt sie und schaut mich mit braunen Kulleraugen eindringlich an. «Schuld daran ist natürlich die Schuhindustrie, die seit Jahren konsequent die Entwicklung der Feinmotorik von Kindern boykottiert, indem sie nur Klettverschluss-Schuhe anbietet. Und dann kommt das Kind in den Fußballverein und auf einmal haben alle Fußballschuhe Schnürsenkel. Zack, da hat man das Problem.» Sie rollt mit den Augen und nimmt wieder das gleiche hohe Tempo auf.

Ich haste neben ihr her. Luis rennt vor.

«Da ist das Vereinsheim», sagt Hilli und deutet auf ein schmuckloses Gebäude zur Rechten. Ein Balkon zieht sich im ersten Stock über die gesamte Breite, unter dem Vordach im Erdgeschoss ist ein großer Rollladen heruntergelassen. «Oben ist der Versammlungsraum für Elternabende und andere Vereinsaktivitäten. Unten befindet sich die Cafeteria, da ist bei Heimspielen auch der Ausschank. Am 18. August ist unser nächstes. Bei uns machen immer die Neuen den Waffelteig und den Ausschank, damit sie sich gleich dran gewöhnen, dass die Eltern hier mit anpacken. Also trage ich dich auf die Liste ein.»

«Aber wir wollten heute erst mal schnuppern», protestiere ich schwach, sie macht jedoch nur eine wegwerfende Bewegung.

«Sieh dir deinen Sohn an, den kriegst du hier nicht mehr weg», ruft sie lachend. Luis ist schon zu seiner neuen Mannschaft gestoßen. «Der Trainer heißt Sascha», sagt Hilli und drückt mir noch die Anmeldebescheinigung und den Antrag für den Spielerpass in die Hand, und dann ist sie weg, mit dem Jugendwart Heinrich Riedel was klären.

Uff, ein Wirbelsturm ist nichts dagegen.

Auf dem Spielfeld tummeln sich etwa zehn Jungs in verschiedenen Fußballtrikots. Ich sehe unter anderem einen Mario Götze, einen Lewandowski, zwei Messis und einen Özil. Der Trainer Sascha ist ein junger Kerl mit einer Lockenpracht wie Paul Breitner damals auf dem Poster im Partykeller meiner Eltern. Er fordert Luis sofort zum Passen auf, und die beiden spielen sich den Ball ein paarmal zu. Gut, denke ich erleichtert. Diese Hürde haben wir schon mal genommen. Auf einer Bank neben dem Spielfeld fläzt ein Mädchen mit blauen Haaren, das Kaugummi kaut und Kopfhörer trägt, die an ihren iPod angeschlossen sind. Weiter hinten hechtet eine Frau mit Kopftuch zwei kleinen Jungs hinterher, die beschlossen haben, auf den hohen Ballfangzaun zu klettern. Und ganz vorne auf der Bank sitzt eine schlanke Frau mit fransigen dunkelbraunen Haaren, die sich über ihrem schwarzen Rollkragenpullover seltsam abspreizen. Ihre dünnen Beine hat sie so übereinandergeschlagen, dass sie fast verknotet aussehen. Neben ihr auf der Bank eine Art Versorgungsstation: Picknickkorb und Kühltasche. Vielleicht ist das die Mannschaftsverpflegerin.

Ich gehe zu ihr hin. «Hallo, ich bin Carolin, die Mutter von Luis. Wir sind neu hier.»

«Ach», sagt sie. «Ich heiße Pamela, das da ist mein Sohn Jarvis.» Sie deutet auf den pummeligen Mario Götze. «Er ist wahnsinnig talentiert und spielt eigentlich in der F1», informiert sie mich sofort. «Aber er hatte eine schlimme Bronchitis, und da meinte der Trainer, bei der F2 würde er seinen Trainingsrückstand wegen mehr Spielzeit schneller ausgleichen. Aber bald wechselt er in die F1, natürlich mit einem Stammplatz in der Startaufstellung.» Sie zieht vielsagend die Augenbrauen hoch.

«Toll», sage ich und beobachte den talentierten Jarvis, wie er einen Ball ungefähr einen Kilometer neben das Tor hämmert.

«Toller Schuss, Jarvis», schreit Pamela.

«Ich habe keine Ahnung von Fußball», gebe ich zu. «Aber muss man nicht *in* das Tor treffen?»

«Das war ja kein Torschuss, das war eine *Flanke*», behauptet Pamela. Jarvis dribbelt den Ball über das freie Spielfeld, die Zunge andächtig zwischen die Lippen geklemmt. «In welchem Verein hat Luis bisher gespielt?», fragt sie. *«Ja, super, Jarvis!»* Jarvis hat in das leere Tor getroffen.

«Äh. In keinem?»

«Oh», macht Pamela und schaut mich erschrocken an.

«Ist das ein Problem?»

«Nein, natürlich nicht», sagt Pamela schnell, um dann hinzuzufügen: «Aber die Spätentwickler haben es natürlich schwer. Sehr schwer.»

Spätentwickler? Mein Sohn ist acht! Er ist kein Spätentwickler! Oder doch? Was weiß ich denn, was im Fußballverein normal ist.

«Viele Kinder in der F-Jugend spielen schon sechs Jahre», doziert Pamela weiter.

«Sechs Jahre?», entfährt es mir prustend, weil ich das für einen Witz halte. «Wer fängt denn schon mit zwei an, Fußball zu spielen?»

Sie schnalzt verächtlich mit der Zunge. «Viele haben mit zwei angefangen. Mein Jarvis natürlich auch! Und diesen Vorsprung können die Spätentwickler gar nicht mehr aufholen.»

Mein Blick wendet sich automatisch zu dem talentierten Jarvis, dessen «Vorsprung» sich meiner Meinung nach auf sein extrem professionelles Outfit beschränkt. Aber wie gesagt, von Fußball habe ich einfach keine Ahnung. «Na ja», wende ich deswegen diplomatisch ein. «Hauptsache ist doch, sie haben Spaß.»

«Ja, sicher», sagt Pamela und wirft mir einen mitleidigen Blick zu. «Hier in der F2 steht der Spaß vielleicht im Vordergrund. Deswegen gehen wir ja wieder in die F1, sobald Jarvis richtig fit ist.» Jarvis steht am hinteren Tor, die Hände auf die Oberschenkel gestützt wie ein Marathonläufer.

Pamela zieht plötzlich eine Grimasse, und ich schaue, wem ihr angewiderter Blick gegolten hat. Vermutlich ist es die Frau mit bunten Glanz-Jeggings und enganliegendem Trägertop, die gerade eintrifft. Ihr Sohn hat die Haarspitzen blondiert, und seine Schnürsenkel schleifen über den Boden. In der Hand hält er eine Anderthalb-Liter-Flasche Pepsi light.

«Dario-Devin», ruft Glanz-Jeggings dem Jungen zu. «Sag Sascha, er soll dir die Schuhe zumachen. Ich muss rauchen.» Sie stellt sich hinter die Bande und zündet sich eine Zigarette an. Das Rauchen-verboten-Schild ist keine zwei Meter von ihr entfernt. Die Frau guckt kurz auf ihr Handy, dann auf Dario-Devin, der sich von Sascha eine Schleife binden lässt. «Ich liebe mein Kind, aber heute könnte ich es in die Tonne kloppen», sagt sie laut. Da keiner in der Nähe ist, spricht sie wohl mit mir.

«Na ja», antworte ich ausweichend. «So Tage hat ja wohl jeder mal.»

«Ich bin Nadine», stellt sie sich vor. «Und du bist neu, oder was?»

Ich nicke. «Ja, heute Probetraining. Ich heiße Caro. Da vorne ist mein Sohn Luis.»

«Der ist ja schnuckelig», lobt sie, und ich freue mich, dass sie nicht auch das Spätentwickler-Thema aufbringt. «Hör mal», sagt Nadine vertraulich, kommt drei Schritte näher in meine Richtung (und das Rauchen-verboten-Schild), «ich muss dich gleich mal was fragen.» Sie bläst den Rauch aus ihrem spitzen Mund. «Magst du Hunde?»

«Äh. Ja?», sage ich.

«Siehste», ruft sie triumphierend. «*Jeder* mag Hunde! Ich sag's doch!» Sie schüttelt aufgebracht den Kopf und raunt: «Aber diese Arschlöcher hier haben mir verboten, meinen Hund auf den Fußballplatz mitzubringen! Ich schwöre! Haben gedroht, Dario-Devin rauszuschmeißen! Nur wegen einem *Hund*! Kannste dir das vorstellen?» Sie stiert mich mit ihren stark geschminkten Augen fassungslos an. «Und findste nicht auch, dass das voll rassistisch ist?»

«Äh. Ich weiß nicht?», sage ich.

«Doch, klar, Mann! Nur weil er angeblich ein *Kampfhund* ist, haben die gesagt, das geht nicht. Dabei kämpft er gar nicht. Mein Bussi ist total lieb. Der tut keiner Fliege was.» Sie wischt mit ihren imposanten Fingernägeln auf ihrem Smartphone rum. «Ich meine, Fliegen sind natürlich auch viel zu klein für so einen Brocken.» Sie lacht zufrieden und zeigt mir ein Bild von ihrem Pitbull. (Bei Kampfhunden mache ich es übrigens wie bei Nadelbäumen. Das sind für mich eben Pitbulls und Tannen. Die Welt ist kompliziert genug!) «Muskeln finde ich auch bei Männern super», informiert mich Nadine weiter ungefragt und blättert in Windeseile durch ihre Fotos, die sie mir nach wie vor unter die Nase hält. Auf einem Bild hat sich Bussi in einen Knüppel verbissen, den ein stark tätowierter Bodybuilder in zwei Meter Höhe hält. «Sind die beiden nicht ultra, oder was?» Sie kichert.

«Ja, total», sage ich und bin froh, dass wir erst in der Post-Bussi-Ära mit Fußball angefangen haben. Mit einem Pitbull auf dem Fußballplatz hätte ich nämlich eventuell auch ein klitzekleines Problem gehabt.

Nadine wirft ihre Kippe ins Gebüsch. «Ich verrate dir mal was», sagt sie dann. «Die sind hier alle ziemlich verspannt, diese Mütter.» Sie deutet auf eine Frau in einer erdfarbenen Tunika, die ein weinrotes Halstuch trägt. «Die mit den hässlichen Klamotten ist Dagmar. Die Mutter von Cedric, dem Torwart.» Sie schnaubt verächtlich. «Die spielt sich immer auf wie Mutter Teresa. Hat mich doch echt schon angemacht, dass Pepsi light ungesund wäre.» Ich überlege, was das mit Mutter Teresa zu tun haben könnte, da entrüstet sich Nadine weiter: «Erstens, was geht die Alte das an? Und zweitens mag Dario-Devin halt nichts anderes. Soll ich ihn denn etwa *zwingen*, Wasser zu trinken, oder was?»

«Na ja», sage ich, «Kinder haben halt manchmal seltsame Vorlieben.» Meine Güte, wenn ich so weitermache, kann ich mich für den diplomatischen Dienst bewerben. Nadine bekommt eine Nachricht und beschäftigt sich mit ihrem Handy. Ich nutze die Gelegenheit, mich auf die Bank neben das Mädchen mit den blauen Haaren zu setzen, die in ihren iPod versunken ist. Dann beginnt das Training offiziell.

«Alle mal herkommen», ruft Sascha laut.

Keiner reagiert. Der talentierte Jarvis rennt einem Ball hinterher, der ihm vom Fuß gesprungen ist. Luis kickt mit einem Jungen am anderen Ende des Platzes aufs Tor. Dario-Devin bohrt in der Nase. Özil versucht, mit seinen Stollen ein Loch in den Kunstrasen zu reißen. Sascha muss noch fünfmal brüllen, bis alle Jungs mitbekommen haben, dass es losgeht. Ich stelle fest, dass das mit den Schnürsenkeln stimmt. Mindestens drei Kinder stolpern mit offenen Schuhen über den Platz.

«Und jetzt», ruft Sascha, «zeigen wir unserem Neuen mal, wie man sich richtig aufwärmt. Als Erstes ...»

«Machen wir Spiel?», unterbricht einer der Messis.

«Nein», sagt Sascha. «Wir machen jetzt *Aufwärmübung.*»

«Wann machen wir Spiel?»

«Am Ende vom Training. *Wie immer.*»

«Wie lange ist das noch?», bohrt Messi weiter. Sascha starrt ihn einen Moment fassungslos an. Derweil kickt der andere Messi den Ball in das leere Tor, Dario-Devin und Özil fangen an, sich gegenseitig die Ellenbogen in die Seite zu rammen.

«Also, Kollegen», knurrt Sascha. «Los. An die Leiter!»

Die Jungs rennen zum Hüpfkästchen-Parcours, einer auf dem Boden ausgebreiteten Strickleiter. Das Gerangel geht sofort weiter. Nur Luis stellt sich brav am Ende an. Die Aufgabe ist es, in jedes Hüpfkästchen einen Fuß zu setzen. *Theoretisch.* Praktisch ist es so, dass jeder über die Kästchen springt, wie er will, bis der Vierte mit der Fußspitze an einer der Plastikstreben hängenbleibt und die Leiter mit sich schleift, was den Jungen hinter ihm zu Boden gehen lässt. Schnell bildet sich ein Haufen aus Armen und Beinen und Gelächter. Lewandowski nutzt das Chaos, um eine der vier dahinter stehenden Slalomstangen aus ihrer Halterung zu reißen und sie wie ein Laserschwert zu schwenken. Özil steigt in den intergalaktischen Schwertkampf ein.

«Hey, Kollegen! Weg mit den Stangen!», ruft Sascha, «Strafrunde!»

«Och nööö!», nölt Lewandowski. «Das ist total unfair!»

«Nein», sagt Sascha gedehnt, «unfair ist nur, dass ihr ...» Weiter kommt er nicht, denn Lewandowski lässt die Stange fallen und rennt wie vom Blitz getroffen los. «Du auch!», sagt Sascha zu Özil, und der sprintet hinterher. Nach fünfzehn Metern hat er den anderen eingeholt und rammt ihn zur Seite weg, beide purzeln über den Kunstrasen und hauen sich.

«Das ist jetzt wieder so eine Situation», höre ich Dagmar mit der erdfarbenen Tunika zu Hilli sagen. «Genau das haben wir mit Sascha doch beim letzten Elternabend besprochen. Da ist viel zu viel *Aggression* in der Sache. Fußball muss *gewaltfrei* sein und der Fußballplatz ein *angstfreier* Raum. Was ist daran nicht zu verstehen?», regt sie sich auf. Hilli zieht eine Schnute und seufzt. «Ja, der liebe Sascha», sagt sie. «Schade, dass Uwe nicht mehr Trainer ist.»

Özil und Lewandowski helfen sich jetzt gegenseitig auf und laufen einträchtig nebeneinanderher zu den anderen zurück. Sascha ordnet eine Trinkpause an. Luis kommt zu seiner Wasserflasche geflitzt. Der talentierte Jarvis trabt ebenfalls an. Pamela reicht ihm ein gekühltes Evian-Wasser und eine Kiste mit Dinkelcrackern, in die er beherzt greift. Dabei setzt er einen Fuß nach vorne, was offensichtlich die Aufforderung für seine Mutter ist, ihm die Schnürsenkel neu zu binden. Pamela geht vor ihm auf die Knie und schnürt den Schuh zu.

«Aus welchem Chefbüro ist der denn entlaufen?», fragt Nadine plötzlich und guckt Richtung Vereinsheim.

Ich folge ihrem Blick. Da ist doch tatsächlich der blöde Anzugheini, der vorhin über meine Einparkkünste gelacht hat! Er plaudert mit einem älteren Herrn im grün-schwarzen Trainingsanzug des FC Reschheim, lacht und sieht aus, als fühle er sich hier total wohl. Dabei trägt er einen Anzug! In dem Moment kommt ein verirrter Ball angeflogen, er saust wie ein Marschflugkörper auf den dunkelblonden Hinterkopf des Anzug-Schnösels zu. Erst im letzten Moment wird er von dem Mann im Trainingsanzug gewarnt und springt zur Seite. Das war knapp. Hier wird eben scharf geschossen, denke ich und beobachte zufrieden, wie der Schnösel sich anschickt, sich jetzt richtig zum Affen zu machen. Er tippelt dem kullernden Ball hinterher, mit wehenden Rockschößen. Das geht in die Hose, hoffe ich, als er sich den Ball zurechtlegt und mit seinen blank polierten Lederschuhen Anlauf nimmt. Doch dann lupft er den Ball zurück, dem Jungen vor die Füße, und reißt kindisch die Arme hoch, als hätte er den Siegtreffer erzielt. Die Zipfel seines Jacketts stehen dabei ab wie Pinguinflügel. Der Mann mit dem Trainingsanzug klopft ihm lachend auf die Schulter. Das ungleiche Duo geht hinüber zum Platz, wo die F1 trainiert, die in geordneten Grüppchen ihre Übungen machen, während bei uns die Jungs in einem Chaosknäuel hinter dem Ball herstolpern.

Hilli ruft derweil die Eltern zusammen und winkt mich auch dazu, um mich allen vorzustellen. So lerne ich gleich noch ein paar von den anderen Müttern kennen. Da sind also Dagmar mit der erdfarbenen Tunika, die sich Sorgen um die Aggression macht; Pamela, die Mutter des talentierten Jarvis; Nadine, die bedauert, ihren Kampfhund nicht mitnehmen zu dürfen; und ein Vater namens Bert. Die Frau mit dem Kopftuch, die eben den flinken Zwillingen hinterhergehetzt ist, heißt Fadime. Und das Mädchen mit den blauen Haaren ist die große Schwester von einem der Messis, der in Wirklichkeit Bogdan heißt.

«Es gibt eine gute und eine schlechte Nachricht», verkündet Hilli. «Die Vereinsführung hat kein Geld für neue Trikots für unsere Mannschaft.»

«War ja klar», sagt Nadine schnippisch.

«Das wurde ja schon alles für die F1 ausgegeben», mault Dagmar.

Hilli nickt düster. «Tja, die bekommen alles, was sie wollen.» Aber dann schiebt sie fröhlich hinterher: «Die gute Nachricht ist aber, dass unser lieber Bert den Jungs neue Trikots stiftet!» Sie fängt an zu klatschen, alle andere fallen ein. «Wir brauchen also die Trikotgrößen von allen», sagt Hilli.

Dagmar, die nur zweimal mitgeklatscht hat, räuspert sich und fragt skeptisch: «Von welcher Marke sind die Trikots denn?»

«Erima oder Jako», sagt Bert.

«Die müssen auf jeden Fall schadstoffgeprüft sein», befindet Dagmar. «In sehr vielen Trikots stecken Weichmacher.»

«Ist doch gut», wirft Nadine ein. «Kann man sich den Weichspüler sparen.»

Dagmar starrt sie entgeistert an, wendet sich dann wieder an Bert. «Ich wollte ja nichts sagen, als du die Trinkflaschen gestiftet hast, aber die stinken, und das Wasser schmeckt nach Plastik.»

«Ach, was soll's», sagt Bert. «Das verfliegt schon.»

Dagmar schnappt nach Luft. «Aber da sind auch Weichmacher drin!», ruft sie entrüstet. «Weichmacher gehören zu den gefährlichsten Umweltgiften.

«Weich*eier* sind viel gefährlicher», gibt Bert ungerührt zurück, «was nicht tötet, härtet ab.»

«Phthalate reichern sich aber im Körper an und wirken auf den Hormonhaushalt», doziert Dagmar. Dann ziehen sich ihre Augen zu kleinen Schlitzen zusammen, und sie sagt: «Also wenn deinem Sohn irgendwann Brüste wachsen, weißt du, woher das kommt.»

Automatisch starren alle auf Berts voluminösen Oberkörper, und er fängt an, an seinem Hemd zu zupfen.

«Echt jetzt?», fragt Nadine mit offenem Mund. «Von Weichmachern kriegt man *größere Brüste*?»

Jetzt glotzen automatisch alle auf ihr Dekolletee. Dagmar verdreht die Augen. Fadimes Schultern beben, und sie wendet sich ab, um nicht in lautes Lachen auszubrechen, wobei sie bemerkt, dass ihre beiden Söhne hinten auf der Wiese Handstandüberschlag und Salto üben. Stöhnend geht sie zu ihnen hinüber, um den artistischen Übungen Einhalt zu gebieten.

«Auf jeden Fall …» Dagmar lässt nicht locker. «… möchte ich auch wissen, was für eine Beflockung da drauf soll. In den Beflockungen steckt nämlich auch wahnsinnig viel Gift.»

«Ich werde ein Gutachten bestellen, Dagmar, wäre dir das recht?», spottet Bert, worauf Dagmar die Augen verdreht.

Als das Training beendet ist und ich Luis' Ball und Tasche im Kofferraum verstaue, bin ich unheimlich stolz. Auf ihn. Und auf mich. Dass wir das hier gemeistert haben.

«Und wie hat dir das Training gefallen?», frage ich.

«Gut», sagt Luis.

«Ich fand es auch … *interessant*», sage ich. «Möchtest du da wieder hingehen?»

«Auf jeden Fall.»

Noch am Abend fülle ich den Mitgliedsantrag und den Antrag für den Spielerpass aus.

«Schlägerei unter Trainern und Eltern bei Fußballspiel der E-Jugend:
Laut Polizei hatte die Auseinandersetzung mit Streitigkeiten zwischen den beiden Trainern begonnen. Schließlich gerieten rund 20 Beteiligte, darunter Vereinsangehörige und Eltern der Spieler, aneinander. Die Polizei musste schließlich beide Lager trennen. Die Gruppe des Gastvereins, Blau-Weiß Gelsenkirchen, wurde des Platzes verwiesen. Um die streitenden Parteien zu trennen, waren vier Streifenwagenbesatzungen vor Ort.»

Westdeutsche Allgemeine Zeitung, 7.3.2016

5

Die Woche bei Fliesen Günther wird von zwei Themen bestimmt: die Hochzeitsvorbereitungen von Olaf (diese Woche geht es vor allem um «Die Location») und das seltsame Verhalten vom Chef. Er wirkt blasser als sonst, weniger redselig und fröhlich, auch in seinem Temperament gedämpft. Als ich ihn darauf aufmerksam mache, dass Cuana Fliesen wieder einen Fehler in der Abrechnung gemacht hat, regt er sich kein bisschen über diese «Null von Sachbearbeiter, die nicht mal imstande ist, die Bezugskonditionen einzuhalten» auf wie sonst. Fragen über seine Befindlichkeit weicht er aus, indem er sich in sein Büro zurückzieht und telefoniert.

Als ich an diesem Freitag zu ihm ins Büro gehe, sitzt er zurückgelehnt auf seinem Stuhl und betrachtet die Fotos an der Wand.

«Alles okay, Chef?», frage ich.

«Natürlich, natürlich», antwortet er automatisch, steht auf und schlendert durch die Ausstellungshalle, die Hände auf dem Rücken. Wie ein Museumsbesucher betrachtet er die Fliesen und lässt mit entrücktem Blick die Hand über die Oberfläche gleiten. Ich sehe, wie Wassily ihn beobachtet. Da ist irgendwas im Busch, da sind wir uns einig.

Die Auflösung kommt ein paar Stunden später in Gestalt einer dürren Frau in einem kühnen mehlfarbenen Rock-Blusen-Ensemble. Sie hat ein schmales Gesicht mit beachtlicher Nase. Hans-Joachim strahlt plötzlich über das ganze Gesicht und begrüßt sie mit einer herzlichen Umarmung. Dann ruft er uns zusammen – und kurz darauf sitzen Wassily, Olaf, Prek, Michi, Ali und ich im Besprechungszimmer, wo Hans-Joachim Günther die Bombe platzen lässt.

«Ich falle direkt mit der Tür ins Haus, wie ihr das von mir kennt», fängt er an – und sein normales Temperament schlägt für einen Moment durch. «Ich möchte euch eure neue Chefin vorstellen, meine ebenso kluge wie schöne Tochter Dorothee.» Er deutet auf die schmale Frau neben sich, die huldvoll nickt und «Hallo zusammen» sagt.

«Ich weiß, dass das für euch ziemlich plötzlich kommt», sagt Hans-Joachim. «Aber für mich auch, das kann ich euch versichern. Mein Arzt hat mir nämlich geraten, so schnell wie möglich mit der Arbeit aufzuhören, und da meine Frau mit ihm unter einer Decke steckt, muss ich wohl gehorchen.» Er lacht. «Auch vom Timing her ist das ziemlich blöd, weil wir ja nun direkte Konkurrenz vor die Haustür kriegen, aber ich versichere euch, dass ihr in guten Händen seid. Dorothee, den Rest erzählst du besser selbst.»

«Hallo», sagt sie. «Ich freue mich sooooo, dass ich jetzt endlich hier anfangen kann. Auch wenn es mir natürlich lieber wäre, wenn es nicht gesundheitliche Gründe wären, die meinen Vater in den Ruhestand zwingen.» Sie lächelt etwas angespannt, fährt dann aber mit ihrer Vorstellung fort. «Ich habe mich auf diesen Job bestens vorbereitet. Meine Ausbildung …»

Blablabla. Ich höre gar nicht richtig zu, weil ich so perplex über die Neuigkeiten bin. Auch die anderen Mitarbeiter glotzen so überrascht wie Senioren, die Marianne und Michael gebucht haben und bei einem Konzert von Motörhead gelandet sind.

«... mit einer Umsatzsteigerung von dreißig Prozent besonders durch die Verstärkung des Online-Geschäfts», schließt Dorothee ihren kleinen Vortrag ab, wirft einen kurzen Blick auf einen Zettel, den sie aus ihrer Tasche hervorgezogen hat, und schließt noch ein paar Ausführungen über die zukünftige Zusammenarbeit an, dass sie uns als Team ansieht und dass ihre Tür immer offen steht für uns. Dabei nickt sie mit ihrer großen Nase und schaut uns durchdringend an. «Jemand Fragen? Gut. Wegen der Neuausrichtung im Zusammenhang mit der neuen Konkurrenz im Ort werden wir uns morgen zusammensetzen. Aber ich kann euch schon mal beruhigen, ihr braucht keine Panik haben wegen Casa Superiore, ich habe alles im Griff.» Damit stapft sie raus aus dem Besprechungszimmer. Auch Prek, Ali und Michi verziehen sich ins Lager.

«Panik?», fragt Wassily kopfschüttelnd, als wir drei alleine sind. «Wer ist denn hier panisch? *Ich* jedenfalls nicht.»

«Na, das war ja eine Überraschung», sage ich und bemerke die Unruhe, die diese Neuigkeiten in mir ausgelöst haben. Das gefällt mir alles ganz und gar nicht. Jetzt hatte ich mich gerade an alles hier gewöhnt und dann so was.

«Sie ist doch ganz nett», befindet Olaf.

Wassily hat die Hände vor sich gefaltet und schaut in die Ferne. Dann sieht er uns ernst an und verkündet: «Wie sagte meine Oma immer? Halte Freundschaft mit dem Bären. Aber halte immer auch die Axt bereit.»

Was auch immer das bedeuten soll.

«Ermittlungen nach Schlägerei bei Gelsenkirchener E-Jugend-Spiel:

Die Massenschlägerei bei einem Jugend-Fußballspiel in Gelsenkirchen am Wochenende hat ein Nachspiel. Der Kreisjugendausschuss prüft im Moment, wer für die Ausschreitungen verantwortlich war. Im Visier stehen vor allem Trainer und Eltern. Gegen einen beteiligten Vater wurde schon Anzeige erstattet. Bei der E-Jugend-Partie zwischen Eintracht Erle und Blau-Weiß Gelsenkirchen waren am Samstag etwa 20 Menschen aufeinander losgegangen. Ein 10-jähriger Junge wurde durch einen Schlag ins Gesicht verletzt.»

radioemscherlippe.de, 8.3.2016

6

Es ist Papawochenende, eine Sache, an die ich mich immer noch nicht gewöhnt habe. Aber Konstantin offensichtlich auch nicht – er kommt nämlich nicht. Mal wieder! Und sagt erst eine halbe Stunde vorher ab – wegen «eines wichtigen Termins auf der Baustelle von einem Neffen von Hans Riegel, du weißt schon, die Haribo-Connection».

Ich ärgere mich wahnsinnig. Wie kann man nur so egoistisch sein! Natürlich ist es toll, dass es beruflich bei ihm im Moment so gut läuft und er all diese neuen reichen Kunden hat. Aber du meine Güte – Luis hat eine Scheidung hinter sich, da muss man doch gerade jetzt besondere Rücksicht nehmen. Abgesehen davon versetzt er nicht nur unseren Sohn, sondern verfügt auch noch wie selbstverständlich über meine Zeit. Es hätte doch sein können, dass ich mir auch was vorgenommen habe! Aber nein, das spielt ja für Konstantin Zimmerl keine Rolle.

Das Einzige, was mich besänftigt, ist die Tatsache, dass Luis auch ohne seinen Papa heute einen schönen Tag haben wird. Er ist nämlich am Nachmittag zum Kindergeburtstag bei seinem Freund Fritz eingeladen. Und wenn er danach nicht zu Konstantin geht, kann er auch Fritz' Einladung zur Übernachtungsparty annehmen. «Echt? Ich übernachte bei Fritz?», freut sich Luis, und ich bin beruhigt, dass er es so gut aufnimmt.

Nachdem wir uns den Vormittag mit dem üblichen Papa-kommt-nicht-Ersatzprogramm aus Mensch-ärgere-dich-nicht-Spielen, Lesen und Fernsehen vertrieben haben, bringe ich ihn also zum Indoorspielplatz, wo zwischen Hüpfburg und Trampolinen und Kletterwand gefeiert wird. Auf dem Nachhauseweg fängt es an zu nieseln. Der Scheibenwischer zieht Schlieren auf der staubigen Scheibe, und das Scheibenwasser ist mal wieder zum denkbar ungünstigsten Moment alle, nämlich jetzt. Also bin ich auf den Regen angewiesen, um den Schmierfilm abzuwaschen. Was aber nicht klappt, weil es nur tröpfelt. Und so hänge ich schief vor dem Lenkrad wie eine kurzsichtige Oma mit Tunnelblick, um durch den einzigen Spalt zu spähen, der klare Sicht verspricht. Erst kurz vor meiner Wohnung kommt der Wolkenbruch, der den Staub runterspült, mich aber auch auf dem kurzen Weg zur Haustür durchnässt.

Kein Wunder, dass ich mich wie ein begossener Pudel fühle, als ich meine Wohnung betrete, die mir plötzlich so verlassen vorkommt. Stimmt nicht, denke ich, während ich mir die Haare mit einem Handtuch trocken rubbele. Nicht die Wohnung kommt mir verlassen vor. *Ich* komme mir verlassen vor. Kurz denke ich darüber nach, meinen Eltern einen Besuch abzustatten, aber irgendwie deprimiert mich die Vorstellung, bei meinen Eltern rumzuhängen, nur um nicht allein sein zu müssen. Also was tun? Auf jeden Fall nicht grübeln, das ist die Schnellstraße zur Endstation Heulkrampf. Nein. Heute wird nicht geheult! Heute tue ich mal was für mich und verplempere meine freie Zeit mit etwas völlig Sinnfreiem.

Vielleicht lege ich mir wirklich ein Hobby zu, wie mein Vater vorgeschlagen hat. Mal überlegen. Handarbeiten scheiden aus.

Der Ertrag steht meiner Erfahrung nach in keinem Verhältnis zum Aufwand. Bis zur Meisterschaft im Nähen liegen nämlich unzählige Stunden Fummelarbeit vor einem, die einem am Ende sackartige Röcke oder beulenverseuchte Hosen beschert. Die bezeichnet man zwar aus lauter Erschöpfung und wegen der blutenden Finger als hübsch, aber natürlich würde man sie niemals anziehen. Auch andere künstlerische Betätigungen scheiden aus, ich habe schon genug Kunsthandwerk aus dem Kindergarten – Joghurtbecherschweinchen und Klorollenpinguine, mit denen ich selbstverständlich die Wohnung «verziere». Auch in der Grundschule wird eifrig gebastelt: Eulenmutationen aus Ton, mit Eicheln und Kastanien gefüllte Herbstgläser und riesige Wasserfarbenbilder mit aufgeklebtem Sand, die man aus Liebe zum stolzen Hersteller natürlich «wunderschön» findet und für die man sofort einen angemessenen Platz sucht. Da mache ich doch Luis nicht noch mit Filz oder Acrylfarben Konkurrenz!

Nein, heute tue ich einfach mal etwas, was ich schon immer machen wollte. Irgendwas Großartiges für mein geplagtes Selbst. Ich könnte mir zum Beispiel eine 400-Gramm-Packung Trüffel kaufen. Oder meine alte Kate-Bush-Platte rauskramen und versuchen, «Wuthering Heights» mitzusingen. Aber so laut kann ich die Anlage gar nicht drehen, dass mir mein Gekreische nicht doch in den Ohren klingeln würde. Und da fällt mir genau das Richtige ein! Die Qigong-DVD, die ich mir vor zwei Jahren auf diesem Yin-und-Yang-Seminar gekauft habe und die mich seitdem alleine mit der *Möglichkeit*, sie zu verwenden, energetisch verwöhnt hat. Genau! Heute werde ich endlich zur Tat schreiten und mich in meditativer Atemgymnastik üben.

Ich ziehe die DVD also aus dem Regal, und schon beim Anblick der lächelnden Frau auf dem sonnigen Felsen über dem Meer geht es mir besser. In der nächsten halben Stunde bin ich darin versunken, die weiß gekleidete Frau nachzuahmen, die auf ihrem Felsen «Netze auswirft» oder «die Sonne vom Himmel holt» und «tiiiiiiief in das Tor des Lebens atmet», natürlich unter enormer Konzentration auf das Tschi, das irgendwo in der Magengegend sitzt und immer schön gestärkt werden muss. Mein Tschi spricht jedenfalls ziemlich gut auf die Atemgymnastik an und meldet sich stimuliert zu Wort. Ich stopfe eine Packung Prinzenrolle in mich hinein, wozu ich erstens als Scheidungsopfer offiziell legitimiert bin und was zweitens überhaupt nur möglich ist, weil ich heute in meinen eigenen vier Wänden keine Vorbildfunktion erfüllen oder gar einem anspruchsvollen Gatten irgendwas mit dem Etikett Low Carb in die Pfanne hauen muss, und was drittens – und jetzt kommen wir zu dem entscheidenden Punkt – auch ein hervorragender Ausgleich zu meiner wahnsinnig gesunden Qigong-Aktion ist.

Ich muss sagen, das Yin-und-Yang-Seminar hat mein Leben enorm verbessert. Die Mutter von Fritz, die damals mit dabei war, meinte zwar, wir hätten zu viel gequatscht und höchstens die Hälfte mitgekriegt, aber mir ist das egal. Schließlich habe ich das Wichtigste gelernt – und das ist die Sache mit dem ewigen Kreislauf von Gut und Böse, von Licht und Schatten, und dass sich alles ausgleicht. Das hat mir ziemlich eingeleuchtet. Und es ist so lebensnah! Und weil ich heute auch noch früh ins Bett gehe und mir so eine *Wagenladung* voll Schönheitsschlaf abhole, ist in meinem Kreislauf von Gut und Böse bestimmt auch noch eine Packung Chips drin.

Ich liege also auf meinem Kolonial-Sofa, das fast so groß ist wie ein Doppelbett und ungeheuer gemütlich, und staune über die fabelhaften Bewohner von Downton Abbey, wo sogar die Diener ehrenhaft sind (bis auf ein paar intrigante Schmierlappen natürlich), und esse geriffelte Salzchips. Dann schlägt die Uhr halb zehn – Zeit für mich, ins Bett zu gehen, denn der Schlaf vor Mitternacht ist bekanntlich der gesündeste von allen. Eisern und diszipliniert, wie ich bin, stopfe ich mir die letzten beiden Hände voll Chips in Windeseile in die Hamsterbacken, wische mit den Fingern noch die Krümel aus dem Zellophanpapier, werfe es hübsch gefaltet in den Recyclingmüll, schalte die Glotze aus und will gerade ins Bad, da erstarre ich mitten in der Bewegung.

Durch die Zimmerdecke von unten höre ich Stimmengewirr und Lachen, begleitet von Gewummer. *Schon wieder!* Das ist der dritte Abend in dieser Woche, an dem Yannik eine Party feiert. Und es geht immer bis spät in die Nacht. Luis stört das ja zum Glück nicht, er schläft wie ein Murmeltier. Im Gegensatz zu mir. Und ich wollte bisher nichts sagen, wegen dem Klempner und dem Kanu, aber irgendwann ist Schluss. Wenn ich jetzt wegen des Lärms nicht schlafen kann, dann habe ich die ganzen Chips völlig ohne Gegengewicht in mich reingestopft. Von wegen Kreislauf der Harmonie! Von wegen Gut und Böse! Das wäre des Bösen eindeutig zu viel.

Aber um halb zehn schon rumzumotzen, ist vielleicht ein klitzekleines bisschen spießig. Also mache ich mir eine Kanne grünen Tee (bekanntermaßen das gesündeste Getränk der Welt) und denke über Wassilys Theorie von dem ewigen schlechten Gewissen der Deutschen nach, und ob tatsächlich Adolf Hitler schuld ist, dass ich jetzt etwas trinke, das nach Teichwasser schmeckt, nur weil es freie Radikale tötet. Hm. Klingt zumindest wie ein Zitat aus «Mein Kampf».

Ich leere die Kanne, dann putze ich Zähne, gehe ins Bett, lese ein paar Seiten, knipse das Licht aus, liege da – und stelle fest, dass ich irgendwie aufgekratzt bin. Mein Herz klopft wild vor sich hin. Na klar, grüner Tee regt ja auch an, der Lärm regt mich auf, und schon hat man den Salat. Und Luis ist nicht da und atmet in seinem Bett ganz ruhig, ein und aus und ein und aus. Es ist auch sonst keiner da, mit dem ich reden könnte, der mich beruhigen und in den Arm nehmen könnte, nein, ich bin ganz alleine hier und ... und auf einmal vermisse ich Konstantin heftig und so, dass es weh tut. O Konstantin, ich liebe dich immer noch, komm zu mir zurück, jetzt sofort, du gutaussehender, toller, kluger ...

Halt! Stopp! Ich setze mich auf und presse die Hände gegen die Schläfen. Ich weiß, was hier läuft. Da sind sie wieder, diese beiden niederträchtigen Komplizen Einsamkeit und Schmerz. Sie stellen mir eine Falle. Die Falle der verlorenen Liebe, die nur ihre positivsten Eigenschaften im schillernden Licht darstellt und den ganzen miesen Rest verschweigt. Aber in einer Zeitschrift habe ich einen Trick gelesen, mit dem man sich gegen solche Attacken wehren kann. Man soll sich nämlich ganz realistisch vorstellen, wie der echte Mann reagieren würde. Was er *wirklich* sagen würde, wenn er hier wäre.

Also sage ich laut in mein dunkles Schlafzimmer: «Konstantin, hörst du das? Die spinnen doch wohl. Hier so einen Lärm zu machen.»

«Kein Problem», antwortet Konstantin zärtlich. Und ich freue mich, dass er runtergehen und ritterlich meinen Schlaf verteidigen wird. Aber stattdessen sagt er: «Denen zeigen wir, mit wem sie sich hier anlegen.» Und dann dreht er eine seiner Lieblingsplatten voll auf, die von diesem hyperaktiven Percussion-Trio, das wie besessen auf die Trommeln haut. Xylophone treiben den Blutdruck zusätzlich in die Höhe, und dazu stampft Konstantin wie Rumpelstilzchen mit den Absätzen seiner Stiefel auf den Boden und schreit was von «Wer nicht hören will, muss fühlen», und die Einzige, die das verstört, bin ich.

Okay. Diese ziemlich realistische Vorstellung kühlt meine Sehnsucht nach Konstantin beträchtlich ab. Trotzdem drehe ich ziemlich am Rad. Dass man so viele seltsame Gefühle auf einmal haben kann, Liebe und Sehnsucht und Wut und Demütigung und Verzweiflung – meine Güte, das ist wie gelber Lidschatten und blaue Fingernägel und knallrote Lippen zusammen, alles extrem und alles total gegensätzlich, keine Spur von Harmonie, Yin und Yang im Schleudergang, verdammte Scheidung.

Gegen elf Uhr dröhnen die Motoren von unten hoch, als hätte Yannik den Nürburgring importiert, und da ist für mich Schluss, aus, Feierabend. Nur noch eine Stunde bis Mitternacht! Und nach Mitternacht ist der Schlaf nur noch die Hälfte wert, das weiß doch jeder. Der Groll wallt in mir auf, und ich beschließe zu handeln. Yannik weiß bestimmt nicht, wie hellhörig das Haus ist, und wenn ich ihm das ganz nett sage, dann sieht er es sicher ein. Und wenn nicht, dann werde ich andere Saiten aufziehen. Welche das sein sollen, weiß ich zwar noch nicht, aber jedenfalls bin ich in der richtigen Stimmung für ein bisschen Krawall. Ich werfe schnell eine Jacke über und laufe runter. Lachen hinter der Tür. Ich klingele.

«… ey, aber mitten in die Fresse!», ruft eine näherkommende Stimme. Ich wappne mich für meine Präsentation. Mein Herz klappert. Die Tür wird schwungvoll aufgerissen. Und da steht Yannik, die dunkelbraunen Haare zerzaust, im grauen Feinripp-Shirt mit offenstehender Knopfleiste, die den Ansatz einer ziemlich durchtrainierten Brustmuskulatur freigibt. «Hi», sagt er. «Na, willst du dir deinen Kalender abholen?»

«Äh, was? Nein», sage ich und reiße mich vom Anblick des Yin-und-Yang-Anhängers los, der ihm um den Hals baumelt. Yin und Yang. Vielleicht sind wir doch Seelenverwandte! Ich erschrecke über meine eigenen Gedanken und schiebe es auf den faschistischen Tee, der mich offensichtlich besoffen gemacht hat. Was wollte ich noch mal? Ach ja. Standpauke zwecks Wahrung der nachbarschaftlichen Harmonie.

«Ich weiß, es ist Samstag, und da wollen die Leute auch mal was feiern», fange ich freundlich an. «Und das ist ja auch verständlich, weil man am nächsten Tag ausschlafen kann und …»

Da komme ich ins Stocken, weil mir nämlich aufgefallen ist, dass er mich einfach geduzt hat. Und das, obwohl *ich* doch hier die Respektsperson bin! Alleine wegen meines Alters! Und wenn hier einer als Erster duzen darf, dann doch wohl ich! Ich will also meine Standpauke um die allgemeinen Regeln der Höflichkeit erweitern, da fangen seine Mundwinkel schon wieder an zu zucken. «Was ist?», frage ich ärgerlich.

«Interessantes Partyoutfit», sagt er und schaut von meiner grünen Fleecejacke über die karierte Pyjamahose runter auf meine Füße. Mist. Die hellblauen Zehensocken mit den rosa Herzen! Die habe ich ganz vergessen. «Das ist ja der Punkt», sage ich so würdevoll wie möglich. «*Ich* will nicht feiern. Ich will …»

«Warum nicht?», fragt er dreist dazwischen.

«Äh. Weil ich schlafen will?» Wieso ich das als Frage formuliere, hätte ich echt gerne gewusst.

«Okay», sagt er. «Schade. Dann ein anderes Mal. Gute Nacht.» Er will die Tür zumachen, aber ich halte ihn auf. «Entschuldigung. Der Punkt ist: Ich kann nicht schlafen bei dem Lärm.»

«Willst du ein Paar Ohrenstöpsel haben?»

«*Nein*», sage ich gedehnt. «Ich möchte keine Ohrstöpsel. Ich möchte, dass ihr leiser seid. Wenn es geht. *Bitte.*»

«Ach so! Jetzt versteh ich endlich. Wir sind zu laut.»

Ich nicke.

«Sag das doch gleich. Na klar, kein Problem.»

«Okay, danke. Ich gehe dann mal wieder hoch.»

«Okay. Gute Nacht.» Er bleibt stehen und schaut mir hinterher, wie ich auf weichen Sohlen die Treppe hinauftapse. Erst als ich um die Ecke gebogen bin, schließt er die Tür, und das Gedröhne wird leiser.

Geht doch, denke ich zufrieden. Wie einfach es sein kann, jemandem die Meinung zu sagen! Ich schwelge richtig in meinem kleinen Erfolgserlebnis, als ich zu meiner Wohnungstür komme, und da fällt mir schlagartig ein, dass ich vergessen habe, einen Schlüssel mitzunehmen. Da stehe ich also mitten in der Nacht im Hausflur auf blau-rosa Zehensocken und kann nicht in meine Wohnung. Und ein Handy habe ich natürlich auch nicht dabei, um meine Eltern wegen des Zweitschlüssels anzurufen. Verdammte Axt. Und jetzt? In Windeseile gehe ich meine Möglichkeiten durch. Ich könnte die alte Dame von oben aus dem Bett klingeln, um von ihrer Wohnung aus zu telefonieren, aber sie ist ziemlich schwerhörig, deswegen ist das eine Operation von eher fragwürdigem Ausgang. Oder ich kauere mich einfach hier vor meine Tür und suhle mich in Selbstmitleid. Aber in dem Moment stelle ich fest, dass daraus auch nichts wird, weil ich nämlich ganz plötzlich total dringend aufs Klo muss, wegen dieses verdammten Tees. Widerwillig muss ich einsehen, dass ich um die einzige andere Alternative nicht herumkomme.

«Hast du es dir doch anders überlegt mit dem Feiern?» Yannik schmunzelt, als er öffnet.

«Nein. Aber ich … dürfte ich mal telefonieren?»

Über sein Gesicht huscht ein Staunen, das sich in seine Mundwinkel verkriecht, die schon wieder dieses Zucken bekommen. Du meine Güte, er muss mich für die seltsamste Person auf Erden halten! «Na klar», sagt er. «Komm rein.»

Er führt mich ins Wohnzimmer. Wie ich mit Erstaunen feststelle, besteht die Party nur aus einer Xbox und zwei Gästen, die aber gar nicht zu Gast sind, sondern – wie sich herausstellt – hier wohnen. Der eine Mitbewohner ist kartoffelblond und heißt Pascal, der andere ist eine vollschlanke Ulknudel mit dunklem Bart, die auf den Namen Vinnie hört. Mir fällt ein, dass ich mich selbst noch gar nicht vorgestellt habe.

«Ich bin übrigens Caro…»

«…lin», vollendet Yannik den Satz. «Ich weiß. Hat Luis mir verraten.»

Ich nicke, abgelenkt von dem Wohnambiente. Hier hat sich Frau Lübbers, die Vermieterin, offensichtlich nicht als Innenarchitektin betätigt, jedenfalls von kolonialen Möbeln keine Spur. Rustikal sieht es dennoch aus mit der Sammlung Bierflaschen auf dem Tisch, den Postern von Action-Filmen an den Wänden und einem Fußball-Pokal auf dem Fensterbrett. Nur der Fernseher ist ziemlich modern und riesig. Darauf saust ein Auto über eine endlose Rennstrecke. Mein Blick wandert zurück zu dem Sofa, wo Vinnie eine Flasche Bier mit den Zähnen enthauptet, der Zahnschmelz ächzt und knirscht bis hierher.

«Du bist so krass, Alter», stöhnt Pascal bewundernd.

Yannik drückt mir ein Telefon in die Hand. Auf dem Display leuchtet mir die Uhrzeit entgegen. Halb zwölf. «Ein Bier?», fragt Yannik.

Ich drehe das Telefon in der Hand. «Nein, danke», sage ich und überlege, wie sehr meine Eltern in Panik geraten, wenn ich sie jetzt aus dem Bett klingele.

«Ich habe auch Wein. Und Karamell-Wodka.»

«Karamell-Wodka?», wiederhole ich verwirrt, und er schwirrt ab in die Küche. Ich gehe ihm hinterher, wo er ein Wasserglas mit dickflüssigem hellbraunem Zeug einschenkt, und frage verlegen nach der Toilette.

«Wenn du in Ruhe telefonieren willst, kannst du auch in mein Schlafzimmer gehen», bietet er an.

«Ach so. Nee. Ich … habe gerade eine Kanne Tee getrunken. *Grünen* Tee. Der ist zwar total gesund, aber aufs Klo muss man natürlich trotzdem, blöd was?» O Gott. Blöd ist nur mein Kommentar. Aber zum Glück lässt Yannik sich kein bisschen Irritation anmerken, sondern deutet nur auf eine Tür im Flur. Das Klo ist für eine Jungs-WG erstaunlich sauber, und ich bin fürs Erste erleichtert, dass ich wenigstens das kleine Tee-Problem los bin. Ich gehe wieder zurück ins Wohnzimmer.

Yannik reicht mir den Karamell-Wodka. «Keine Ahnung, wie der schmeckt. Hat dieser Loser mal gekauft.» Er zeigt auf Pascal.

«Nenn mich nicht Loser», droht Pascal. «Sonst muss ich dich abrippen.»

«Versuch's ruhig, du Loser», sagt Yannik und nimmt ein Skateboard von einem Oma-Sessel, damit ich mich setzen kann.

Pascal springt auf und wirft sich auf ihn, die beiden rangeln, und ich muss an Luis und Fritz denken, und da sage ich automatisch mit meiner strengen Mama-Stimme: «Schluss damit.»

Die beiden halten inne und schauen mich erstaunt an. «Du hast die Chefin gehört», sagt Yannik, und Pascal setzt sich wieder hin.

Ich lasse mich auf den Ohrensessel mit altmodischem Blümchenmuster sinken und fühle mich plötzlich alt. Trotz der albernen Zehensocken. Zur Ablenkung nippe ich an dem Karamell-Wodka, der unglaublich süß schmeckt. Und lecker.

«Also, es geht mich ja nichts an. Aber wen willst du denn um diese Uhrzeit anrufen? Den Klempner?» Yannik grinst wieder mit seinem unverschämt schönen Mund.

«Ha. Ha», mache ich. «Hör mir auf mit diesem Klempner. Wo ist der überhaupt?»

«Altpapier, sorry.» Er zuckt mit den Schultern.

«Schon gut. Da sollte er längst hin.» Ich trinke das Glas leer, und ehe ich mich's versehe, hat Yannik mir nachgeschenkt. Da das mit dem Schlaf vor Mitternacht jetzt eh nichts mehr wird und das mit der Harmonie von Yin und Yang für heute abgehakt ist, kann ich auch ruhig noch einen trinken. Pascal und Vinnie starten eine neue Runde Autorennen und brettern mit einem virtuellen Rennwagen durch die Kurven.

«Also, Carolin», sagt Yannik und schnappt sich ein Bier. «Dann erzähl doch dem Onkel mal, was los ist.»

«Ich … ich weiß nicht, ob ich meine Eltern so spät noch anrufen kann, sie würden sich sofort Sorgen machen. Aber die sind nun mal die Einzigen mit einem Zweitschlüssel.»

«Du hast dich also ausgesperrt», stellt Yannik fest.

«Extrem schlau kombiniert.» Ich nehme noch einen Schluck von dem klebrigen Likör, der sich prickelnd in meinem Magen breitmacht. «Luis schläft bei einem Freund. Und jetzt weiß ich nicht, was ich machen soll.»

«Pascal hat in seinem Bett noch ein Plätzchen frei», ruft Vinnie.

«Penner», beschimpft Pascal ihn, linst aber durch die blonden Strähnen zu mir herüber, wie ich die Bemerkung wohl aufnehme. Ich beschließe, sie überhört zu haben.

«Ist deine Balkontür auf?», fragt Yannik.

«Ja, warum?»

«Na, dann könnte ich dir helfen.»

«Äh», sage ich. «Wenn du nicht Spiderman bist, dann würde ich sagen, das geht nicht?»

«Er ist Spiderman», sagt Vinnie.

«Total der krasse Spiderman», bekräftigt Pascal.

Mir schwant irgendwas Idiotisches, und ich schaffe es gerade noch, den Karamell-Wodka auszutrinken, da sind die Jungs schon auf die Terrasse rausgegangen.

«Was hast du vor?», frage ich Yannik, der sich eingehend die Fassade anguckt. Anstatt zu antworten, springt er auf das Terrassengeländer, als hätte er Sprungfedern unter den Füßen. Er steht auf dem kleinen Sims so locker wie auf einem Einmeterbrett und misst in Gedanken offensichtlich den Weg nach oben ab. «Das ist nicht dein Ernst», sage ich erschrocken. «Das darfst du nicht. Du darfst da nicht hochklettern.»

«Wir sind hier im Erdgeschoss. Da kann gar nichts passieren», behauptet er.

«Yannik», befehle ich, «du kommst jetzt sofort da runter!»

«Man wächst mit seinen Aufgaben», gibt er zurück.

«Oder man bricht sich das Genick!», sage ich, «also Schluss mit dem Unfug, runter mit dir, sonst bekommst du … äh …» Ich kann mich gerade noch zusammenreißen, ihm Süßigkeitenverbot anzudrohen, aber da ist er sowieso schon unterwegs. Ich weiß überhaupt nicht, wie er das anstellt, aber irgendwie klettert er über das Fensterbrett des Badezimmers zur Regenrinne und daran hoch in den ersten Stock. «Er ist wahnsinnig», hauche ich.

«Nee», sagt Pascal. «Freeclimber.»

«Das ist doch dasselbe», sagt Vinnie.

Nachdem Yannik oben über die Balkonbrüstung geklettert ist, laufe ich über das Treppenhaus nach oben und komme dort an, gerade als meine Wohnungstür aufgeht.

«Gern geschehen», sagt Yannik, und da im Licht meines weißen Kronleuchters erkenne ich es: Seine Augen haben die Farbe von Schokoladenglasur.

«Nicht vergessen: Das ist nicht die WM.»

Schild am Eingang des 1. FC Groß-Stommeln 1919

7

Eine Woche später hat Luis sein erstes Heimspiel. Er ist wahnsinnig stolz auf seinen Spielerpass, seine Fußballschuhe und das nagelneue Vereinstrikot mit der Nummer 18. Auf der Rückseite steht in knallroten Buchstaben *Bert Kramer Elektrofachhandel.* Es roch tatsächlich ein bisschen nach Chemie, aber nach zweimal waschen ist das verflogen. Oder ich habe mich dran gewöhnt. Luis trippelt schon morgens vor lauter Aufregung durch die Wohnung und hat richtig Lampenfieber.

Ich auch. Wegen des Spiels. Und wegen der Waffeln. Verdammt. Ich hätte Hilli darüber aufklären sollen, dass ich mit Backwaren auf Kriegsfuß stehe.

Auf dem Parkplatz parkt wieder dieser Nissan Micra völlig unmöglich. Welche Mutter das ist, die sich immer so raumgreifend hinstellt, würde ich echt gerne mal wissen. Am Tor vor dem Vereinsgelände treffen wir meine Eltern, die sich Luis' Einstieg in die Fußballwelt nicht entgehen lassen wollten. Im Gegensatz zu Konstantin übrigens, der heute Golf spielen geht mit irgendwelchen potenziellen Kunden, ein *Riesenauftrag*. Aber wir gewöhnen uns langsam daran, dass er nicht kommt. Mit *wir* meine ich vor allem Luis, der heute Morgen gar nicht gefragt hat, ob Papa auch zuschauen wird.

«Carolin!», ruft mein Vater. «Na, wie fühlt es sich an, die Anfänge einer großen Karriere hautnah mitzuerleben?» Er klopft Luis auf die Schulter. «Das wird dein Tag, das spüre ich!»

Luis rennt Richtung Sportplatz, wir folgen ihm.

«Gut siehst du aus, Caro», sagt meine Mutter strahlend. «Sieht sie nicht gut aus, Burkhard? Du solltest nur das da wegmachen.» Sie deutet auf eine Stelle über meinem Ohr, wo tatsächlich ein Klumpen Waffelteig in meinem Haar klebt.

«Bin gespannt, wie viele Tore der zukünftige Weltfußballer heute schießt!», ruft mein Vater.

«Na ja. Dafür müsste Luis ja aber überhaupt erst mal in die Nähe des Tores …»

«Fünf Hattricks! In einer Saison! Das war der Rekord in meinem Verein. Und ist es noch heute! Ja, Burkhard Schulz war eine Torkanone!» Mein Vater lacht. «Beim TuS Wilmeroth hänge ich immer noch an der Wand! Welche Position spielt der Junge?»

«Äh. In der Mitte?»

«Wie *Mittelfeld?* Der muss in den Sturm! Das ist doch der geborene Knipser!» Keine Ahnung, was er damit meint. «Wer hat hier denn das Sagen?», will mein Vater wissen. Ich zeige auf Sascha, der am Rand steht und auf sein Smartphone schielt, während die Jungs sich warm stolpern. «Das ist der Trainer?», poltert mein Vater. «Wie alt ist der denn? Zwölf?» Und lacht wieder dröhnend. Plötzlich erscheint mir der Waffeldienst am anderen Ende des Platzes gar nicht mehr so schlimm.

Allmählich trudeln die anderen Eltern ein. Jetzt am Samstag sind auch einige Väter dabei. Dagmar, die Frau mit der ökologischen Kleidung und Mutter des Torwarts Cedric, kommt in Begleitung ihres Mannes, dessen schmächtige Schultern in einem hellblauen Hemd stecken. Als sportliches Accessoire trägt er eine nagelneue Baseballkappe der New York Yankees, die seltsam deplatziert auf seinem Kopf thront. Cedric hat seine Torwartkluft an. Allerdings prangt auf seinem Trikot kein Aufdruck des Sponsors, was Bert sofort bemerkt.

«Wieso trägt er nicht das neue Trikot?», fragt er.

«Warum wohl?», giftet Dagmar. «Das hat dermaßen nach Chemie gestunken, so was zieht mein Sohn nicht an.»

«Wieso bist du eigentlich immer die Einzige, die was zu meckern hat?», poltert Bert.

Ihr Mann plustert seine schmale Gestalt auf und zischt: «Das ist ja wohl alles eine Frage der *Perspektive.*»

«Und, Holger?», gibt Bert zurück. «Erklärst du mir auch noch, was das heißen soll, oder soll ich einfach raten?»

Holger stiert Bert einen Moment böse an, dann zieht er seine Frau zur Seite, die beiden tuscheln und werfen dabei wütende Blicke auf Bert. Sascha beordert derweil die Jungs in die Kabine zur Taktikbesprechung.

«Und denkt immer dran: Eine Niederlage ist kein Beinbruch», ruft Dagmar den Jungs fröhlich hinterher.

Ich wünsche Luis viel Glück und gehe rüber zum Vereinsheim. Einige Leute stellen davor gerade Tische und Stühle auf, Hilli ist auch mit dabei.

«Ach, da bist du ja. Echt riesig, dass das geklappt hat mit dem Waffelteig.» Sie deutet auf die Schüssel in meiner Hand, und ich will einen relativierenden Einschub machen, da redet sie schon weiter: «Du schmeißt heute mit Pamela den Laden. Das wird supi! Ach, da ist sie schon!» Pamela, die Mutter des talentierten Jarvis stellt eine gigantische Tupperschüssel auf die Arbeitsplatte.

«Hallo», sage ich.

Anstatt mich zu grüßen, beäugt Pamela mit verkniffenem Gesicht die dilettantische Aluhaubenkonstruktion auf meiner Schüssel – leider war der passenden Deckel unauffindbar. Dann zeigt sie auf ein speckig-grünes Modell für klassische Herzchenwaffeln und bestimmt: «Du bist an diesem Eisen.» Sie selbst nimmt ein silbern blitzendes Doppelwaffeleisen in Beschlag und schnappt sich sofort die schönere Suppenkelle. Dann lüftet sie den Deckel ihrer Schüssel, die bis zum Rand gefüllt ist mit buttrig-gelbem, nach Vanille duftendem Teig. Plötzlich hält sie inne und guckt zu mir.

Verlegen wende ich mich ab und fange meinerseits mit den Vorbereitungen an. Ich nestele mit einem ölgetränkten Papiertuch an dem Waffeleisen rum, aber sie lässt mich nicht aus den Augen. Mir wird ein bisschen heiß. Jetzt, wo ich Pamelas Teigwunder gesehen habe. Meiner ist nämlich irgendwie flockig geworden. Meine Mutter hat gemeint, das wäre normal und hätte keine Auswirkung auf den Geschmack. Da ich keine zweite Garnitur Zutaten hatte und ein bisschen spät dran war, war ich so naiv, ihr zu glauben. Pamela schaltet ihr Waffeleisen an, also klaube ich hastig den Pseudodeckel von meiner Schüssel und fange an, mit der Suppenkelle in der flockigen Masse zu rühren, in der Hoffnung, dass es dann nicht auffällt. Vergeblich. Pamela glotzt fassungslos in meine Schüssel.

«Der ist nicht schlecht», sage ich schnell. «Der sieht nur merkwürdig aus.»

«Allerdings», sagt sie und zieht aufreizend langsam die Kelle durch ihre Schüssel. «Einen guten Waffelteig erkennt man an der schaumig-cremigen Textur», doziert sie und lässt den Teig in einem feinen Strahl zurück in die Schüssel tropfen.

Mich überkommt das Bedürfnis, ihre spitze Nase in die schaumig-cremige Textur zu dippen. Aber da erscheint Hilli mit ihrem motivierenden Lächeln.

«Los, Mädels. Schmeißt die Eisen an! Wir müssen viele Waffeln verkaufen, damit wir neue Trainingstore für die Junioren kaufen können.» Sie fügt säuerlich hinzu: «Die werden zwar wahrscheinlich dann auch wieder nur von der F1 benutzt, aber was soll's. Vielleicht dürfen wir sie ja auch mal nehmen. Also ran an die Waffeln!»

Schon schüttet Pamela in einer fließenden Bewegung eine Kelle Teig auf ihre Backfläche, schließt den Deckel und schaut herausfordernd zu mir. Also gut. Ich schwappe eine ordentliche Ladung auf das heiße Eisen, der Teig quillt raus und tropft verschwenderisch auf die Arbeitsplatte. Mist. Verstohlen wische ich die Teigreste weg.

Währenddessen ruft Pamela entzückt «Oh!» und legt ihre ersten dampfenden Waffeln auf einen Teller. «Die sehen ja aus wie aus dem Bilderbuch!»

Meine ist dagegen ziemlich korpulent und am Rand verdächtig dunkel. Aber mit ein bisschen Puderzucker kann ich die optischen Schwächen ausgleichen. Pamela hat so eine coole Mühle mitgebracht, wo der Zucker in einem weichen Schneegestöber herausrieselt. «Die ist ja toll!», rufe ich begeistert und greife nach der Zuckermühle. «Ich mache das zu Hause immer mit Sieb und Löffel, aber das klumpt trotzdem und macht gar keinen Spaß!»

Pamela schnalzt genervt mit der Zunge und murmelt was von «Amateure».

Auf dem hinteren Fußballplatz geht jetzt unser Spiel los, ich sehe Luis' Mannschaft, die sich in einer Reihe vor dem Gegner aufbaut, um ihm ihren Schlachtruf entgegenzuschleudern: «Reschheim! Reschheim! Reschheim!»

«Das ist ja blöd, dass wir von hier nichts sehen können», sage ich mehr zu mir selbst als zu Pamela.

Aber sie hat natürlich trotzdem einen Besserwisser-Kommentar auf Lager: «Du wirst's verkraften. Luis wird sicher sowieso nicht eingesetzt. Ich meine, er ist ja noch gar nicht so weit.»

«Aber im Spiel mitzumachen, ist doch die Belohnung fürs Training», wundere ich mich.

Pamela schnaubt. «Ja, in der F2 wird das vielleicht so unprofessionell gesehen. Zum Glück wechselt Jarvis bald.»

«Ja», sage ich. *«Zum Glück.»*

Meine Waffeln werden immer noch zu dick, und ich muss langsam anfangen, den Teig besser zu dosieren, sonst kann ich nur noch fünf Waffeln backen. Aus dem Augenwinkel nehme ich den nächsten Kunden wahr, der an unser Fenster herantritt. Er trägt zwar eine Lederjacke, aber ich erkenne ihn sofort. Die dichten dunkelblonden Haare, das selbstherrliche Grinsen und – wie ich jetzt feststelle – meerblaue Augen. Es ist der Anzugschnösel, der sich neulich so dreist über meine Einparkkünste amüsiert hat.

«Eine Waffel bitte», sagt er.

Pamela fertigt gerade eine Frau ab, die sechs Kinder zu verköstigen hat, deswegen bin ich wohl dran. «Augenblick», murmele ich und wende ihm den Rücken zu, um die Waffel aus dem Eisen zu holen. Leider habe ich mit meiner Teigrationierung etwas übertrieben: Die Waffel ist hauchdünn und klebt beim Rausholen am Boden fest, sodass fast alle Herzen zerreißen. Noch so eine miese Teigwarenmetapher, denke ich mit Schaudern. Ich sollte wirklich Stullen schmieren. Oder Würstchen verkaufen. Oder was anderes, aus dem sich keine Botschaft für mein Leben herauslesen lässt. Zum Glück gibt es Puderzucker. Ich mahle und mahle, der weiße Zuckerschnee sinkt auf die zerfetzte Waffel und verdeckt gnädig jeden Makel. Ich balanciere den Teller zum Verkaufstresen.

«Süß», sagt der Schnösel.

«Wie bitte?» Ich gucke von dem Pappteller hoch, und er lächelt mich an.

«Sieht sehr süß aus», sagt er, dann wandern seine Augen zu meiner Wange und verweilen dort für genau den verräterischen Moment, der offenbart, dass man einen fiesen Pickel oder sonst einen hässlichen Fremdkörper kleben hat. Mist. Ich wische unauffällig mit dem Handrücken darüber. «Und Sie sind wirklich sicher, dass unter dem ganzen Zucker eine Waffel ist?», fragt er und deutet auf den Teller.

«Eben war sie noch da», sage ich kühl. «Wenn sie nicht zwischendurch weggelaufen ist, müsste sie darunter zu finden sein.»

«Na, dann werde ich mal auf die Suche gehen.» Er legt mir einen Fünfeuroschein hin, zwinkert mir zu und geht.

Blödmann. Zwei Waffeln später ist mein Teig alle. Ich überlege, ob ich Pamela Hilfe anbieten soll, aber sie schaut mich nicht mal an, also raffe ich meine Sachen zusammen und verdünnisiere mich. So bekomme ich wenigstens noch die letzten Minuten vom Spiel mit. Ich freue mich richtig, die Kinder in Aktion zu sehen. Luis sitzt allerdings noch als Auswechselspieler an der Seitenlinie und inspiziert den Kunstrasen, neben ihm testet Dario-Devin die Dehnfähigkeit seines Trikots, indem er es über seine Knie zieht.

«Wie steht's?», frage ich.

«Frag nicht», brummt mein Vater und starrt düster aufs Spielfeld.

«Du hast da was.» Meine Mutter deutet auf meine Wange. Ich wische noch mal mit dem Handrücken drüber. «Das macht es nur noch schlimmer», sagt meine Mutter, und ich stelle fest, dass es Puderzucker ist, den ich großzügig in meinem Gesicht verteilt habe. Meine Mutter reicht mir ein Taschentuch. Als ich es in den Mülleimer bringe, komme ich an Hilli vorbei.

«Und, hat am Waffelstand alles geklappt?», fragt sie, ohne den Blick vom Spielfeld zu wenden.

«Ja», sage ich. «Es war eigentlich ganz ...»

«SCHIESS DOCH», kreischt sie los. Sie meint natürlich nicht mich, sondern ihren Sohn Ruben.

«... okay», schließe ich den Satz ab.

«Supi. Ich sag ja, mit Pamela kann man wirklich gut auskom... FOUL! Das war ein FOUL!» Hilli schlägt aufgebracht auf die Bande ein. «Also echt, diese Nummer acht von denen ist doch eine linke Bazille! OHH, SCHWALBE!» Einer aus der gegnerischen Mannschaft liegt auf dem Kunstrasen und hält sich ein Bein. «Dieser Schauspieler! LEG DICH INS BETT,

WENN DU MÜDE BIST!» Ich bin ein wenig überrascht über Hilli, die bisher so freundlich und sanft rübergekommen ist. «Jetzt weiß ich, wie die Tabellenzweiter geworden sind», ätzt sie jetzt.

«Ich dachte, in der Altersklasse gibt es keine Tabelle», werfe ich verwirrt ein.

«Offiziell nicht», sagt Hilli verschwörerisch. «Aber inoffiziell natürlich schon. Die Kinder müssen doch wissen, wo sie … JETZT SCHIESS DOCH! Ach, verdammt.»

Auch die anderen Eltern rund um das Spielfeld halten sich mit lautstarken Kommentaren nicht zurück. Diverse Sehbehinderungen werden als Ursache für das tollpatschige Spiel diagnostiziert und über das Spielfeld geschrien. «Bist du blind?»

«Mach doch mal die Augen auf!»

«Ich glaub, *ich* werde blind.»

«Mensch, was für eine kurzsichtige Aktion!»

«Kauf dir eine Brille! Oder besser einen Blindenstock!»

Der Vater von Mittelfeldspieler Erol brüllt dazu auf Türkisch Anweisungen, Arturs Mutter Iwanka macht das Gleiche auf Polnisch, nur Nadine spielt friedlich mit ihrem Handy, während sie vor sich hin quarzt, was Dagmar mit bösen Blicken und affektiertem Wedeln vor ihrem Gesicht kommentiert, bis Bert, der Vater von Fabian, der die Trikots gestiftet hat, auf einmal Torwart Cedric beim Abschlag anschreit:

«Weg mit dem Ball aus der Todeszone!» Der Abschlag landet etwa zehn Meter vor ihm in der Mitte. «Schon wieder die Todeszone!», stöhnt Bert. «Da muss man sich nicht wundern, wenn es gleich wieder rappelt.»

«So hat der Trainer aber Cedric den Abschlag gezeigt», wehrt sich Cedrics Mutter Dagmar.

«Blödsinn», mischt sich mein Vater ein. «Kein Trainer, der auch nur einen Funken Ahnung hat, zeigt das so.»

«Genau», bekräftigt Bert. «Das ist doch der allergrößte Schwachsinn.»

«Doch!», behauptet Dagmar.

«Dann hat der Trainer deinem Fabian wohl auch *nicht* beigebracht, den Ball *über* das Tor zu schießen», sagt Holger.

«Hä?», macht Bert. «Red mal wie ein normaler Mensch, Holger, dann kommen deine Beleidigungen auch richtig an. Sonst bringt's nichts.»

Dann halten alle die Luft an. Der Gegner hat in der Todeszone den Ball zurückerobert. «O nein!», stöhnen Bert und mein Vater im Duett. Es steht 1:10.

«So eine verdammte Scheiße», sagt Bert.

«Aber es geht doch nicht ums Gewinnen», beschwichtigt Dagmar und setzt eine künstlich fröhliche Miene auf. «Es geht darum, dass die Kinder sich in einem angstfreien Raum erproben können. Technik und Taktik und all das ist erst einmal Nebensache. Die kann man später immer noch lernen.»

«Sie sollten lernen zu gewinnen», brummt Bert und brüllt dann plötzlich los: «Mensch, Fabian, VORWÄRTS. Du sollst laufen, nicht hüpfen!»

In den letzten zwei Minuten darf Luis rein.

«Endlich», wie mein Vater mürrisch befindet, aber zufrieden ist er mit dem Auftritt seines Enkels auch nicht. «Was macht er denn da? Hat er etwa Angst vor dem Ball? NUN GEH RAN, JUNGE! ... Jetzt hin da! HIN DA! ... NEIN! Weg da! *Weg da!*» Dann, an mich gewandt: «Was ist mit ihm los? Er geht ja jedem Zweikampf aus dem Weg!»

Ich zucke mit den Schultern. Das ist mir natürlich auch schon aufgefallen. Auch dass er es sich bieten lässt, wenn sich einer vordrängelt. Als ob er ... *konfliktscheu* wäre. Jedenfalls: Die ganze Brüllerei nützt nichts. Am Ende verlieren wir 1:13. Missmutig trotten die Jungs vom Platz.

«Toll gespielt», rufe ich enthusiastisch.

«Super, Jungs», ruft auch Hilli, jetzt wieder guter Dinge.

«Ja, wirklich klasse!» Dagmar strubbelt ihrem Cedric über den Kopf.

«Nee», sagt mein Vater. «Überhaupt nicht toll gespielt. Du musst mehr rangehen, Luis. Schnapp dir den Ball!» Luis lässt den Kopf hängen. Ich werfe meinem Vater einen strengen Blick zu. «Was denn?», ruft er entrüstet. «Darf man hier nicht mal mehr die Wahrheit sagen?»

Fabian kickt seine Flasche wutentbrannt weg, aber sein Vater Bert beruhigt ihn: «Du kannst nichts dafür, Fabian, wenn die anderen dich so hängen lassen. Wie soll man denn Tore schießen, wenn die Mannschaft den Ball nicht mal bis nach vorne bekommt?»

«Cedric hat voll Scheiße gebaut», bestätigt Fabian.

«Total», schreit Artur. «Scheiß Torwart.»

«Hey», ruft Cedrics Vater Holger entrüstet. «Vorsicht!»

«Ihr habt *alle* Fehler gemacht», sagt Dagmar in einem Lehrertonfall. «Deswegen ist es total unfair, jetzt auf Cedric zu schimpfen, jeder muss doch selbst …»

«Dreizehn Tore, Mann!», schreit Artur wutentbrannt.

«Dann geh doch selbst ins Tor», gibt Cedric ruhig zurück. «Dann werden wir ja sehen, wie viele Tore du kassierst!»

Für einen Moment sieht es so aus, als ob sich die beiden in die Haare kriegen, doch da ruft Pamela schnell: «So, Jungs, alle mal herkommen!» Sie öffnet einen Karton, in den die Jungs beherzt reingreifen und dort zwischen Gummibärchen und Schokoriegeln auch Stifte, Fußball-Schlüsselanhänger, Mini-Flipperspiele und Fußball-Seifenblasen finden. Ihre trübseligen Gesichter haben sich schon wieder aufgeheitert.

«Was ist das denn?», fragt mein Vater. «Werden die jetzt auch noch dafür *belohnt*, dass sie schlecht gespielt haben?»

«Das ist eine pädagogische Maßnahme», erklärt Hilli, als die Jungs kauend und spielend Richtung Kabine ziehen. «Genau», erklärt Dagmar lächelnd. «Um ihnen zu zeigen, dass wir von ihnen nicht enttäuscht sind.»

«Wenn sie immer nur verlieren, verlieren sie auch die Motivation», bekräftigt Pamela und schiebt sich einen übriggebliebenen Schokoriegel in den Mund. «Und ich kann nicht riskieren, dass Jarvis die Motivation verliert, nur weil er während seiner Regeneration in so einer schlechten Mannschaft spielt.»

Dagmar wirft ihr einen eingeschnappten Blick zu, fasst aber noch mal zusammen: «Besser fröhliche Jungs als deprimierte Jungs.»

Iwanka, die Mutter von Artur, verzieht ihren pink bemalten Mund und sagt: «Jungs sollen froh sein, dass kein Prügel gibt.» Sie hebt ihre beeindruckend große Faust und schüttelt sie. Dagmar und Hilli halten entsetzt die Luft an, auch Pamela ist in der Bewegung erstarrt. «Was denn?», fragt Iwanka, lässt die Faust sinken und zuckt mit den breiten Schultern. «War doch nur Spaß.» Sie lächelt, was wegen ihrer Kugelstoßerinnen-Figur eine wenig beruhigende Wirkung hat.

«Über Gewalt in der Erziehung macht man keine Späße», tadelt Pamela und wendet sich schnell wieder an die anderen. «Also, wer bringt beim nächsten Spiel das Trostpflasterpaket mit?»

«Aber steht denn schon fest, dass wir verlieren?», frage ich verblüfft.

«Sagen wir es mal so», fängt Hilli an. «Wir hoffen natürlich, dass es klappt, und es wird auch bald klappen, ganz bestimmt. Aber aller Erfahrung nach verlieren wir auch das nächste Spiel.»

Vom Rest des Gesprächs bekomme ich nichts mehr mit. Vom Spielfeldrand der Angeber-F1, die gerade in einer sauberen Reihe auf den Platz getrabt kommt, blendet mich nämlich auf einmal das reinste Hellblond, schimmernd wie ein norwegischer Gletscher in der Sommersonne. Ein Hellblond, wie es in der Natur nur bei einer Handvoll Menschen vorkommt, ein Claudia-Schiffer-Supermodel-Blond. Auf dem Kopf einer schlanken Frau in schwarzen Röhrenjeans. Sie hat den Arm um einen weizenblonden Jungen gelegt und plaudert mit einer der Mütter der F1, der grässlichen Diäthasserin.

«Was ist?», fragt meine Mutter und folgt meinem Blick, den ich nicht abwenden kann von dieser grauenhaften Erscheinung. «Wer ist das?»

«Das ist sie», presse ich hervor, meine Kehle ist plötzlich staubtrocken.

Obwohl meine Mutter sie noch nie gesehen hat, weiß sie sofort, wen ich meine. «Was macht die denn hier?», entrüstet sie sich. «Auf *unserem* Platz?»

Mir wird schwindelig. Sie wohnt doch in Aachen oder Köln oder sonst irgendeinem Kaff. Auf jeden Fall weit genug weg. Sodass ich ihr nie begegnen muss. Jedenfalls nicht in Wirklichkeit. Denn ich sehe sie sowieso jeden Tag in meinem Kopf, weil ich den Abend vor sechs Monaten nicht vergessen kann, als ich wegen eines Norovirus mein geplantes Wellness-Wochenende hatte abbrechen müssen und ich zu Hause meinen Mann vorfand, der mit runtergelassenen Hosen hinter einer Frau in Strapsen stand, die sich über das Sofa beugte. Das Gletscherblond leuchtete überirdisch, und für einen Moment dachte ich, ich hätte eine Vision. Aber mir wurde sehr schnell klar, dass es die nackte Realität war, denn Konstantin hatte in dieser Situation nichts Besseres zu tun, als *mich* anzumotzen, was ich denn hier wollte. In meinem eigenen Haus! Und ich habe mich entschuldigt und bin auf steifen Beinen hinausgewankt und zu meinen Eltern gefahren, wo Luis an diesem Wochenende übernachtete.

Und jetzt ist sie also hier.

«Hey», sagt Luis. «Da drüben ist ja Johannes.» Er zeigt auf die F1.

«Wer?», frage ich dümmlich.

«Sophias Sohn. Johannes. Er wohnt bald hier.»

Sophia. Sie heißt doch nicht Sophia! Sie heißt *Die Ehebrecherin.* Oder auch *Das Miststück.* «Wie, er wohnt bald hier?», krächze ich.

«Sophia und Johannes ziehen doch zu Papa.»

Fast knicken mir die Beine weg. Ich kann die hektischen Flecken in meinem Gesicht aufblühen spüren. Meine Mutter hakt mich beherzt unter, mein Vater schirmt mich ab, und so führen sie mich vom Sportplatz und sind auch noch so geistesgegenwärtig, Luis aufzuhalten, der sofort zu Johannes rennen wollte.

«Schade, dass Johannes nicht in unsere Mannschaft kommt», sagt Luis. «Er ist *richtig* gut.»

«Schlägerei der Eltern – Jugendspiel abgebrochen:

Am Sonntag kam es laut Polizeimeldung während eines B-Jugendspiels zwischen der SpVgg Ansbach und dem SK Lauf zu Streitigkeiten zwischen zuschauenden Eltern der Spieler. Auf ein lautes Wortgefecht wollten weitere Personen schlichtend eingreifen, woraufhin die Situation eskalierte und es zu wechselseitigen Körperverletzungen zwischen Eltern der Spieler der Heimmannschaft und Eltern der Spieler der Gastmannschaft kam. Es bleibt nur zu hoffen, dass die B-Jugendlichen das Verhalten ihrer Eltern in diesem Fall nicht als Vorbild nehmen, schreibt die Polizei abschließend in ihrem Bericht.»

inFranken.de, 18.4.2016

8

Am nächsten Montag habe ich frei und erledige den wöchentlichen Einkauf. Jedenfalls versuche ich es. Leider scheint meine Entscheidungsfähigkeit durch das plötzliche Auftauchen von Sophia und Sohn einen irreparablen Schaden erlitten zu haben. Was ist eigentlich mit meinem Leben los? Stand da irgendwo ein Verfallsdatum drauf, ab dem es verdirbt und an allen Ecken anfängt zu schimmeln? Ich fühle mich wie gelähmt und stehe geschlagene zehn Minuten vor dem Joghurtregal. Mango-Vanille oder Himbeer? Maracuja oder Nuss? Mit Fruchtstücken oder ohne? Ich mache es doch sowieso falsch, denke ich deprimiert.

«Hey», höre ich da jemanden sagen. Es ist Yannik mit den Schokoglasuraugen. «Ach gut», sagt er erleichtert, als ich mich zu ihm umdrehe. «Weil du dich gar nicht bewegt hast, dachte ich schon, du wärst eingefroren.»

«Nee», sage ich. «Das ist der neueste Trend. Nennt sich Kühlregal-Meditation. Durch die niedrigeren Umgebungstemperaturen wird der Stoffwechsel runtergefahren, und dann erholt man sich superschnell. Wie im Urlaub.»

«Ach.» Yannik schmunzelt. «Interessant.»

«Ja, so wird Einkaufen zu einem ganz neuen Erlebnis», sage ich und nehme einfach von jedem Joghurt einen. «Und du? Musst du nicht auf irgendeinen Wolkenkratzer klettern oder so?»

Er lacht und erzählt, dass er heute frei habe, weil er das ganze Wochenende gearbeitet habe. Er ist nämlich gar kein Student, sondern Sportreporter.

«Da könntest du mal über Luis' Fußballmannschaft berichten», sage ich im Scherz. «Nur leider haben sie am Wochenende haushoch verloren.»

Er zuckt mit den Schultern. «Das ist völlig normal in den unteren Jugendligen.» Er deutet auf das Stehcafé im Eingangsbereich des Supermarkts. «Magst du einen Kaffee trinken?»

Ich mag. Und Schluck für Schluck geht es mir besser. Yannik erzählt von seinen verrückten WG-Kumpels Vinnie und Pascal, und ich erinnere mich selbst an die unbeschwerten Zeiten, als ich Anfang zwanzig war und mit meiner besten Freundin jede Menge Quatsch gemacht habe, den wir aber gar nicht als Quatsch, sondern als ganz normal erachtet haben. Irgendwie werden die Kategorien Vernünftig und Unvernünftig erst später im Leben relevant. Und es ist schön, daran erinnert zu werden, besonders von jemandem mit einem so netten Lächeln und schokoglasurfarbenen Augen. Ein Hauch Unbeschwertheit weht zu mir herüber, und ich fühle mich stabil genug für einen Besuch bei meinen Eltern.

«Carolin», ruft meine Mutter erstaunt. «Was machst du denn hier? Komm rein.» Im Wohnzimmer läuft der Fernseher.

«Hast du gerade *Sturm der Liebe* geguckt?», frage ich erstaunt.

«Was? Nein! Natürlich nicht! Ich muss beim Aufräumen aus Versehen an die Fernbedienung gekommen sein.» Sie schaltet den Fernseher aus, nicht ohne die Szene bis zum Ende zu verfolgen und mit der Zunge zu schnalzen über die hartherzige Reaktion einer dauergewellten Hochnase auf das Flehen eines vom Schicksal gebeutelten Proletariers. «Also wirklich», sagt meine Mutter entrüstet.

Wir gehen in die Küche. Sie haben sie erst vor kurzem gekauft. Mit glänzenden Lackfronten in Hellgrau, Kochinsel in der Mitte, samt Dampfgarer und Grillplatte. Obwohl die alte Eichenküche wirklich nicht mehr schön war, habe ich mich an die neue immer noch nicht gewöhnt. Meine Mutter offensichtlich auch nicht. Sie zieht eine Schublade auf und macht sie gleich wieder zu.

«Ach, diese blöde Wärmeschublade», sagt sie. «Vierhundertfünfzig Euro alleine dafür! Dabei habe ich deinem Vater gesagt, dass wir Teller doch auch im Backofen vorwärmen können. Aber er wollte ja nicht hör… Ah, da ist er ja.» In der dritten Schublade findet sie endlich ihren alten Kartoffelschäler. «Dein Vater versteckt ihn immer, damit ich das neumodische Kombiding benutze, das er gekauft hat, dabei funktioniert der alte viel besser.» Sie fängt an, Kartoffeln zu schälen. «Und hast du den Schock von gestern verdaut?»

«Ach das», sage ich. «Na klar. Ist doch kein Problem. Zieht sie halt hierher. Geht ihr Sohn halt in denselben Fußballverein. Davon lasse ich mich doch nicht fertigmachen. Also wirklich. Kein bisschen lasse ich mich davon beeindrucken, sonst hätte sie ja erst recht gewonnen und …» Auf einmal habe ich einen dicken Kloß im Hals. Schlagartig wird mir klar: Sie hat doch sowieso schon gewonnen. Sie hat mir den Mann ausgespannt, und jetzt bekommt sie auch noch mein Haus. Und wenn Luis am Wochenende bei Konstantin ist, bekommt sie also auch Luis. Die

Eifersucht nagt an mir, mit tausend spitzen Zähnen frisst sie sich durch meine Eingeweide und durch meine Seele. Wie soll man sich denn von so was jemals erholen? Ich höre, wie das Eisfach aufgeht, und das Knirschen, mit dem etwas rausgezogen wird. Meine Mutter schwenkt lächelnd eine vereiste Wodkaflasche.

«Ein kleines Gläschen stärkt die Kampfmoral. Und ist auch gut für den Kreislauf», ruft sie. Wieder dieses Lachen, wieder diese klirrende Fröhlichkeit.

«Ich weiß nicht», sage ich. «Wir haben doch erst kurz vor zwölf Uhr. *Mittags.*»

Sie ignoriert meinen Einwand und schenkt die eiskalte Flüssigkeit in zwei kleine Gläser. «Auf uns Mädels, die sich von den Männern nicht unterkriegen lassen!», verkündet sie und kippt schwungvoll den Wodka in die Kehle.

Ich drehe das Glas in der Hand, das von Kondenswasser beschlagen ist. «Ach, was soll's», sage ich und trinke ebenfalls. Ich muss mich schütteln, stelle das Glas auf den Tisch und streiche gedankenverloren über den gehäkelten Tischläufer, den ich noch aus meiner Grundschulzeit kenne.

«Dein Vater müsste jeden Moment zurück sein. Er ist im *Handelshof.*» Sie sagt das so, als wäre es etwas extrem Verdorbenes. Dabei ist es ein Großhandelsmarkt. «Wer weiß, was er da wieder anstellt. Noch ein Schlückchen?» Ich schüttele den Kopf, und sie schiebt den Wodka zurück in den Eisschrank.

«Habt ihr die Schinkenkeule vom letzten Mal schon aufgegessen?», frage ich.

«Du meinst den berühmten *Jamón Ibérico*?» Sie stöhnt. «Nee, die Hälfte ist noch da. Aber ich kann keinen Schinken mehr sehen, so viel steht fest.»

Ich fange an, an den Fransen des Tischläufers zu knibbeln.

«Kopf hoch, Kindchen», sagt meine Mutter. «Du wirst den Richtigen schon noch finden.»

«Aber bei Konstantin habe ich doch auch gedacht, er wäre der Richtige», stöhne ich deprimiert und denke an den sonnigen Tag vor acht Jahren zurück, als ich auf dem Standesamt *ja* gesagt habe. Obwohl ich es ganz tief in mir drin auch gehört habe, dieses kleine Stimmchen namens Zweifel. Aber ich, ich war so besoffen von meinem Triumph, mir diese Sahneschnitte geschnappt zu haben, dass ich es einfach ignoriert habe. Genau wie Konstantins Blicke auf die Trauzeugin der Hochzeitsgesellschaft vor uns. So was darf mir auf keinen Fall wieder passieren. «Wenn ich noch mal so einen Kerl wie Konstantin heiraten will, müsst ihr mich unbedingt davon abhalten», bestimme ich.

«Das machen wir», sagt meine Mutter. «Und dann wird alles wieder gut. Sieh dir nur deinen Vater und mich an! Seit 43 Jahren sind wir nicht einen Tag ohne den anderen, und wir haben uns noch nie gestritten. Das ist natürlich nichts, was man geschenkt bekommt, das muss man sich erarbeiten. Besonders jetzt, wo er pensioniert ist und wir auf einmal so viel Zeit miteinander verbringen, viel mehr als vorher und …» In dem Moment geht die Haustür auf, und mein Vater kommt rein. Meine Mutter wirft ihm einen strahlenden Blick zu. «Eine Ehe ist harte Arbeit. Aber sie lohnt sich! Nicht wahr, Burkhard?»

Mein Vater stellt eine Kiste voller Lebensmittel auf den Tisch. «Meine Damen, heute wird nicht gegessen, sondern geschlemmt!», ruft er und präsentiert eine Tüte mit Fischfilets.

«Gibt es keinen Tafelspitz?», fragt meine Mutter irritiert.

«Nein, meine Liebe», sagt mein Vater, «heute gibt es Mahi Mahi. Das ist eine Stachelmakrele. Marlies, die Fischpfanne bitte! Und Caro, du isst mit.»

Normalerweise hätte ich mich dem mit irgendeiner lahmen Ausrede entzogen, aber mit dem Wodka, der zusammen mit der Deprimiertheit durch mein Blut wabert, schaffe ich es nicht, mich zu widersetzen. «Was soll's», sage ich. «Her mit dem Mahi Mahi!»

«Ein Gläschen Rosé dazu?», fragt meine Mutter.

⚽

«Mama», sagt Luis begeistert, «ich habe gegen mich Mühle gespielt, und dann habe ich mich gewinnen lassen!»

«Wie nett von dir.» Ich schmunzele, während ich den letzten Teller vom Abendessen in die Spülmaschine räume. «Und jetzt ab mit dir und Zähne putzen.»

Eine Viertelstunde später liegen wir in seinem Bett. Er hat mir gerade von der Pause erzählt, in der beim Fußball sein Klassenkamerad Gustav einen nassen, dreckigen Schaumstoffball geköpft hat und danach aussah wie ein Zombie. «Aber mit Lederbällen dürfen wir ja nicht spielen», seufzt er. «Wegen der Fensterscheiben.» Dann fragt er: «Mama, was ist ein schlechter Verlierer?»

«Das ist einer, der dem anderen nicht den Sieg gönnt und nach dem Spiel motzt oder den anderen beschimpft.»

Er nestelt an seiner Bettdecke. «Gibt es auch schlechte Gewinner?»

«Na klar! Das sind die, die ihren Gegner verhöhnen oder ihn auslachen. Oder die einem immer wieder aufs Brot schmieren, dass sie was Besseres sind.»

Er denkt einen Moment nach, dann stellt Luis fest: «Du bist auf jeden Fall eine gute Verliererin.»

«Wieso?», frage ich erstaunt. «Ich habe doch gar nicht mitgespielt.»

«Papa hat gesagt, er hätte gewonnen bei der Scheidung. Aber du hast nicht ein einziges Mal über ihn gemotzt.»

«Das wird sich bald ändern, wenn er weiterhin so einen Unsinn erzählt», sage ich und versuche, es lustig klingen zu lassen.

«Papa und ich, wir haben beide verloren, weil wir jetzt keine Familie mehr sind.»

«Aber, Mama», protestiert er. «Wir sind doch noch eine Familie. Nur wohnen wir nicht mehr alle zusammen.»

«Du bist sehr klug», sage ich. «Und sehr süß. Und ich liebe dich ohne Ende, weißt du das?»

Luis nickt. «Na klar.» Und er sagt es so selbstverständlich, dass mir richtig das Herz aufgeht. «Aber Papa bekommt jetzt eine neue Familie.»

«Ja», seufze ich, «das tut er wohl. Aber er wird immer dein Papa bleiben, daran ändert sich nichts.»

«Und du bleibst immer meine Mama. Auch wenn ich erwachsen bin.»

«Ganz genau, mein großer kleiner Sohn.» Ich drücke ihm einen Kuss auf die Wange und gehe ins Wohnzimmer, wo ich mich erschöpft an die Zimmertür lehne. Das Schlimmste ist: Mein Sohn hat recht. Ich bin eine gute Verliererin. Und obwohl ich eigentlich stolz darauf bin, nicht auf Konstantins Niveau gesunken zu sein, fühlt es sich gar nicht gut an. Eher wie eine doppelte Niederlage.

«**Bolzen statt Bölken**: Einfach mal die Klappe halten und Kinder kicken lassen – dass dies Eltern und Trainern oft überaus schwer fällt, ist fast wöchentlich auf den Fußball-Plätzen zu beobachten, wenn selbst bei den Kleinsten vom Spielfeldrand aus gezetert wird, was das Zeug hält. Die Rüpel stehen nicht selten auf dem, sondern am Platz, wenn falscher Ehrgeiz mit Papa, Mama oder Coach durchgeht.»

Aalener Zeitung, 21.8.2014

9

Morgens sitzt ein Zeitfresser in meiner Küche und mampft die Minuten nur so weg. Eben noch denke ich, ach, du kannst in Ruhe deine Augenringe mit Concealer kaschieren, genüsslich einen Kaffee trinken, selbst wenn er noch so langsam durch diesen blöden Filter tropft (muss endlich daran denken, mir eine neue Maschine zu kaufen!), und dich so langsam auf diesen Arbeitstag einstimmen. Aber dann merke ich, dass ein Fleck auf meinem Kleid ist, dass die Butterbrotdose von Luis noch gespült werden muss, dass mein verdammter Lipgloss schon wieder verschwunden und diesmal wirklich nicht auffindbar ist, dass Luis' Musikhefter zerrissen ist und geklebt werden muss und dass er außerdem sieben Euro fünfzig in einem beschrifteten Umschlag für den Klassenausflug braucht und ich überall herumkramen muss, um es passend zusammenzukratzen. Und beim nächsten Blick auf die Uhr ist es drei vor acht und höchste Eisenbahn.

Dramatisch unterkoffeiniert, von der unruhigen Nacht gerädert, mit eilig rausgewaschenem Fleck auf dem Kleid und ohne Lipgloss haste ich also mit Luis los, Pünktlichkeit ist schließlich eine Tugend. Aber wir kommen nicht weit, denn mein Sohn hält plötzlich inne und zieht an meinem Ärmel, um auch mich zum Stehenbleiben zu bewegen.

«Guck mal, Mama, ein Eichhörnchen!», flüstert er aufgeregt und deutet in ein Gebüsch neben dem Parkplatz.

Ich will ihn weiterscheuchen, die Schule ruft, die Arbeit schreit, aber dann sehe ich das Eichhörnchen, das auf einem Ast sitzt, eine Nuss in seinen kleinen Pfoten dreht und daran knabbert, und mir wird klar, dass dieses ganze Prinzip von Achtsamkeit und dem Leben im Jetzt nicht die Buddhisten erfunden haben, sondern die Kinder. Ich atme einmal tief durch. «Wahnsinn», flüstere ich. «Diese winzigen Pfoten!»

Das Eichhörnchen wirft uns einen fragenden Blick zu, dann wendet es sich wieder seiner Nuss zu und führt sie zu seiner kleinen Schnauze. Man hört es richtig schmatzen. Ein Autohupen lässt es aufschrecken und – wusch – ist es verschwunden.

Lächelnd gehe ich weiter. «Danke», sage ich.

«Wofür?», fragt Luis erstaunt.

«Dass du mir das Eichhörnchen gezeigt hast.»

«Gern geschehen», sagt Luis und legt seine Hand in meine.

«Dieser Angeber», sagt Wassily, als wir uns einen Kaffee machen. «Nur weil er wie eine Frau *heißt*, tut er so, als ob er alles über Frauen *wüsste.*» Es geht also mal wieder um Guido Maria Kretschmer. «Und da sagt dieser Typ immer *magenta*, wenn es doch eindeutig pink ist! Mein Gott, der Mann ist so ein *Schaumschläger*!» Wassily verdreht die Augen und nippt an seinem Tee. «Und wie war dein Wochenende so? Was macht der heiße Nachbar?»

Ich werde rot. «Ach der.» Ich schaufele mir Zucker in den Kaffee.

«Habt ihr wieder Pornobilder ausgetauscht?»

«Was? *Nein!*» Ich funkele ihn empört an.

«Was habt ihr dann gemacht? Ich höre», sagt er streng.

«Jetzt hast du mich so durcheinandergebracht, dass ich viel zu viel Zucker reingetan habe», grummle ich.

«Lenk nicht vom Thema ab.»

«Ich hab ihn dieses Wochenende gar nicht gesehen. Nur gestern. Da sind wir uns zufällig über den Weg gelaufen. Und haben einen Kaffee getrunken.»

«So, so. Zufällig also.» Er grinst spöttisch.

«Wirklich!»

«Das muss dir doch nicht peinlich sein. Meinen Segen habt ihr!»

«Hahahahaha!», lache ich und merke selbst, dass es irgendwie gekünstelt klingt. «Du spinnst. Hahahaha. Er ist viel zu jung für mich.»

«Für mich nicht», sagt Wassily und lacht ebenfalls. «Abgesehen davon ist Alter doch nur eine Zahl!»

«Na, hier geht es ja lustig zu», brummt Olaf. Er stellt eine Tupperschüssel mit Salat oder Auflauf in den Kühlschrank. «Worüber habt ihr denn geredet?» Mir fällt sofort seine schicke Aufmachung auf. Er hat ein schwarzes Hemd an, das ziemlich vorteilhaft seinen Bauch kaschiert.

«Ach», sage ich. «Wassily hat mir nur einen blöden Witz erzählt.» Ich muss ja meine Privatangelegenheiten nicht überall ausbreiten.

«Wer ist zu jung für dich?», fragt Olaf.

Mist. Na gut. «Mein Nachbar. Er ist ganz süß und so, aber er wohnt mit zwei anderen Jungs in einer WG, und wenn ich bei ihnen bin, fühle ich mich wie fünfzig, mindestens. Sie sind noch so kindisch!»

«Wer ist kindisch?» Dorothee steht plötzlich auch in der Teeküche.

Herrje! Muss denn jeder hier wissen, was bei mir läuft? Sie reckt den Kopf vor, was mich daran erinnert, dass Wassily neulich vermutet hat, dass sie bestimmt als Kind mal in der Aufzugstür eingeklemmt wurde, weil sie neugierig die Nase rausgestreckt hatte, als sich die Türen schon schlossen. Überhaupt habe ich mich noch nicht daran gewöhnt, dass sie jetzt da ist. Sie ist zwar so ganz nett und hat auch darauf bestanden, dass wir uns alle duzen. Aber nicht nur dass sie uns dauernd zu Strategiesitzungen zusammenruft und uns schwindelig redet mit ihren Erkenntnissen über die «customer journey» und dass Fliesen Günther viel früher in der Verkaufsentscheidung des Kunden ins Spiel kommen muss und dass wir in Sachen Strecken- und Objektkunden mehr Akquise betreiben müssen, um Casa Superiore nicht das Feld kampflos zu überlassen. Nein, sie taucht andauernd unvermittelt auf, wenn ich mich gerade mal mit Wassily ein paar Minuten in der Teeküche unterhalten möchte, und steht dann da und will alles wissen.

«Ach, nur so ein Typ, den ich kenne.» Ich mache eine wegwerfende Handbewegung. «Nicht so wichtig.»

«So klang es aber nicht», insistiert Dorothee, ohne eine Miene zu verziehen. «Außerdem redet ihr während eurer *Arbeitszeit* darüber, also muss es wohl wichtig sein, ansonsten wäre ich ja gezwungen, euch die Privatgespräche von der *Arbeitszeit* abzuziehen.» Sie grinst. «War nur ein Spaß. Also, woher kennst du den kindischen Typen?»

Wassily zieht eine Grimasse und schüttelt mahnend den Kopf, aber was soll ich denn machen, jetzt, wo sie das mit der Arbeitszeit erwähnt hat? Also berichte ich von meinem Nachbarn, den ich beinahe mit dem Kanu-Regal überfahren hätte und der Fassadenkletterer ist.

«Hmm», macht Dorothee, als ich fertig bin, was mich sofort empört. Die Geschichte ist doch viel zu gut für ein «Hmm»! Wenigstens ein «Das gibt's doch gar nicht!» hätte es sein müssen. Aber Dorothee geht kein bisschen darauf ein, dass ich ihr mein

Privatleben auf dem Silbertablett serviere, und informiert uns nur darüber, dass die Mittagspause heute ausfällt, weil da der Fotograf kommt, dann ist sie weg.

«Da macht sie nur *hmm*!», rege ich mich auf.

«Selbst schuld», sagt Wassily. «Was antwortest du auch auf so eine Frage?»

«Was hätte ich denn machen sollen?», jammere ich.

«Lass mal überlegen. Nichts sagen? Mit einer Gegenfrage antworten? Sie mit irgendeinem Geschäftsthema ablenken? Ihr ein Kompliment machen für ihren babykotzefarbenen Pulli?» Ich unterdrücke ein Prusten. «Jedenfalls gibt es tausend Möglichkeiten, aus so einer Nummer rauszukommen», behauptet Wassily.

«Bei dir klingt das immer so leicht», seufze ich.

«Und du hättest ihn wirklich beinahe mit dem Kanu überfahren?», erkundigt sich Olaf. «Das ist eine tolle Geschichte. Kerstin und ich haben uns im Supermarkt kennengelernt. Weil wir beide doch so gerne regionalen Honig kaufen.»

Ich starre Olaf an, der irgendeinen Sermon absondert über Imker und den Einklang, in dem er und Kerstin durch das Leben schweben, und wundere mich auf einmal, dass er heute viel schicker aussieht als sonst, mit Dreitagebart und diesem schwarzen Hemd, und da fällt mir die Bemerkung von eben wieder ein. «Was meinte Dorothee eigentlich von wegen Fotograf?», frage ich, als Olaf uns ein Foto von sich und Kerstin auf einer Foodmesse zeigt.

«Heute ist doch das Shooting», sagt Wassily.

«Shooting?», sage ich entgeistert. «Aber davon wusste ich ja gar nichts.» Und ich habe die halbe Nacht in Gedanken Konstantin angeschrien und jetzt Augenringe wie ein Waschbär.

«Tja, hättest du dich an mein Motto gehalten, das ich immer predige», sagt Wassily.

«Welches deiner Mottos?», frage ich verwirrt. «Haare gut, alles gut? Wer schön sein will, muss frieren? Oder kein Bier vor vier?»

«Nicht doch!» Wassily schnalzt mit der Zunge und macht eine wegwerfende Handbewegung. «Das wichtigste Motto überhaupt: Geh jeden Tag so aus dem Haus, als ob du ein Fotoshooting hättest.»

«Mir hast du das noch nie gesagt», brumme ich und knibbele an dem Fleck auf meinem Rock, der doch irgendwie wieder aufgetaucht ist. Ist das Mayonnaise? «Das ist ja wirklich eine Katastrophe!», stöhne ich. «Wo ich doch sowieso so unfotogen bin!» Ich ziehe meine Puderdose heraus und fange an, an mir herumzutupfen.

«Warum müssen Frauen so was immer sagen?», will Wassily wissen.

«Das frage ich mich auch», setzt Olaf hinzu.

«Weil es stimmt, deswegen!», erkläre ich.

«Kerstin ist die schönste Frau der Welt, aber sie hat trotzdem immer was an sich auszusetzen!» Olaf schüttelt den Kopf, als verstehe er die Welt nicht mehr.

«Das ist normal, weil Frauen nun mal realistischer sind als Männer», sage ich. Olaf und Wassily werfen sich einen Blick zu und fangen augenblicklich an zu prusten. «Was denn?», schmolle ich. «Stimmt doch. Wir kennen unsere Schwächen.»

«Ach, Caro», lacht Wassily. «Die einzige Schwäche von euch ist, so selbstkritisch an die Sache ranzugehen. So kann man nur verlieren! Du musst dir sagen: Ich bin die Schönste! Ich bin die Beste! Nur dann strahlst du auch. Und nur so kannst du gewinnen!»

«Ich bin die Schönste», antworte ich brav, «von denen mit Augenringen und Flecken auf dem Rock.»

«Nein, nein, nein», sagt Wassily streng. «Jetzt noch mal: Ich bin eine Gewinnerin! Ich bin die Schönste! Ich strahle von innen, von meiner tiefen Überzeugung, schön zu sein. Ich bin schön! Ich bin eine Gewinnerin!» Er dreht sich vor mir, lächelnd und total von sich überzeugt, und ich lasse mich davon anstecken und probiere es auch ein paarmal. Und es fühlt sich ziemlich seltsam an, aber ich merke, es wirkt. Ein bisschen jedenfalls. «Gut, gut, guuuut!», ruft Wassily begeistert. «Und jetzt mache ich dir noch die Haare, und dann siehst du top aus!»

«Wieso meine Haare?», jammere ich. «Was stimmt denn mit meinen Haaren nicht?»

«Alles bestens, Schätzchen, aber wenn ich nachgeholfen habe, dann erst recht. Habe ich dir eigentlich schon mal erzählt, dass ich eine Friseurlehre angefangen habe?»

«Wozu will sie uns eigentlich fotografieren lassen?», frage ich, während er mir in den Haaren rumfummelt.

«Für die neue Homepage», sagt Wassily. «Hat sie am Freitagnachmittag gesagt, als du schon weg warst. Also, meine Friseurkarriere ...»

«Wozu brauchen wir denn eine neue Homepage?»

«Wegen Casa Superiore», seufzt Wassily und erzählt, wie Dorothee sie am Freitag alle aufgemischt hat, nachdem sie deren ganzseitige Anzeige in der Zeitung gesehen hat. Denn Casa Superiore beschränkt sich nicht mehr nur auf Marmor und Luxusbäder, sondern hat auch Landhausstil und andere schlichtere Fliesen im Angebot, was eigentlich das Metier von Fliesen Günther ist. «Für Dorothee kommt das einer Kriegserklärung gleich», erklärt Wassily. «Aber wir sollen uns beruhigen, weil sie alles im Griff hat, hat sie gesagt. Also echt.» Er schnaubt entrüstet. «Wer regt sich denn auf – außer ihr selbst? Dabei ist der neue Laden doch auch eine Chance für uns. Casa Superiore wird neue überregionale Kunden anlocken, die dann auch bei uns vorbeischauen werden.»

«Aber ein bisschen modernisieren könnte wirklich nicht schaden», werfe ich vorsichtig ein. «Der Ausstellungsraum ist schon ein bisschen angestaubt.»

«Das stimmt», sagt Wassily. «Aber das ist noch lange kein Grund, hier alles umzukrempeln.»

«**Polizei im Sport-Einsatz**: Fußball-Trainer dreht bei E-Jugend-Spiel durch. Wegen einer umstrittenen Entscheidung in einem E-Jugend-Spiel begann ein Co-Trainer zu randalieren. Die Polizei musste ausrücken, um die Wutanfälle des SpVgg-Coaches zu stoppen. Die acht- bis zehnjährigen Kinder mussten zeitweise in ihre Kabinen flüchten. Das Spiel wurde abgebrochen.»

focus.de, 2.10.2013

10

Es ist Donnerstag, Trainingstag. Ich gehe gerade mit Luis über den Parkplatz Richtung Eingangstor des FC Reschheim, als der hellgrüne Nissan Micra angebraust kommt, der immer so bescheuert parkt. Auch jetzt stellt er sich wieder so hin, dass er zwei Plätze blockiert. Und wer sitzt am Steuer? Es ist gar keine überlastete Mutter, die Besseres zu tun hat, als sich mit Parkplatzstress abzugeben. Es ist der Anzugschnösel. Der über mein Einparken *und* meine Waffeln gelacht hat!

«Also wirklich», murmele ich vor mich hin. «Hat man so was Unverschämtes schon mal gesehen?»

«Wie bitte, Mama?», fragt Luis.

«Nichts, nichts», sage ich.

Der Schnösel springt in seinem Anzug aus dem Auto, einen Aktenkoffer in der Hand. Als wir an ihm vorbeigehen, grüßt er höflich. «Guten Tag.» Ich nicke ihm knapp zu und stolziere hocherhobenen Hauptes vorbei. So einen eingebildeten Fatzke habe ich ja noch nie gesehen. Ich meine, gut, ein Nissan Micra ist zwar nicht unbedingt ein Fatzke-Auto im Vergleich zu einem cremefarbenen Porsche Cayenne jedenfalls, wie er ein paar Parkplätze weiter weg steht. Aber ein Anzug auf dem *Fußballplatz* ist ja wohl total Fatzke. Und wenn er noch mal Waffeln bei mir kaufen will, sage ich, ich hätte keine mehr, ätsch. Okay, das Ätsch würde ich vermutlich weglassen, dafür aber frostig lächeln. Gerade überlege ich, wie frostig mein Lächeln aussehen würde, da holt mich eine schreckliche Erscheinung auf den Boden der Tatsachen zurück.

Es ist das Miststück. Es schreitet auf hohen Hacken über den Vorplatz wie ein Storch durch die Entengrütze und gesellt sich zu den anderen arroganten Schnepfen der F1, die eifrig plaudernd in der Sonne stehen; die Sonnenbrillen-Kollektion reicht von Dior bis Gucci. Luis rennt vor zu seinem Trainingsplatz. Aus den Augenwinkeln beobachte ich das Miststück und überlege fieberhaft, wie ich mich tarnen kann, falls sie mich sieht. Und erkennt. Andererseits würde sie doch sicher zu unser beider Wohl so tun, als kenne sie mich nicht, falls sie mich doch sieht. Genau, Caro, spinn nicht rum. Die Frau, die sich deinen Mann gekrallt hat, wäre doch wohl nicht so dreist ... Da schwenkt ihr blonder Schopf herum. Sie glotzt in meine Richtung. Ich starre geradeaus und beobachte sie aus dem Augenwinkel. Okay, gleich guckt sie wieder weg. Natürlich wird sie das tun. Ich meine, ich an ihrer Stelle würde sofort Reißaus nehmen. Oder vor schlechtem Gewissen auf der Stelle zu Staub zerfallen. Und dann stöckelt sie doch glatt auf mich zu.

Das letzte Mal, als ich sie von nahem gesehen habe, hatte sie Strapse an und eine symbiotische Verbindung mit meinem Mann. Und dieses Bild sehe ich jetzt wieder haarscharf vor mir. Sie setzt ein Lächeln auf. Ich kriege Panik. Was ich auf gar keinen Fall kann, ist, mir jetzt einen geheuchelten Wir-wollten-niemandem-wehtun-Vortrag oder irgendwelches Wir-können-doch-Freundinnen-werden-Gelaber anhören. Aber ich kann mich ja auch schlecht umdrehen und wegrennen. Noch schlechter wäre allerdings, wenn ich sie mit einem Faustschlag aus ihren High Heels kippe. In meiner Verzweiflung erwäge ich sogar, mit dem Schnösel zu reden, der mich gerade rechts überholt und mir einen freundlichen Blick zuwirft. Genau, denke ich gerade, ich verwickele *ihn* in ein Gespräch. Aber was soll ich sagen? «Hey yoh, Alter?», ist plötzlich alles, was mir einfällt, und da ist es auch schon passiert. Das Unausweichliche. Da steht sie vor mir. Lächelnd. In ihrer riesigen Pilotenbrille spiegele ich mich blau angelaufen und seltsam verzerrt. So verharren wir einen Moment. Ich fühle mich total gelähmt. Natürlich behält sie die Sonnenbrille auf. Würde ich auch. Ich könnte mir an ihrer Stelle jedenfalls nicht in die Augen schauen. Und genau in dem Moment schiebt sie doch die Pilotenbrille in die Haare.

«Hallo», sagt sie und streckt mir die Hand hin. Ihre Augen sind hellbraun. «Ich wollte mich unbedingt mal persönlich vorstellen.»

Das ist nicht nötig, denke ich, ich kenne dich sowieso schon viel zu gut. Unwillkürlich hebt sich meine Hand, die sich seltsam schlaff anfühlt, sodass das Händeschütteln mehr ein Streifen ist. «Ha…», ein plötzlich anschwellender Kloß im Hals verhindert, dass der Rest von «Hallo» rauskommt, ich muss husten, dann krächze ich: «Hallo.» Ach du meine Güte, Caro, reiß dich zusammen. Und wappne dich für die emotionale Ansprache, die jetzt unweigerlich kommen wird. Händeringend versuche ich mir eine angemessene Erwiderung auf ihr Ich-bitte-um-Vergebung-Geseiere einfallen zu lassen, da sagt sie:

«Ist doch schön, dass die Jungs hier jetzt Fußball spielen, oder?» Sie macht eine Handbewegung Richtung Fußballplatz. «Aber dauernd diese Gurkerei zum Training. Ich fühle mich schon wie ein Chauffeur. Man kommt ja wirklich zu *nichts.*» Sie zieht kurz eine Schnute mit ihren rosa Lipgloss-Lippen, die dann sofort wieder in eine Lächelstellung zurückspringen. «Aber was soll's. Hauptsache, die Jungs können Fußball spielen, was?»

Ach du grüne Neune. Das ist ja noch schlimmer, als ich dachte. Sie redet wie eine … *normale Mutter*! Wie soll ich denn jetzt bitte schön *damit* umgehen? «Ja», sage ich und ringe mir die recht sinnfreie Antwort «Hauptsache Fußball» ab.

«Und dann wollte ich dich noch was fragen», sagt sie. Wenn sie fragt, ob wir Freundinnen werden wollen, schreie ich. «In welche Reinigung bringst du eigentlich die Anzüge von Konni?» Vor lauter Überraschung schnappe ich nach Luft. «Ich wollte sie für ihn wegbringen, wusste aber nicht, wohin», fügt sie hinzu.

«Du fragst mich nach unserer *Reinigung*?», entfährt es mir verblüfft.

«Natürlich!», sagt sie. «Für solche Kleinigkeiten hat Konni gar keinen Kopf bei all den großen Aufträgen, die ihm gerade ins Haus flattern.»

Ich starre sie einen Moment an. Aber sie schaut total arglos. Gar nicht, als ob sie mir eins reinwürgen wollte. Sondern eben wie … eine *normale Frau*. «Wir hätten eine Übergabe vereinbaren sollen», sage ich und schiebe ein Lachen hinterher, das irgendwo zwischen übergeschnappt und komplett hysterisch angesiedelt ist. «Schichtwechsel im Hause Zimmerl. Hahahahaha!» Sie nickt mit ihrem immergleichen Lächeln, und ich würde sie gerne anschreien, wie sie es wagen kann, mir mit so einem Käse zu kommen, wo sie mir meinen Mann und mein Haus weggenommen hat, aber stattdessen nenne ich ihr schnell die Reinigung und denke, jetzt habe ich es endlich überstanden.

Doch dann kommt sie noch einen Schritt näher und raunt vertraulich: «Und gibst du mir auch das Rezept von dem brasilianischen Fischeintopf, den Konni so gerne isst?»

Ich merke, wie ein Zittern von meinen Knien durch meinen Körper bis in die Kehle wandert. Das hier sprengt definitiv die allgemeinen Regeln für das erste Aufeinandertreffen der Exfrau mit der neuen Frau. Abgesehen davon hasst Konstantin den Namen *Konni*! Und überhaupt! ICH WILL HIER WEG! Deswegen sage ich mit seltsam hohler Stimme einfach: «Ja.» Und schiebe hinterher. «Ich muss dann mal ... los.» Dann drehe ich mich um und stakse davon, wobei ich das Gefühl habe, gleich aus den Latschen zu kippen. Ich bin schon total erschöpft vom Aufrechterhalten der Fassade. Deswegen steuere ich das Vereinsheim an und bleibe erst mal im kühlen Flur stehen, lehne mich an die Wand, um einen Moment zu verschnaufen. Einerseits war das peinlich. Andererseits habe ich mich nicht schlecht geschlagen. Ich meine, in meiner derzeitigen Lage ist es doch wohl ein Zeichen extremer Souveränität, wenn ich angesichts der Frau, die mir den Mann ausgespannt hat, nicht in Tränen ausbreche. Vor allem, wo sie ja gar nicht das Monster ist, das ich mir vorgestellt hatte. Sie wirkte ja sogar *ganz nett.* Wirklich, ich hatte ja mit allem gerechnet, aber nicht *damit*!

«Hey», erschreckt mich eine Stimme. Es ist der Schnösel, der sich von hinten angeschlichen hat. «Geht es Ihnen gut? Sie sehen aus, als hätten Sie ein Gespenst gesehen.»

«So was in der Art», stöhne ich. «Und jetzt spielt mein Kreislauf ein bisschen verrückt.»

Er fischt aus seiner Jacketttasche eine kleine Rolle Kekse. «Hier», sagt er. «Das hilft vielleicht. Kann ich noch was für Sie tun?»

Ja, Sie könnten die Tussi mit der verspiegelten Pilotenbrille auf den Mond schießen. Aber ich schüttele den Kopf. «Danke.» Ich wackele mit der Kekspackung. «Das reicht schon.» Damit gehe ich wieder raus und drücke mich am Rand der Spielfelder entlang zu unserem Trainingsplatz.

Dagmar, Hilli, das Mädchen mit den blauen Haaren und Fadime sind auch schon da. Ich setze mich auf eine Bank, um mich zu erholen. Dabei helfen die Kekse mit Schokostückchen, die wirklich lecker sind. Trotzdem fährt mir jedes Mal die Flamme eines Schweißbrenners in den Magen, wenn ich nach nebenan auf den Trainingsplatz schaue, wo Sophia auf der Tribüne sitzt und entspannt mit den F1-Müttern plaudert. Jetzt ist sie zu allem Überfluss auch noch freundlich zu mir! Das ist ja wohl das Allermieseste. Ich meine, was denkt sie sich dabei? Sie muss doch *wissen*, dass ich sie hasse! Um mich abzulenken, stehe ich auf, schlendere rüber zu dem Mülleimer und versenke mein Keksrollenpapier. Auf dem Rückweg zu meinem Platz treffe ich Nadine, die ihren Dario-Devin wieder mit der Aufforderung, sich die Schuhe binden zu lassen, zum Trainer schickt.

«Da hat mir doch eine von den Bratzen den Parkplatz weggeschnappt, mit ihrer Scheiß-BMW-Scheiß-Karre», regt sie sich auf. Sie zieht ihre Marlboros aus der Tasche. «Gut. Stimmt nicht. BMW ist nicht scheiße, fahr ich ja selbst. Aber die Bratze ist dafür umso scheißer.» Sie zündet sich die Zigarette an und inhaliert tief, dabei starrt sie wutentbrannt einer mir wohlbekannten F1-Mutter hinterher. Es ist die Diäthasserin, heute in Spaghettiträger-Kleidchen und Keilabsätzen, die gerade zu den F1-Müttern tänzelt.

«Unter uns», pflichte ich ihr bei, «ich finde die auch ziemlich unsympathisch.»

«Als Dario-Devin hier angefangen hat, bin ich aus Versehen bei denen da drüben gelandet», erzählt sie aufgebracht.

«Ich auch!», rufe ich erleichtert.

«Ey, die haben Dario-Devin angeguckt, als wäre er ein *Spasti*! Nur, weil er nicht spielt wie Cristiano Ronaldo.» Nadine schnippt die Asche weg. «Diese Bratzen», sagt sie noch einmal mit tiefer Abscheu. «Aber wenn die mir noch mal dumm kommen, bringe ich Bussi wieder mit. Ha! Ich kann dir sagen, ein Kampfhund wirkt Wunder. So in Sachen Respekt oder was.»

Ich lächele grimmig. Es tut gut, eine Verbündete zu haben. Auch wenn es Nadine ist. Wir schlendern gemeinsam zu unserem Spielfeld und setzen uns auf eine Bank. Die Jungs scharen sich nach wiederholten Aufforderungen endlich um Sascha, der zu einer Standpauke ansetzt.

«Die letzten fünf Spiele haben wir verloren», ruft er. «Kollegen, das muss besser werden! Und ein zentraler Punkt dabei – ob im Spiel oder hier beim Training – ist die Konzentration. Ihr müsst euch einfach besser konzentr…»

Einer der Jungs mit den notorisch offenen Schuhen schert aus der Truppe aus und tritt gegen einen herumliegenden Ball, der hoch über unsere Köpfen hinweg über den Zaun segelt und im Gebüsch verschwindet, woraufhin der Junge entkräftet auf den Boden sinkt, als hätte er soeben das Champions-League-Finale verloren.

«Also, Kollegen», sagt Sascha gedehnt. «Das ist ein gutes Beispiel dafür, dass …»

«Du Arsch», schreit Artur. «Das war mein Ball! Und jetzt ist er weg!»

«Der ist nicht weg», sagt der Junge. «Du kannst ihn nur gerade nicht sehen.» Artur macht Anstalten, sich auf seinen Mitspieler zu stürzen.

«Also bitte», sagt Dagmar und hält die Luft an.

Aber der Mitspieler entwindet sich und schreit: «Okay, okay. Ich geh Ball!» Und schon stapft er los, die Schnürsenkel wirbeln um seine Knöchel. Wie auf ein Kommando folgen ihm die anderen.

Sascha stöhnt deprimiert, lässt es aber geschehen, dass die Kinder ausschwärmen, um den Ball zu suchen, und setzt sich kraftlos auf den Boden.

«Das darf doch nicht wahr sein», sagt Pamela angesichts des untätigen Trainers und der Jungs, die sich mit Stöcken bewaffnet wie Dschungelkämpfer durch das Grünzeug schlagen. «Was ist das wieder für eine Disziplinlosigkeit!»

«Sollen wir den Jungs nicht besser helfen?», fragt Dagmar. «Da hinten sind doch überall Brennnesseln.»

Die Frauen schauen sich entsetzt an, aber noch ehe sie aufspringen können, schallt schon Gebrüll zu uns herüber.

«O mein Gott», ruft Pamela, holt ein Erste-Hilfe-Pack aus ihrer Tasche und eilt hinüber. Da hat es wohl den talentierten Jarvis erwischt.

«Sascha hat die Jungs aber wirklich überhaupt nicht im Griff», stöhnt Hilli. «Der arme Jarvis.»

Nadine entfährt ein Kichern. «Ein bisschen Aua hat noch niemandem geschadet.»

Auch Iwanka, die mittlerweile eingetroffen ist, zuckt nur mit den Schultern. «Ist Brennnessel», sagt sie. «Kein Napalm. Soll sich nicht anstellen.»

Jarvis ist da offensichtlich anderer Ansicht. Trotz Kühlpack auf den Arm heult er lautstark.

Pamela sagt: «Nachher gehen wir zu Chris und sagen, dass du wieder stark genug bist für die F1.»

«Aua, das tut so weh», jault Jarvis.

«Hier, trink mal was und iss einen Traubenzucker. Das hilft», bestimmt Pamela.

Während Jarvis die intensivmedizinische Behandlung mit Leidensmiene über sich ergehen lässt, kämpft sich Dagmar mit wehendem Batikschal durch die Brennnesseln und fischt den Ball aus dem Gestrüpp. Das Training kann weitergehen. Sascha beordert die Jungs, sich in einer Reihe aufzustellen, das übliche Gerangel entsteht, in dessen Folge sich mehrere Jungs einfach vor Luis drängeln, der sich dagegen mal wieder kein bisschen wehrt. Verdammt, seufze ich. Das soll er doch nicht tun!

«So, Kollegen. Du stehst an dem blauen Hütchen, nimmst den Ball an und passt zurück», sagt Sascha zu Hillis Sohn Ruben.

«Ich?», fragt Ruben.

«Ja, du. Und du.» Er schnippt vor Erols Nase, der gebannt zum Spielfeld der F1 rüberstarrt.

«Ich?», fragt Erol erstaunt.

«Kennt Sascha die Namen etwa immer noch nicht?», murmelt Hilli.

«Sieht so aus», sagt Pamela.

Sascha erklärt weiter: «Du läufst zum Tor, umdribbelst den Verteidiger und schießt.»

«Wohin?», fragt Erol und tänzelt aufgeregt herum.

«Aufs Tor natürlich. Dann …»

«Warum sitzen Vögel eigentlich auf Stromleitungen, ohne tot runterzufallen?», fragt Artur.

«Weiß ich nicht», stöhnt Sascha. «Kollege, nach dem Schuss holst du den Ball und stellst dich …»

«Weil die Füße nicht den Boden berühren», belehrt Jarvis, der seine gefährliche Verletzung von den Brennnesseln offensichtlich überwunden hat. «So kann der Strom nicht durch sie durch.»

«Blödsinn», mischt sich Luis ein.

«Selber Blödmann», ruft Jarvis.

«Hey, du Arsch», schreit Artur.

«Jarvis! Keine Schimpfwörter! So was will ich nicht hören», ruft Pamela und fügt leise, aber so, dass wir es verstehen, hinzu: «Obwohl es ja manchen Müttern hier egal zu sein scheint, wie sich ihre Kinder benehmen.»

«Stimmt nicht», kontert Iwanka sofort. «Jungs sollen sich benehmen immer wie Jungs. Nicht wie Karpatka. Falls nicht wisst, was ist: Ist Eierkuchen mit Puddingfüllung.»

Pamela schaut Dagmar verschwörerisch an und brabbelt aufgebracht was von gravierenden Mentalitätsunterschieden. Iwanka zieht eine Feile aus ihrer Tasche und fängt an, ihre Fingernägel zu bearbeiten, während die Jungs versuchen, Saschas Übung nachzuvollziehen. Was nicht wirklich klappt, weil sich alle dauernd falsch hinstellen und es insgesamt viel zu lange dauert, bis sie wieder dran sind, und sie so jede Menge Zeit haben, Unsinn zu machen. Und dann bricht noch zusätzliche Unruhe aus, als am Eingang ein riesiges Plakat an den Ballfangzaun gehängt wird. Selbst die Vorzeigeathleten der F1 auf dem Platz nebenan unterbrechen ihr Training und starren – genauso wie ihre Mütter – aufgeregt hinüber. Es muss also was Wichtiges sein.

«Was ist das?», fragt Cedric und rennt sofort los, ohne auf die Ermahnungen seines Trainers zu achten. Ein paar andere stürmen mit und stehen staunend vor dem Plakat.

«Das ist bestimmt die Ankündigung für das Riesenturnier der F-Jugend. Es findet am ersten Wochenende der Herbstferien statt», erläutert Hilli.

Tatsächlich. Als die Jungs aufgeregt zurückkommen, schreien sie es uns schon entgegen: «Ist vom Cookie-Cup!»

«Warum Cookie-Cup?», frage ich.

«Weil die Keksfirma Kinko den sponsert», erklärt Dagmar.

Keksfirma? Mir fällt der Schnösel mit seinen Keksen ein. Und seinem schnöseligen Anzug. Hat er etwa was damit zu tun? Weil hier sowieso alles stillsteht, gehe ich auf den Vorplatz, um mir ebenfalls das Plakat anzusehen. Und mal in den Mülleimer zu spähen, ob da das Papierchen der Kekspackung noch zu sehen ist. Tatsächlich. Es liegt immer noch ganz weit oben, so kann ich es einfach rausfischen. *Kinkos Beste* steht darauf. Interessant. Ich lasse das Papier wieder in den Müll segeln, wo auch eine Pepsilight-Flasche liegt. Ihr ehemaliger Besitzer Dario-Devin hüpft neben dem Mülleimer auf der Stelle.

«Hey Dario-Devin», sage ich und halte die Flasche hoch, «das ist eine Pfandflasche.»

Er glotzt mich an, als wisse er nicht, was das zu bedeuten hat. Ich will es ihm gerade erklären, da rennen seine Mitspieler alle wieder zurück zum Platz, und er spurtet sofort hinterher. Dann wandert mein Blick weiter. Vom Rand des anderen Trainingsplatzes starrt Sophia zu mir herüber. Als sie bemerkt, dass ich sie bemerkt habe, wendet sie sich ab und stöckelt davon. Dann fällt mir auf, dass ich immer noch die Pepsi-Flasche in der Hand halte. O nein! Sie hat gesehen, wie ich im Müll nach Pfandflaschen gesucht habe! Auweia. Ich überlege, ob ich das Missverständnis schnell aufklären soll, aber meine Kraft für Begegnungen dieser Art ist für heute erschöpft. Also lasse ich die Flasche einfach wieder in den Mülleimer fallen und gehe mit hochrotem Kopf zurück zu unserem Trainingsplatz.

«Ja, Leute», ruft Sascha. «Vom Cookie Cup wollte ich euch auch noch erzählen. Dieses Jahr gibt es einen besonders coolen Preis für den Gewinner!» Er macht eine dramatische Pause.

In die hinein schreit Artur: «Was denn? Ein Auto?»

«*Nei-hen*», sagt Sascha. «Kein *Auto.* Was sollten Kinder denn auch damit?» Er schüttelt fassungslos den Kopf, dass die Locken nur so fliegen.

«Ich weiß!», trumpft Jarvis auf. «Eintrittskarten für das Wissenschaftsmuseum.»

«Du Doof. Er hat gesagt, es gibt einen super Preis. Keinen *Scheißpreis*», schreit Dario-Devin aufgebracht.

«Dann eben Eintrittskarten fürs Phantasialand!», mutmaßt Jarvis.

«Langweilig. War ich schon hundertmal!», sagt der Junge mit den offenen Schuhen.

«Und ich war da schon *tausendmal*!», behauptet Artur.

«Stimmt doch gar nicht!», entgegnet Jarvis.

«Woher willst du das denn wissen? Du großer Haufen *Fett*!», grölt Artur und baut sich drohend vor Jarvis auf.

«Komm doch her, wenn du was willst!» Jarvis bringt sich mit geballten Fäusten in Kampfhaltung. Artur tritt ihm gegen das

Schienbein. «Hat ja gar nicht weh getan», höhnt Jarvis. «Hab doch Schienbeinschoner an!»

«Aber das wird weh tun», brüllt Artur, Pamela saugt erschrocken die Luft ein, aber Sascha kann ihn gerade noch am Schlafittchen packen, bevor er sich auf Jarvis stürzt.

«Kinder sind Tiere», wispert Dagmar atemlos. «Richtige *Tiere.*»

Auch Pamela klammert sich an ihre Erste-Hilfe-Tasche, die sie immer noch griffbereit auf dem Schoß hält. «Aber was will man anderes erwarten?», fragt sie. «Was wohl? *Nichts.*» Pamela wirft Iwanka einen verächtlichen Seitenblick zu.

Die zieht nur einmal die Augenbraue hoch und sagt: «Karpatka.»

Sascha brüllt: «Ey, Kollegen, könnt ihr jetzt mal zuhören? Nur für eine Minute?» Alle halten inne, und mit offenen Mündern hängen die Jungs an Saschas Lippen, als er verkündet: «Der Gewinner des Cookie-Cups darf zu einem Training mit der deutschen Nationalmannschaft!» Ohrenbetäubender Jubel bricht aus.

Nadine ruft fassungslos: «Boah, das ist ultra, oder was!»

Die Mannschaft rennt durcheinander, jeder Streit ist vergessen, man klopft sich auf die Schultern, die Kinder johlen vor Begeisterung, Jarvis und Cedric sinken Arm in Arm zu Boden vor lauter glückseliger Fassungslosigkeit.

«Ey Kollegen», ruft Sascha entgeistert angesichts des Jubels. «Ihr müsst das Turnier *gewinnen*, um die Nationalmannschaft zu treffen.» Das bringt die Jungs aus dem Konzept.

«Was?», fragt Artur mürrisch. «Was ist das für Scheiße?»

Sascha seufzt. «Das nennt man Turnier. Also müssen wir einfach gut spielen und …»

Missmutig kickt Erol gegen einen Ball. «Vergiss es», ruft er. «Das schaffen wir nie.»

«Wir verlieren doch sowieso wieder, bei dem Spielverständnis der F2», mault Jarvis und stampft mit dem Fuß auf.

«Wir sind einfach zu schlecht», jammert auch Luis. Die Falte auf der Stirn wirft einen richtigen Schatten.

Während der Junge mit den offenen Schuhen anfängt, mit dem Kinn zu zittern, nimmt Artur ein Hütchen und schlägt es wie einen Hammer auf den Boden. «Aber – ich – wollte – doch – Robert – Lewandowski – treffen!», brüllt er im Takt.

«Der ist in der polnischen Nationalmannschaft, nicht in der deutschen», korrigiert Jarvis.

«Aaah», jault Artur und schleudert das Hütchen weg. «Dann treffe ich ihn ja nie!»

Ich werfe einen Blick zur F1. Die blitzenden Trikots glänzen mit der Haarpracht der Mütter um die Wette. Letztere lachen gelöst, ihre Designer-Jeans schmiegen sich an ihre wohlgeformten Beine, sie tragen High Heels. Auf dem Fußballplatz! Und Sophia, das Miststück, passt genau dorthin. Denn, mal im Ernst, was fällt ihr eigentlich ein, überhaupt kein schlechtes Gewissen mir gegenüber zu haben? Den Mann ausspannen und sich nicht einmal schlecht dabei fühlen! Und mit mir reden, als wäre alles total normal! Was für eine Skrupellosigkeit, mit der Frauen wie sie durchs Leben gehen! Und damit Erfolg haben. Ja, Sophia ist eine Gewinnerin! Und warum? Weil Frauen wie ich es zulassen. Weil ich mich klein mache und klein beigebe und die anderen gewinnen lassen, nur weil sie unverschämter sind als ich. Weil ich eine Verliererin bin, und dazu auch noch eine gute, die jede Niederlage ohne Murren hinnimmt. Die immer noch mitspielt, obwohl sie schon längst aus dem Spiel geflogen ist.

Aber wenn *ich* beschlossen habe, dass mein Platz auf der Verliererbank ist, wenn *ich* jeder Auseinandersetzung aus dem Weg gehe, dann ist das meine Sache. Wenn allerdings Luis jetzt schon denkt, das Leben hätte für ihn auch nur die Verliererbank vorgesehen, dann ist es höchste Eisenbahn, etwas zu unternehmen. Dann muss ich was tun. Er darf nicht darunter leiden, dass ich so konfliktscheu bin. Ich kann einfach nicht zulassen, dass er die gleichen Fehler macht wie ich! Ich will, dass er zu den Gewinnern gehört.

Und plötzlich mache ich einen Schritt vor und dann noch einen, und dann stehe ich auf einmal neben dem Trainer mitten unter den Spielern. Sascha mustert mich irritiert, aber es ist mir egal. Und ich weiß gar nicht richtig, was geschieht, aber mein Mund klappt auf, und ich höre mich rufen: «Die einzige Schwäche von euch ist, so selbstkritisch an die Sache ranzugehen. So kann man nur verlieren! Ihr müsst euch sagen, wir sind die Schön… äh, die Besten! Nur dann könnt ihr auch gewinnen! Nur wer an den Sieg glaubt, kann gewinnen! Natürlich kann man verlieren, wenn man kämpft. *Aber wer gar nicht erst kämpft, hat schon verloren.* Und wenn ihr mal auf die Nase fallt, dann steht ihr wieder auf und macht weiter! Denn eine Niederlage ist erst eine Niederlage, wenn man aufhört zu kämpfen! Verstanden? Ihr wollt siegen? Dann siegt! *Es liegt nur an euch, an keinem anderen!*»

Mein Geschrei hallt mir noch in den Ohren. Ansonsten herrscht Ruhe auf dem Fußballplatz. Die Kinder starren mich an. Auch Sascha glotzt perplex. Aber dann fängt Nadine an zu klatschen und schreit: «Wouhoouuu! Bravo!» Sogar Pamela applaudiert, leicht verwirrt zwar, aber immerhin. Das Mädchen mir den blauen Haaren hat sogar die Kopfhörer aus den Ohren genommen. Hilli und Dagmar starren mit offenen Mündern zu mir und Fadime, die Mutter von Erol, grinst breit und zeigt mir *Daumen hoch.*

«Ooookay», sagt Sascha. «Ihr habt die Mutter von … äh … gehört! Voll krass! So machen wir's! Auf in den Kampf!»

«Yeaahhhh», schreien die Kinder los. «Wir gewinnen! Wir gewinnen!» Vor lauter Begeisterung über diese neue phänomenale Zukunftsaussicht stürmen sie los wie eine Herde Kühe bei Gewitter. Es ist Saschas Job, sie wieder einzufangen. Und mit dem zu beginnen, was notwendig ist, um aus diesem chaotischen Haufen in wenigen Wochen eine Siegermannschaft zu formen.

«**Schlägerei bei Jugendturnier – Eltern und Trainer mischten kräftig mit**: Bei einem Fußballspiel zweier E-Jugendmannschaften in Hamburg-Wilhelmsburg ist es zu einer Auseinandersetzung mit Eltern und Kindern gekommen. Die acht bis zehn Jahre alten Spieler waren wegen einer Schiedsrichterentscheidung aufeinander losgegangen. Der Unparteiische hatte ein unsportliches Verhalten sanktioniert. Daraufhin seien Zuschauer, darunter die Eltern der Kinder, auf das Spielfeld gelaufen, um in die Schlägerei einzugreifen. Der 43 Jahre alte Vater eines Spielers von Bergedorf 85 soll zwei Kinder der gegnerischen Mannschaft geschlagen und leicht verletzt haben. Auch zwei Männer erlitten leichte Blessuren. Die Beteiligten beschuldigten sich laut Polizei gegenseitig, jeweils die andere Partei angegriffen zu haben. Die Beamten waren mit sechs Funkstreifenwagen im Einsatz.»

Frankfurter Allgemeine Zeitung, 18. 1. 2016

11

«Du hättest mich sehen sollen», rufe ich begeistert. Wassily und Olaf hängen an meinen Lippen, als ich von meinem Auftritt vor der Mannschaft meines Sohnes erzähle. «Das war so toll! Versteht ihr – wie in einem dieser amerikanischen Sportfilme, wo die Underdogs nachher gegen den haushohen Favoriten gewinnen, obwohl das eine Bein des Helden kürzer ist als das andere.»

«Wie jetzt? Hast du ein kurzes Bein?», fragt Olaf.

«Nein, natürlich nicht. Das war ja nur ein Vergleich. Auf jeden Fall …», ich wedle energisch jeden weiteren Einwand weg, «wird Luis bald Thomas Müller treffen und ich werde mir ein Autogramm von Mats Hummels holen», schließe ich meinen Vortrag zufrieden ab.

«Hmmm», macht Wassily.

«Wie *hmmm*?», maule ich. «Das ist doch wohl großartig!»

«Ja, ganz toll. Du hast nur eine Kleinigkeit vergessen: Wo soll das Talent auf einmal herkommen?»

«Genau», sagt Olaf. «Es ist noch kein Meister vom Himmel gefallen.»

«Ganz einfach», sage ich entschlossen. «Alles eine Frage der Einstellung. Hast du doch selbst gesagt. Wenn man sich sagt, dass man der Beste ist, dann gewinnt man auch.»

Wassily starrt mich an, und ich meine, einen Hauch Fassungslosigkeit zu erahnen. «Damit gewinnt man vielleicht *Ausstrahlung*», sagt er, «aber doch kein Fußballspiel.»

«Nein, nein, nein», winke ich ab. «Komm mir jetzt nicht so. Motivation ist alles. Und der unbedingte Glaube an einen Sieg.»

«Und hartes Training», setzt Wassily hinzu.

«Na klar», sage ich. «Hartes Training.»

«Und der eine oder andere Spitzenspieler.»

«Sicher», hüstele ich. «Aber das versteht sich ja von selbst.»

«Was versteht sich von selbst?», fragt Dorothee hinter mir.

Ich habe sie wieder nicht kommen sehen. Aber immerhin habe ich gerade nicht von irgendwelchen Männern geredet. «Dass letzten Endes nur die Einstellung zählt, ob man gewinnt oder verliert», verkünde ich stolz.

Sie schaut mich einen Moment an. «Und weiter?»

«Ja, und dass man an seiner Einstellung arbeiten kann und dass man natürlich hart trainieren muss, auch wenn noch kein Meister vom Himmel gefallen ist, aber dass man vor allem einfach an sich glauben muss.»

Dorothee guckt weiterhin völlig unbeeindruckt. Wenn sie jetzt wieder nur *hmm* macht, dann bin ich sauer. «Carolin, ich muss sagen … ich bin erstaunt!» Plötzlich strahlt sie mit der schillernden Schmetterlingsapplikation auf ihrer Bluse um die Wette. «Diese Einstellung», sie zeigt auf mich, «brauchen wir in den kommenden Wochen und Monaten, um Casa Superiore den Kampf anzusagen. That's the spirit!» Dorothee schaut die anderen prüfend an. «Habt ihr das alle gehört?»

«Laut und deutlich», sagt Wassily.

«War ja nicht zu überhören», brummt Olaf.

«Wir brauchen ein starkes Team. Und ein *starkes Team* braucht *starke Anführer*! Anführer wie mich! Aber auch motivierte Teamleader. Und deswegen, um wirklich alles aus dem Team rauszuholen, werde ich dich befördern, Caro. Damit hier alle sehen, dass ich Leistung belohne!»

«Was?», frage ich baff erstaunt über ihre Großzügigkeit. Eine Beförderung! Eine Gehaltserhöhung! Damit kann ich Luis eine PlayStation zum neunten Geburtstag kaufen.

Wassilys Blick ist undurchdringlich. Olaf guckt so, als hätte er eine Gräte im Hals.

«Ab jetzt», verkündet Dorothee, «bist du meine persönliche Assistentin!»

«Oh», sage ich. «Äh. Toll?»

«Wir beide werden das hier rocken!»

«Und … äh … was soll ich machen als persönliche Assistentin?»

Ihre Augen leuchten. «Alles, Caro. *Alles!* Dir sind keine Grenzen gesetzt! Solange es die FBG vorwärtsbringt selbstverständlich.»

«Was ist Eff Bi Dschi?», fragt Wassily.

«Die Abkürzung für *Fliesen Boutique Günther*. Fliesen Günther klingt so spießig. FBG – das ist das Zeichen für einen Neuanfang! Für die neuen Zeiten, die anbrechen.»

«Du hast den Namen geändert?», fragt Olaf verwirrt.

«Sollten wir da nicht erst mal *im Team* drüber reden?» Wassily ist ebenso erstaunt.

Dorothee schaut Wassily irritiert an. «Nein. So was ist Chefsache.»

«Aber unter dem Namen Fliesen Günther kennt man uns hier seit fünfunddreißig Jahren», hält Wassily dagegen.

«Ja», sagt Dorothee. «Aber was ist *in* fünfunddreißig Jahren?»

«Das weiß doch sowieso keiner», ruft Wassily.

«Doch», triumphiert Dorothee. «Wenn man den Markt kennt, dann weiß man, dass sich die Dinge ändern. Und deswegen müssen wir mit der Zeit gehen.»

«Dieser Argumentation kann ich nicht folgen», sagt Olaf.

«Musst du auch nicht», sagt Dorothee beschwichtigend, «Hauptsache, Caro und ich verstehen es. Nicht wahr, Caro?»

«Äh. Ja?»

«In einer halben Stunde bei mir im Büro, Strategiebesprechung.»

«Da bin ich schon weg», sage ich verlegen. «Ich habe doch nur eine halbe Stelle. Wegen meinem Sohn.» Was sie ja schon längst wissen müsste.

«Ach so. Hm. Gut, dann eben morgen. Aber ich erwarte einen Ausgleich für die verlorenen Arbeitsstunden. Da musst du dann eben hundertfünfzig Prozent geben!» Damit rauscht sie ab.

«Mein Gott», sage ich und muss mich erst mal setzen. «Das war irgendwie … seltsam?»

«Allerdings», sagt Wassily.

«Total», sagt Olaf. «Ich meine, warum macht sie dich zur persönlichen Assistentin? Ich bin schon viel länger hier!»

«Wir können gerne tauschen», biete ich an.

«Nee. Ich mein ja nur.»

Wassily bohrt von innen mit der Zunge gegen seine Wange, was er immer macht, wenn er nachdenkt. «Auf jeden Fall legt die gute Frau ein hohes Tempo ein. Etwas zu hoch für meinen Geschmack.»

«Ach», sage ich optimistisch. «Das wird sich schon geben.»

«Sagst du das, weil du das denkst, oder sagst du das, weil sie dich gerade ‹befördert› hat?» Er macht mit den Fingern Anführungszeichen in der Luft.

Ich werde rot. Mir ist das alles ein bisschen unangenehm. «Ich will gar nicht ihre persönliche Assistentin sein!», sage ich kleinlaut. «Ich will nur den Aktenkram machen und dann nach Hause gehen.»

«Dann sag ihr das», fordert Wassily.

«Genau», sagt Olaf.

«Aber wie stehe ich denn dann da, wo sie mich vor fünf Minuten erst befördert hat?»

«Wie jemand, der für seine Überzeugungen einsteht», beharrt Wassily.

Ich knete meine Hände. «Ich überleg mir, wie ich das ihr gegenüber am besten formuliere. Olaf», versuche ich dann vom Thema abzulenken, «was machen die Hochzeitsvorbereitungen?»

Aber Olaf ist gerade nicht in Stimmung, sondern schaut mich immer noch so misstrauisch an. Schließlich zuckt er mit den Schultern, ehe er sich umdreht und wortlos aus der Teeküche schlurft.

Irgendwie fühle ich mich gar nicht mehr so beschwingt wie heute Morgen, wo meine Motivationsansprache mich beflügelt hat. Diese Beförderung hat mir einen Dämpfer verpasst. Obwohl ich mir noch nicht mal sicher bin, ob es sich tatsächlich um eine Beförderung handelt oder nicht. Ich meine, wir haben überhaupt nicht über mein neues Aufgabenfeld gesprochen. Und schon gar nicht über eine Gehaltsanpassung. Außerdem wirkten Wassily und Olaf kein bisschen begeistert. Ich muss am Montag wirklich mit Dorothee reden, wie sie sich das alles vorstellt. Und meinen Vater um Rat fragen, was er machen würde. Er war achtunddreißig Jahre Jurist bei Victor Versicherungen und kennt sich mit derlei Angelegenheiten aus. Also fahre ich nach der Arbeit schnell bei meinen Eltern vorbei.

Meine Mutter öffnet. «Dein Vater ist in der Küche», sagt sie, nachdem ich erzählt habe, weswegen ich gekommen bin. «Wir bekommen heute Abend Besuch, und dein Vater hat sich in den Kopf gesetzt, seinen neuen Kochclub zu beeindrucken!», trillert sie mit superfröhlicher Stimme und zieht sich vor den Fernseher zurück.

Ich gehe in die Küche. «Hallo, Papa», sage ich.

Er steht an der Arbeitsplatte und knetet mit matschigen Händen ein Stück Fleisch. Es riecht nach Knoblauch und Rosmarin. «Ah, Caro», ruft er. Mit Erstaunen stelle ich fest, dass er sich einen Bart stehen lässt, sein Mund ist weiß umkränzt. «Hier kannst du eine Verwandlung beobachten. Aus einem einfachen Stück Fleisch wird ein Gedicht!», verkündet er. «Dieser Braten hat das Glück, heute eine Behandlung der Extraklasse zu bekommen.» Mit den Fingerknöcheln bohrt er in das Fleisch. «Die Marinade zieht so noch besser in die Poren. Deine Mutter meint zwar, es wäre genauso wirkungsvoll, das Fleisch einfach damit zu übergießen, aber was weiß sie schon.» Er reibt schnell über dem Braten hin und her, eine klebrige Pampe aus Kräutern, Öl und Knoblauch quillt zwischen seinen Fingern hindurch und spritzt an die Fliesen über der Arbeitsplatte. «Aaaah, so fühlt sich das Leben an!» Er hebt den Rinderbatzen, dreht ihn, lässt ihn zurück auf das Brettchen klatschen und bearbeitet ihn weiter. «Man muss etwas mit den Händen tun», keucht er. «Haptik! Eine völlig unterschätzte Erfahrung. Hier, probier mal!» Er nimmt mit seinen verschmierten Fingern den Kochlöffel aus einem Topf auf dem Herd, in dem eine Tomatensoße blubbert, und reicht ihn mir.

Ich koste vorsichtig. «Lecker», sage ich, dabei war es viel zu heiß, um überhaupt was zu schmecken.

«Kochen ist eine sinnliche Angelegenheit! Man könnte es sogar erotisch nennen!», ruft er. Ein Klecks roter Soße klebt in seinem neuen weißen Bart. Auf seiner Schürze steht: *Wenn es kein Fleisch mehr gibt, esse ich Vegetarier.* Langsam verstehe ich, warum meine Mutter ins Wohnzimmer geflüchtet ist.

«Ich habe eine berufliche Frage», wechsele ich das Thema und frage ihn, was ich von der Beförderungssache halten soll.

«Was steht denn im Arbeitsvertrag über deine Tätigkeiten?», fragt mein Vater und hält zum Glück für einen Moment mit seiner Fleischmassage inne.

«Nur Büroarbeit», sage ich.

«Na, das kann ja nun wirklich alles beinhalten. Mein Rat: Warte erst mal ab, was Dorothee von dir will, und dann siehst du weiter. Oh!» Er reckt erschrocken seinen marinierten Zeigefinger in die Luft. «Ich muss mein Gelato umrühren.» Er wischt sich die Finger an einem Lappen ab und macht sich am Eisschrank zu schaffen.

Ich gehe rüber zu meiner Mutter, die den Fernseher ausschaltet, als ich reinkomme.

«Wie geht es dir?», fragt sie aufgekratzt. «Kann ich dir was anbieten? Ein Likörchen vielleicht?»

«Nee.» Ich mache eine Pause. «Papa gibt sich aber wirklich Mühe.»

«Ja-hahahaha.» Sie lacht klirrend. «Seit er in diesem Männer-Kochclub ist, werden wir hier sehr verwöhnt. Leider lernt er da nicht, wie man die Küche hinterher wieder aufräumt, hahahaha.»

«Aber toll, dass er die Pensionierung so gut verkraftet», sage ich. «Ich hatte schon ein bisschen Sorge, dass er in ein Loch fällt.»

«Die verkraftet er sehr gut, wirklich außerordentlich.» Sie starrt einen Moment ins Leere, dann fragt sie: «Und was gibt es bei dir Neues?» Ich erzähle ihr die Kurzversion von der Beförderung, und sofort springt sie auf. «Da müssen wir drauf anstoßen!»

«Ach, nee, das ist doch wirklich nicht der Rede …»

Aber sie ist schon in die Küche gerannt. Mit einer Flasche Sekt, drei Gläsern und meinem Vater kommt sie zurück. Er trägt ein Blech mit selbstgebackenem Brot, das er zum Abkühlen auf den Wohnzimmertisch stellt, und gesellt sich dann zu uns. Nachdem sie mich beglückwünscht haben (wozu eigentlich, will ich fragen, aber ich habe kein Lust, der Spielverderber zu sein), erkundigt sich mein Vater nach Luis, und ich erzähle die Neuigkeiten vom Cookie-Cup.

«Ich hoffe wirklich, dass wir gewinnen. Das wäre für Luis einfach toll», sage ich.

Meine Mutter lächelt zuversichtlich. «Ich drücke euch jedenfalls ganz fest die …»

«Das Problem ist», ruft mein Vater dazwischen und lehnt sich auf seinem Stuhl zurück. «Mit diesem Trainer könnt ihr das niemals schaffen. Der ist eine Pflaume!»

«Er ist vielleicht nicht Joachim Löw», entgegne ich. «Aber man muss ihm eine Chance geben.»

Mein Vater zieht vielsagend die weißen Augenbrauen hoch. «Wenn ihr meint, dass ihr keinen Besseren findet, dann macht mal. Aber sag nicht, ich hätte dich nicht gewarnt!»

«Wo sollen wir denn auf die Schnelle einen Besseren finden?»

«Na, wo wohl?»

Ich zucke mit den Schultern. «Keine Ahnung. Beim DFB?»

«Blödsinn!» Er zögert immer noch, wartet, ob ich nicht vielleicht doch von selbst draufkomme, aber ich glotze nur auf den martialischen Vegetarierspruch auf seinem dicken Bauch, und dann verkündet er: «Na, hier!» Er wirft sich in die Brust.

Meine Mutter verschluckt sich fast an dem Sekt und hustet

vor sich hin. «Seit wann bist du Fußballtrainer?», fragt sie, als sie wieder Luft bekommt.

«Schon immer! Ich habe den Fußball mit der Muttermilch eingesogen», behauptet mein Vater.

«Aber braucht man da nicht Erfahrung und … eine Lizenz oder so was?», frage ich.

«Doch nicht für *Kinderfußball*! Das ist doch ein *Kinderspiel*! Und das kann ich alles. Weiß ich noch von früher. Marlies, sag ihr, wie gut ich gespielt habe und dass ich bei jedem Länderspiel schon vorher weiß, welche Fehler die wieder machen!»

«Ja, Caro, das kann ich zu hundert Prozent bestätigen. Burkhard Schulz weiß immer, welche Fehler *die anderen* machen.» Sie lächelt schmal, aber mein Vater bemerkt den spitzen Unterton nicht.

«Na, siehste», sagt er zu mir. «Ich würde das Kind schon schaukeln. Aber wenn ihr nicht wollt …» Er hebt abwehrend die Hände. «Dann kann ich euch nicht helfen.»

Mein Handy plingt, und dankbar ergreife ich die Gelegenheit, das Gespräch zu beenden. Es ist eine WhatsApp-Nachricht von Hilli. Sie hat für morgen vor dem Auswärtsspiel eine Elternversammlung im Vereinsheim einberufen. Thema: Cookie-Cup. Klasse! Bestimmt reden wir da über eine gemeinsame Strategie, um Teamgefühl und Kampfgeist zu stärken. Damit wir gewinnen. Oder zumindest den Kindern das Gefühl vermitteln, dass sie gewinnen können. Ich verabschiede mich von meinen Eltern und fahre nach Hause.

⚽

Der Cookie-Cup beschäftigt auch Luis vor dem Einschlafen, als wir wieder zusammen in seinem Bett liegen.

«Meinst du wirklich, wir können gewinnen?», fragt er.

Ich denke an die mahnenden Worte von Wassily, deswegen versuche ich, es zurückhaltender auszudrücken als bei meiner Rede vor der Mannschaft. «Natürlich», sage ich. «Aber man muss sich anstrengen. Und trainieren. Und immer an sich glauben. Dann gewinnt man auch … irgendwann.»

«Aber die F1 spielt bei dem Turnier auch mit», widerspricht Luis. «Und die sind viel besser als wir.»

«Das kann sich aber doch ändern», sage ich. «Die aus der F1 waren auch nicht immer so gut wie jetzt. Die haben bestimmt am Anfang oft verloren. Und dann haben sie sich verbessert, und jetzt gewinnen sie viel. Das könnt ihr auch schaffen.»

Zufrieden kuschelt er sich in sein Kissen. «Okay», sagt er. «Hoffentlich gewinnen wir schon morgen. Das wäre cool.»

«Ich drücke euch ganz fest die Daumen.»

«Kommt Papa auch?», fragt er noch.

Ich schaue ihn betrübt an. «Nee, mein Schatz, ich glaube, er hat keine Zeit. Er hat halt im Moment so wahnsinnig viel zu tun.»

«Schade», sagt er.

«Dafür feuere ich dich doppelt an, okay?» Er nickt tapfer, und ich gebe ihm einen Gutenachtkuss und decke ihn ordentlich zu.

«Weil sie beim Kinder-Kicken pöbeln: Schutz-Zonen gegen Problem-Eltern. Mittlerweile versuchen die Vereine, sich vor den schwer erziehbaren Eltern zu schützen und ihren Einfluss auf das Spielgeschehen einzugrenzen.»

Bild am Sonntag, 14. 12. 2014

12

«Hast du deine Flasche?», rufe ich, während Luis am nächsten Morgen Trikot, Stutzen und Schuhe zusammensucht. «Noch nicht!», ruft er.

Beim Füllen der Wasserflasche merke ich, wie mich die Aufregung packt. Klar, soll der Spaß im Vordergrund stehen. Aber dazu gehört eben doch auch, dass man wenigstens ab und zu gewinnt. Und ich werde Luis und seine Mannschaft unterstützen, so gut es geht.

Am Vereinsheim vom FC Reschheim angekommen, gehen die Kinder mit Trainer Sascha in die Kabine, um sich umzuziehen. Hilli ruft derweil die Eltern in den Versammlungsraum des Vereinsheims. Eine Theke an der einen Seite, Pokale, Wimpel und Trikots an der Wand, der Boden gefliest (Steinzeug, glasiert, eierschalenfarben, zwanzig mal zwanzig – pflegeleicht und robust). Die Resopaltische sind zusammengeschoben zu einem großen Konferenztisch, an dem alle Platz finden. Hilli steht am Kopfende und lächelt angestrengt. Die Eltern von Erol sind da, Bogdans Schwester mit den blauen Haaren, Pamela natürlich, Arturs Mutter Iwanka, Torwart Cedrics Eltern Dagmar und Holger, Fabians Papa Bert, Nadine und ich. Ich finde, es ist ein echt gutes Zeichen in Sachen Teamwork, dass so viele da sind.

«Hey Leute», sagt Hilli. «Danke, dass ihr so kurzfristig gekommen seid. Es dauert auch nicht lange, wir müssen ja gleich los zum Spiel nach Olgensee. Aber ich denke, es ist wichtig, dass wir uns heute treffen … Also, das Thema ist ja, wie ihr wisst, der Cookie-Cup.» Sie fasst kurz die Eckdaten für das Turnier zusammen, das zum vierten Mal stattfindet, wie immer am ersten Wochenende der Herbstferien. «Ich sage euch jetzt mal die Platzierungen der F2 in der Vergangenheit: letzter Platz, vorletzter Platz, letzter Platz.» Sie schaut ernst in die Runde. Na, denke ich lächelnd, da wird es aber Zeit, dass sich das ändert. Ich überlege, ob ich mich motivierend zu Wort melden soll, aber da wendet sich Hilli sowieso an mich. «Nun hat Caro ja diese Woche eine bemerkenswerte Rede vor der Mannschaft gehalten. Das hat unheimlich Eindruck auf die Kinder gemacht.» Ich freue mich richtig und senke schüchtern den Blick. So toll war das ja nun auch wieder nicht, will ich schon das Kompliment abwehren, da sagt Hilli: «Ich und viele andere Eltern finden das … nun ja, wie soll ich sagen?»

«Unverantwortlich», wirft Dagmar ein und sieht mich streng an.

«Was?» Mir klappt die Kinnlade runter.

«Ja, es ist einfach nicht gut, in den Kindern unrealistische Ziele zu wecken», übernimmt Hilli wieder das Wort. «Sie werden sonst nur noch enttäuschter, wenn sie wieder verlieren.»

«Aber vielleicht … vielleicht verlieren sie gar nicht», widerspreche ich haspelnd. «Vielleicht wendet sich das Blatt, wenn die Kinder etwas positiver an die ganze Sache rangehen. *Optimistischer.*»

«Prinzipiell hast du ja recht», sagt Bert. «Aber ich habe bisher keinen Spielansatz gesehen, der rechtfertigt, dass die Kinder optimistisch in ein Match gehen sollten.» Und mit starrem Blick auf Hilli fügt er hinzu: «Das würde sich vielleicht ändern, wenn Cedric nicht immer in die Todeszone abschlagen würde.»

«Oder wenn Fabian mal das tun würde, wozu ein Stürmer da ist: Tore schießen», ätzt Cedrics Vater Holger zurück.

«Dafür müsste der Ball überhaupt erst mal zu den Stürmern gelangen», sagt Bert. «Aber wenn schon der Torwart nicht in der Lage ist …»

«Leute», geht Hilli mahnend dazwischen. «Es geht jetzt nicht um einzelne Spieler, sondern um die *Mannschaft.*» Sie räuspert sich und wendet sich wieder an mich: «Ich meine, mich hat schon gewundert, dass ausgerechnet *du* den Kindern diesen Vortrag gehalten hast, wo Luis auch nicht gerade zu den … nun ja … zu den Leistungsträgern gehört.»

Ich merke, wie mir die Röte ins Gesicht steigt.

«Luis ist doch noch Anfänger», beschwichtigt Fadime, die Mutter von Erol. «Was nicht ist, kann ja noch werden.»

«Das stimmt nicht», meldet sich Pamela von der anderen Seite des Tisches zu Wort. «Es gibt nämlich einen nicht aufzuholenden Unterschied zwischen Anfängern und Spätentwicklern. Spätentwickler werden nie dieselbe Spielstärke erreichen.»

«Schwachsinn», entfährt es Iwanka. «Jungs entwickeln sich. Müssen nur gut trainieren.»

«Mit *dem* Trainer?», motzt Bert. «Das wird nichts. Ich verstehe überhaupt nicht, warum er beim letzten Spiel Fabian nur zehn Minuten hat spielen lassen!»

«Vielleicht, weil er keine Tore schießen kann», murmelt Holger.

«Was?», braust Bert auf.

«Nichts, nichts.»

«Kinder müssen trainieren viel härter», sagt jetzt Erols Vater, «ist viel zu lasch alles.»

«Genau», ruft Iwanka.

«Aber es geht doch um *Spielfreude*», wirft Dagmar ein. «Die Kinder sollen *ohne Druck* spielen, damit sie überhaupt Spaß am Sport entwickeln können. Überall sonst im Leben sind die Kinder doch *unmenschlichem* Leistungsdruck ausgesetzt, da muss das

Spielen mit dem Ball einfach nur *fröhlich* und frei von negativen Empfindungen sein.»

Bert stiert in die Gegend wie ein buddhistischer Zen-Meister nach achtstündiger Meditation. Entspannt wirkt er allerdings nicht. Eher so wie ein Dampfkochtopf.

Nadine sagt: «Hä? Hat das irgendeiner kapiert?»

«Ich habe Vorschlag», sagt Iwanka. «Cedric soll Pullover stricken, wenn er Wettkampf nicht aushält.»

«Darum geht es doch gar nicht», beschwichtigt Hilli.

«Genau», mault Dagmar. «Es geht hier und heute nur darum, dass Caro den Kindern diese Flausen in den Kopf gesetzt hat. Cedric redet von nichts anderem mehr als von dem Treffen mit der Nationalmannschaft. Aber sie werden das niemals schaffen, und dann ist er am Boden zerstört, und ich darf die Scherben aufsammeln.»

Pamela nickt so eifrig, dass ich einen Halswirbelschaden befürchte. «Für die Psyche eines Kindes sind enttäuschte Erwartungen sehr schädigend», sagt sie und fängt an von gesunder seelischer Entwicklung zu dozieren, die auf Erfolgserlebnissen beruht. «Man muss Kinder unter allen Umständen vor frühzeitigen Misserfolgen schützen», sagt Pamela und sieht mich giftig an.

«Aber ihnen von Anfang an die Hoffnung auf einen Sieg zu nehmen, ist doch auch nicht richtig», sage ich flehentlich. «Ich meine, natürlich gibt es keine Garantie auf Erfolg. Wenn man den Kindern aber von vornherein einredet, dass sie verlieren werden, dann tun sie es auch.»

«Aber wir sollten ihnen auf keinen Fall einreden, dass sie gewinnen werden», beharrt Pamela.

«Genau», rufen Hilli und Dagmar im Chor.

«Wer hat das denn getan?», gebe ich zurück.

Pamela zieht vielsagend die Augenbrauen hoch.

«Was du gesagt hast, klang schon sehr nach einer Garantie», nörgelt Hilli.

«So habe ich das natürlich nicht gemeint, aber ... wir müssen doch als leuchtendes Beispiel vorangehen», sage ich verzweifelt. «Eltern müssen ihren Kindern doch Selbstvertrauen einflößen, sonst können sie das nicht lernen!»

«Na ja, ein bisschen positive Einstellung kann wirklich nicht schaden», sagt Bert. «Positive Einstellung und kein Abschlag mehr in die Todeszone, damit wäre ich einverstanden.»

«Und Tore von den Stürmern», wirft Holger ein.

«Und richtig harte Kampf», sagt der Vater von Erol.

«Und wir sollten auf jeden Fall für die Kinder eine tolle Belohnung bereit halten, wenn sie den Cookie-Cup nicht gewinnen», schlägt Dagmar vor. «Wir könnten zum Beispiel für jedes Kind einen Pokal kaufen und seinen Namen eingravieren lassen und dann mit der ganzen Mannschaft nach Paris ins EuroDisney fahren.» Ihre Augen leuchten vor Begeisterung.

Iwanka starrt sie an, als hätte sie vorgeschlagen, mit der Wehrmacht in Polen einzumarschieren.

«Das werden wir natürlich nicht tun», sagt Fadime ganz ruhig. «Kinder müssen lernen, mit Niederlagen fertigzuwerden.»

«Aber doch noch nicht in dem Alter», ruft Pamela. «Sie werden früh genug in das Haifischbecken geworfen.»

«Leute», ruft Hilli und schaut auf die Uhr. «Wir müssen los. Einigen wir uns darauf, dass wir den Kindern sagen, sie sollen an sich glauben, aber wenn sie verlieren, sollen sie den Kopf nicht hängen lassen, weil Hauptsache ist, sie haben Spaß.»

«Aber wehe, wir verlieren», sagt Pamela drohend in meine Richtung. «Dafür übernimmst du dann die Verantwortung!»

Olgensee ist ein Kaff irgendwo hinter Sankt Augustin, wo ich unter keinen Umständen freiwillig hinfahren würde und das ich auch niemals gefunden hätte, wenn das Navi nicht wäre. Der Sportplatz der Spielvereinigung Olgensee liegt neben einem Baumarkt, gleich dahinter fängt die Pampa an: Wald und Felder und ein paar Windräder auf einem Hügel. Das Wetter an diesem Nachmittag Anfang September ist durchwachsen, aber es sieht immerhin nicht nach Regen aus. Unsere Jungs verschwinden in der Umkleidekabine für die Gastmannschaft. An einem Stand neben dem Vereinsheim kann man Tee, Kaffee und Waffeln kaufen. Es scheint, als sei Waffelnmachen das Los aller Fußballmütter. Ich bin froh, dass ich damit heute wenigstens nichts zu tun habe, denn ich bin auch so nervös genug. So aufgeregt war ich noch nicht mal beim WM-Finale der Nationalmannschaft in Brasilien.

Die Eltern des Gegners beziehen auf der gegenüberliegenden Seite des Spielfelds Stellung – allerdings, genau wie wir, im Abstand von etwa fünfzehn Metern zum Spielrand. In der F-Jugend wird nicht nur auf kleinem Feld, sondern auch nach den Regeln der Fair-Play-Liga gespielt. Das heißt: Die Eltern dürfen nicht direkt am Spielfeld stehen, und einen Schiedsrichter gibt es auch nicht. Die Kinder sollen die Dinge untereinander regeln. Die Heimmannschaft läuft zum Aufwärmen auf, natürlich kritisch beäugt von uns.

«Mann, sind die groß», sagt Dagmar. «Was kriegen die hier auf dem Land denn zu futtern?» Sie schaut besorgt zu Cedric, der sich im Tor warm macht. «Die schießen bestimmt total hart», nölt sie, dann wendet sie sich an ihren Mann: «Wir müssen ihm wirklich die neuen Handschuhe mit Finger-Protektoren kaufen.»

«Cedric müsste auch mehr Torwarttraining bekommen», sagt Holger.

«Das stimmt allerdings», kommentiert Bert, aber bevor Holger etwas darauf erwidern kann, geht er schon zu Sascha und redet eine Weile auf ihn ein, bis Sascha laut sagt: «Ich bin der Trainer, und ich entscheide.»

«Aber du hast doch kaum Erfahrung», ruft Bert jovial. «*Ich* dagegen habe ja *selber* Kreisauswahl gespielt. Ich kann beurteilen, ob *mein Sohn* links oder in der Mitte besser aufgehoben ist.»

Sascha verdreht genervt die Augen und seufzt. «Na gut. Ich werde sehen, was sich machen lässt.» Als auch noch Pamela ihn belabern will, winkt Sascha ab und eilt zum gegnerischen Trainer, sie besprechen sich, die Mannschaften stellen sich auf, Begrüßung, der Ball wird auf den Mittelpunkt gelegt, alles fertig zum Anstoß.

Unsere Startaufstellung:

Cedric – im Tor.

Fabian – vorne in der Mitte, verdächtig lange Schnürsenkel an einem Schuh.

Ruben – in der Mitte.

Jarvis – Verteidigung.

Erol – Verteidigung.

Artur – Angreifer, vorne links.

Bogdan (der Junge mit der Schleifenbindeschwäche) – Angreifer vorne rechts, beide Schuhe offen.

Pamela bekommt wegen Bogdans Schuhen einen hysterischen Anfall und gestikuliert in Saschas Richtung, er solle sich darum kümmern, aber Sascha kapiert es nicht. «BOGDANS SCHUHE!», schreit Pamela quer übers Feld. Die Gegnereltern stoßen sich an und lachen. Ich muss zugeben, wir wirken tatsächlich wie leichte Beute. Ich kann nur hoffen, dass wir es heute nicht sind. Sascha knotet eilig Bogdans Schuhe zu, dann haben wir Anstoß. Jarvis spielt Erol den Ball zu, der rennt los. Erols Vater schreit auf Türkisch Anweisungen aufs Spielfeld, Erol schaut kurz zu ihm, zack, Ball verspielt, Gegner geht zum Angriff über, ein steiler Pass, Cedric glotzt überrascht, Tor.

«Das darf doch nicht wahr sein», stöhnt Bert. «Wir schenken wieder drei Punkte her.»

Hilli wirft mir einen giftigen Blick zu, die Gegnereltern jubeln.

«Macht nichts, Cedric, den Nächsten hast du», ruft Dagmar.

Holger wischt auf seinem Smartphone rum: «In der Tabelle steht Olgensee ganz weit oben», sagt er. «Das wird schwer heute.»

«Ich dachte, in der F-Jugend gibt es keine Tabelle?», fragt Nadine verwundert, «wegen dem Leistungsdruck und so.»

«Nicht offiziell», sagt Holger und steckt das Smartphone in seine Bundfaltenhose. «Aber man muss ja wissen, wo man steht. Das ist doch für alle besser.»

Der Ball wird von Olgensee ins Aus gespielt, trotzdem schnappt sich der Spieler ungeachtet des Protests von Erol den Ball und wirft ein.

Hilli schreit: «Hey, das war unser Ball!»

«Ja, genau, unser Ball», brüllt Bert.

Unsere Jungs sind verwirrt, die Heimmannschaft hingegen nicht, und da es ja keinen Schiedsrichter gibt, geht es weiter. Olgensee spielt nach vorne, der Angreifer zögert einen Moment, eine Gegnermutter kreischt: «Knall drauf! Der Torwart ist eine Pflaume!» Der Angreifer schießt, Cedric lässt den Ball durch die Hände gleiten, Tor. Sascha diskutiert mit dem anderen Trainer, einem dicken alten Mann, der wedelt nur herrisch mit den Händen, das Tor zählt trotz des unfairen Einwurfes, und es steht 2:0.

«So viel zum Thema Fair-Play-Liga», motzt Bert, während die Gegnereltern in lautstarken Jubel ausbrechen.

«Aber, aber …», entrüstet sich Dagmar mit offenem Mund. «Habt ihr das gehört, was die über unseren Sohn gesagt haben.»

Auch ihr Mann Holger ist fassungslos. «Hier Kinder beleidigen, also wirklich! Was sind das nur für *Arschlöcher*!», sagt Holger laut und schiebt angriffslustig die Ärmel seines buttergelben Button-Down-Hemdes hoch. «Da will man ja gleich rübergehen und denen *auf die Fresse hauen.*»

«Ja, genau», stößt Dagmar tonlos hervor und zwirbelt gestresst an ihrem gebatikten Seidenschal herum. Dann läuft sie flink ein paar Schritte Richtung Tor, in dem Cedric steht und die Schultern hängen lässt. «Cedric, macht nichts!», ruft sie. «Den Nächsten hast du! Und lass dich nicht verunsichern. Diese Leute da drüben sind einfach … *schlechte Vorbilder*!» Das Letzte ruft sie so laut, dass die Gegnereltern das hören können.

«Und dieser Trainer spinnt doch wohl auch total», meckert Hilli. «Fair Play bedeutet für den anscheinend, alle Vorteile für sein Team zu sichern!»

«Sascha ist einfach zu unerfahren für den Job», stöhnt Bert. «Der hat da nichts entgegenzusetzen!»

«Nicht aufgeben, Jungs!», rufe ich aufs Spielfeld. Die Gegnereltern stoßen sich an und schauen dabei demonstrativ zu uns herüber, lachen. Sie lachen uns aus! Langsam verstehe ich, wieso beim Fußball so viele Emotionen im Spiel sind. Ich werde nämlich langsam richtig *sauer.* Auch die anderen Eltern laufen heiß. Hillis «Schieß doch!»-Rufe werden immer lauter, Berts Halsschlagader pocht verdächtig und Erols Vater rennt an der Seitenlinie neben seinem Sohn her und schreit auf ihn ein, was dessen Konzentration nicht wirklich förderlich ist. Sascha reagiert, indem er Erol gegen Luis auswechselt, was Erols Vater mit einem Redeschwall auf Türkisch kommentiert. Ich muss schlucken und sende ein Stoßgebet gen Himmel, dass Luis sich heute nicht als Spätentwickler präsentieren möge.

Eine weitere Torchance von Olgensee bahnt sich an, alle halten die Luft an, Ruben ist der Letzte, der ihn stoppen kann, und stürmt mit Geschrei auf ihn zu. Der Olgenseer Spieler macht einen Schritt zur Seite und ist an Ruben vorbei, verdribbelt sich dann aber, der Ball geht ins Aus, und Sascha nutzt die kleine Pause zu einem weiteren Wechsel. Dario-Devin kommt für Fabian.

«Da nimmt er den besten Spieler vom Platz», beschwert sich Bert.

«Wen meinst du?», fragt Holger, dabei ist klar, dass Bert seinen Sohn für den besten Spieler hält.

«Ah, diese Trainer keine Ahnung», schnaubt auch Erols Vater.

In dem Moment spitzt Artur seinem Gegner den Ball ab. Ballbesitz Reschheim! Unsere Jungs stürmen nach vorne.

«SCHIESS DOCH!», kreischt Hilli.

Artur schießt zu Dario-Devin, aber der Pass verfehlt ihn, denn ein Gegner geht dazwischen und erobert den Ball.

«BOGDAN, ZURÜCK!», kommandiert Sascha vom Rand, aber zu spät, der Olgenseer Spieler dribbelt in Windeseile auf unser Tor zu, nur noch Jarvis kann ihn stoppen.

«*Mach ihn platt*», kreischt Pamela, Jarvis setzt zu einer Blutgrätsche an, aber da ist der Angreifer schon vorbei.

«RAUS DA!», brüllt Bert, doch Cedric bleibt wie angewurzelt auf der Torlinie, der Angreifer kickt locker in die rechte Ecke, 3:0.

Die Mundwinkel unserer Jungs sacken nach unten, die Stimmung unter uns Eltern auch, während die Gegnereltern einen Freudentanz aufführen und sich über unsere dilettantischen Spieler amüsieren, weswegen Holger fast aus seinem Pullunder springt und die Fäuste ballt. Heimlich natürlich.

«Wie können Eltern nur so bescheuert sein?», ruft auch Hilli.

«Die haben nichts anderes hier in ihrem Kuhkaff als Kinderfußball», schnaubt Holger laut. «An irgendwas müssen sie sich ja aufgeilen!»

Jetzt erobert sich Artur den Ball, spielt Luis an, aber ein Gegenspieler kommt angestürmt, Luis lässt ihm den Vortritt – ein

Fehler, der zum 4:0 führt. Kurz darauf tritt Artur dem größten Spieler von Olgensee in die Waden, was zu einem Sturm der Entrüstung unter den Gegnereltern führt, weil sie meinen, es sei absichtlich gewesen. Was für ein Quatsch! Da sind wir uns einig.

«Das ist *Fußball* und kein *Ballett*», brüllt Bert quer übers Spielfeld.

«Jetzt stellen sie sich an», motzt Iwanka. «Ihre Jungs treten wie die Pferde, aber jetzt beschweren!»

Auf dem Platz entspinnt sich eine Diskussion zwischen Sascha und dem Olgenseer Trainer, die damit endet, dass der Ball zum Freistoß für Olgensee hingelegt wird. Cedric hat die Diskussionspause dazu genutzt, das Netz seines Tores eingehend zu untersuchen, und ist dabei irgendwie mit dem Handschuh hängengeblieben, was er aber erst merkt, als der Olgenseer Spieler schießt. Cedrics Bewegungsfreiheit ist im entscheidenden Moment erheblich beeinträchtigt, 5:0.

Halbzeit. Sascha versammelt die Mannschaft um sich, Bert eilt ungefragt hinzu, um sich in die Motivationsansprache einzumischen.

«Typisch Helikoptereltern», ätzt Holger, ist aber wenige Sekunden später mit dem Rest der Eltern auch Richtung Mannschaftsbesprechung unterwegs, was Sascha zu einer verdrießlichen Grimasse verleitet.

«Äh …», macht er fragend in Berts Richtung, aber der fängt einfach an:

«Jetzt werden wir dem Gegner mal zeigen, was es heißt, sich mit der F2 von Reschheim anzulegen, was, Jungs? Sind wir Männer oder Memmen?» Die Mannschaft starrt ihn verständnislos an. «Wir sind natürlich *Männer*!», schreit Bert. «Und Männer verlieren nicht!» Irgendwie springt der Funke nicht auf die Mannschaft über.

«Wie – Männer verlieren nicht», sagt Pamela. «Was ist das denn für ein Schwachsinn?» Bert lässt die kampfbereite Faust sinken und wirft Pamela einen verächtlichen Blick zu. «Was?», giftet sie. «Das ist eindeutig eine frauenfeindliche Bemerkung.»

«Du meine Güte», schnauzt er sie an. «Sind wir im Bundesministerium für Frauen und Gedöns, oder sind wir hier auf dem Fußballplatz?»

«Leute, so läuft das nicht», sagt Sascha hilflos, aber dann signalisiert der Gegnertrainer auch schon, dass es weitergeht.

Das Wunder geschieht dann doch noch in der zweiten Halbzeit: Ein steiler Pass von Jarvis auf Artur, der einen Spieler von Olgensee umdribbelt, auf Erol passt, der einen Gegner umrennt und dabei aufs Tor schießt – und der Ball liegt tatsächlich im Netz! Wir jauchzen vor Freude genauso laut wie die Kinder, und ich breche vor lauter Rührung fast in Tränen aus, aber dann auf einmal wieder Diskussion zwischen den Trainern und unsere Jungs hören abrupt auf zu jubeln.

«Was ist los?», frage ich.

«Das Tor zählt nicht», sagt Bert mit Grabesstimme.

«Aber warum denn nicht?», fragt Nadine.

«Stürmerfoul», sagt Holger.

«Das war doch kein Foul!», kreischt Hilli. «Dieser Trainer ist doch wohl total parteiisch!»

«Und Sascha hat dem offenbar nichts entgegenzusetzen», beschwert sich Bert.

«Das gibt es doch gar nicht! Da bringt er unsere Kinder um ihr Erfolgserlebnis!», braust Pamela auf, und schon stapft sie auf die beiden Trainer zu, um ihnen eine pädagogische Standpauke zu halten. Bert und Erols Vater laufen ihr hinterher.

Holger macht Anstalten, auch mitzugehen, aber dann sieht

er, dass die Gegnereltern ebenfalls eine Delegation entsenden, bestehend aus einem Mann mit bombastischem Bierbauch und einem Kerl, dessen T-Shirt verkündet: *Lieber eine Schwester im Puff als einen Bruder in Gladbach.* Holger sagt: «Wenn ich mich da jetzt auch noch einmische, ist es ja unfair.»

«Absolut», bekräftigt seine Frau Dagmar.

Gebannt beobachten wir die Geschehnisse an der Seitenlinie. Es wird wild gestikuliert, aber dann löst sich der Pulk doch ohne Körperverletzungen auf, und das Spiel geht weiter. Immerhin schießen wir noch ein Tor, genauer gesagt Bogdan, dessen Schnürsenkel wieder lustig schlackern, als er den Ball mit unglaublicher Wucht unter die Latte hämmert. Leider hat er dabei die Seiten verwechselt und Cedrics Tor getroffen. Das Spiel geht mit einem deprimierenden 9:0 zu Ende. Die Kinder lassen die Köpfe hängen.

Ruben kommt vom Spielfeld gestapft, geradewegs auf mich zu, und blafft mich an: «*Du* hast versprochen, dass wir gewinnen!» Sein kleines Kindergesicht ist wutverzerrt. «Und jetzt haben wir neun zu null verloren! Das ist alles deine Schuld.»

«Aber …», stammele ich entsetzt.

Doch da fängt auch Dario-Devin an zu maulen: «Das bringt doch gar nichts, wenn man an sich glaubt! Ich habe geglaubt, dass wir heute gewinnen! Und was ist?! Nichts!»

«Verloren. So große Scheiße!», schreit Bogdan. Artur liegt auf dem Spielfeld und strampelt wütend mit den Füßen. Bogdans Kinn zittert wieder verdächtig.

Nur eine erstaunliche Sache passiert. Jarvis legt ihm den Arm um die Schultern und tröstet: «Ist doch nur ein Spiel!»

«Jarvis! Wie kannst du nur so was sagen?», tadelt Pamela entrüstet. Und zu uns: «Das hat er nicht so gemeint.» Dann läuft sie schnell zu Jarvis, legt ihm eine Trainingsjacke um die Schultern.

Dagmar packt derweil das heutige Trostpflasterpaket aus, das aus glutenfreien Dinkelcrackern und Fußballschlümpfen besteht, aber die Kinder schauen nur kurz in ihren Karton, ein paar greifen lustlos rein und schlurfen mit hängenden Schultern an ihr vorbei. «Siehst du», ätzt Dagmar mich an. «Jetzt funktioniert noch nicht mal mehr das Trostpflasterpaket.»

«Das liegt doch nur an den Sachen», sagt Iwanka. «Wer will essen diese Kram?» Sie zeigt auf die gräulichen Kekse. «Und Schlümpfe? Jungs sind nicht mehr Kindergarten!»

Dagmar packt eingeschnappt ihren Karton weg. «Eigentlich war ich heute auch gar nicht dran mit dem Trostpflasterpaket», mosert sie. «Und wenn du alles besser weißt, mach du es doch beim nächsten Mal.»

«Ich mache so Quatsch nicht», sagt Iwanka kurzerhand.

«Mann, Mama», mault Luis mich an.

Ich fühle mich, als wäre die gesamte Mannschaft mit ihren Stollenschuhen über mich getrampelt. «Es tut mir leid», stoße ich hervor.

Sascha schlurft missmutig vom Platz. Als Bert auf ihn zuläuft, winkt er sofort ab und schreit: «Lass mich in Ruhe.» Bert macht eine Scheibenwischerbewegung hinter Sascha her, der mit den Kindern in die Umkleidekabine geht.

«Das ist ja mal richtig in die Hose gegangen», giftet Hilli in meine Richtung. «Ich hab's ja gesagt.»

«Aber ich habe doch nur gesagt, dass man kämpfen muss», verteidige ich mich verzweifelt. «Dass man was tun muss für einen Sieg.»

«Dann tu halt was», fordert Hilli.

Und da höre ich mich sagen: «Habe ich ja schon. Ich habe uns einen neuen Trainer besorgt.»

«Echt jetzt?», fragt Hilli erstaunt. «Einen neuen Trainer? Wen?» Auch Bert, Erols Vater und Iwanka horchen auf und schauen mich erwartungsvoll an.

«Meinen Vater», sage ich. «Der hat wirklich total viel Ahnung vom Fußball, hat selber sehr gut gespielt.» Und weil das als Qualifikation noch nicht wirklich überzeugend ist, flutscht es mir einfach so raus: «Er hat auch schon mal eine Kindermannschaft trainiert und großes Interesse daran, den Trainerposten zu übernehmen.»

«Hm», macht Hilli.

Bert sagt nachdenklich: «Dass er Ahnung hat, habe ich schon mitbekommen. Und alleine vom Alter her wird er mehr Autorität haben. Sascha ist einfach zu jung.»

«Neue Trainer ist harte Hund?», fragt Erols Vater.

«Ja», sage ich. «Ich glaube schon.»

«Harte Hund ist gut», nickt Erols Vater. «Bin ich einverstanden.»

«Ich auch», sagt Iwanka.

Hillis Miene hellt sich auf. «Na ja. So wie bisher kommen wir jedenfalls nicht weiter. Wir müssen was ändern.»

«Absolut», sagt Bert.

«Vielleicht können die für den Übergang auch ein Trainergespann sein», schlägt Dagmar vor.

«Versuchen wir's», sagt Hilli und zieht mich zu Sascha, der schon aus der Kabine zurückgekommen ist und sich gerade eine Waffel gekauft hat. «Hey, Sascha», sagt sie. «Hör mal. Wir Eltern haben beschlossen, dass … ach, Caro, du sagst es ihm am besten selbst.»

Ich? «Ja, äh. Es ist so …», haspele ich.

«Caro hat nämlich einen neuen Trainer aufgetan», mischt sich Hilli ein. «Erklär Sascha mal, wen.»

«Äh. Meinen Vater?»

«Genau. Caros Vater ist ein erfahrener Jugendcoach. Sie hat vorgeschlagen, dass er dir bei der F2 unter die Arme greifen könnte.»

«Ab wann?», fragt Sascha und sieht mich mit undurchdringlicher Miene an. «Ab sofort?»

«Äh. Ja. Warum nicht?», sage ich.

«Wir hatten gedacht, dass ihr zu zweit …», bemerkt Hilli, aber Sascha schüttelt den Kopf.

«Nee, Leute. Ich bin total happy, wenn ich aus der Nummer rauskomm. Ich habe nämlich echt keinen Bock mehr. Der Neue soll das ruhig alleine machen!» Er knufft mich mit der Faust gegen den Oberarm, als wären wir irgendwelche Kumpels aus dem Ghetto, und federt erleichtert davon.

«Ich hoffe, deine Entscheidung war richtig», sagt Hilli und schaut ihm gedankenverloren hinterher.

Wieso *meine* Entscheidung?, liegt mir auf der Zunge, aber da strömen die Jungs aus der Kabine.

Hilli schnappt sich Ruben und Bogdan und winkt mir zum Abschied zu. «Also, dann. Bis Dienstag!»

«Schade, dass ihr verloren habt», sage ich zu Luis auf der Rückfahrt. Er starrt aus dem Fenster. «Aber beim nächsten Mal klappt es bestimmt. Olgensee war ja ein unheimlich schwerer Gegner. Die sind in der Tabelle ganz weit oben.»

«Ich dachte, es gibt keine Tabelle», sagt Luis.

Mist. Stimmt ja. «Ja. Äh. Gibt es auch eigentlich nicht», versuche ich mich rauszureden.

«Aber woher weißt du das dann?»

«Hat mir einer von den Eltern gesagt», gebe ich zu.

«Und wo stehen wir dann?», fragt er. «In der Tabelle, meine ich.»

«Es gibt ja gar keine echte Tabelle», sage ich schnell. «Hast du mit Papa an diesem Nachmittag eigentlich schon Pläne?»

«Er hat mir gesagt, dass er eine Überraschung hat!» Luis klingt plötzlich ganz aufgeregt.

«Toll», sage ich. «Ich hoffe nur, Papa hat nicht wieder einen dringenden Termin.»

«Er kommt», sagt Luis mit fester Stimme. «Er hat es mir versprochen.»

Ja, will ich sagen, das tut er immer, und dann hält er es doch nicht ein. Aber ich verkneife mir die Bemerkung. Wir parken und gehen hoch in unsere Wohnung, packen Luis' Sporttasche aus und seinen Übernachtungsrucksack ein. Ich habe Konstantin angewiesen, vom Handy aus durchzuklingeln, damit wir zum Auto runterkommen können. «Dann brauchst du keinen Parkplatz suchen», habe ich argumentiert, und er ist einverstanden gewesen. Deswegen denke ich mir nichts, als es um zwanzig vor zwei an unserer Wohnungstür klingelt. In Erwartung des Postboten oder eventuell meines Nachbarn öffne ich die Tür, und da steht er. Konstantin. Höchstpersönlich. Steht da, lässig an den Türrahmen gelehnt, in seinem schwarz-braunen Vintage-Fischgrätmantel, die Arme vor der Brust verschränkt. Seine braunen Haare wie immer ziemlich kurzgeschoren, zwischen Unterlippe und Kinn hat er sich einen dieser Bartzipfel stehen lassen, die ich albern finde, aber zu meinem Bedauern muss ich zugeben, dass es ihm steht. Er ist ein Arschloch. Aber ein attraktives.

«Papa!», schreit Luis und stürmt an mir vorbei.

«Luis, mein Großer», ruft er und umarmt ihn. «Na, fertig für ein Superwochenende?»

«Na klar», sagt Luis begeistert. «Ich hole nur meine Sachen.» Er flitzt zurück in sein Zimmer.

«Hallo, Caro», sagt Konstantin mit seiner butterweichen Stimme, bei der mir früher immer die Knie gezittert haben.

«Äh, hallo», sage ich. «Du bist viel zu früh. Und warum bist du nicht im Auto?»

«Da war gerade ein Parkplatz frei, und die Haustür stand auch auf, also dachte ich, ich komme mal hoch.» Er grinst, als ob ich mich freuen müsste, dann guckt er zu dem überkandidelten weißen Kronleuchter. Luis lässt seine Tasche fallen und nimmt die Regenjacke von der Garderobe. «Und, mein Großer», fragt Konstantin, «wie gefällt dir Mamas neue Wohnung?»

«Sie ist ganz toll», sagt Luis. «Wir haben eine Giraffe im Wohnzimmer.»

«Ach was.» Konstantin wirft mir einen dieser belustigten Blicke zu, die mich immer so irritieren.

«Das ist nur ein Tisch», sage ich abwehrend. «Nichts Besonderes.»

«Eine Giraffe im Wohnzimmer scheint mir aber schon was Besonderes zu sein», sagt er, und ich durchschaue natürlich, was er vorhat. Nur über meine Leiche! Diesen Stil-Chauvinisten lasse ich auf gar keinen Fall in meine Wohnung. Es geht ihn nichts an, wie wir wohnen. Und seine blöden Kommentare muss ich mir ja nun rechtskräftig bescheinigt auch nicht mehr anhören.

Ich baue mich breit in der Diele auf, aber da fragt Luis schon: «Willst du sie sehen?»

«Aber sicher.» Und ehe ich weiß, wie mir geschieht, zieht Luis ihn schon in die Wohnung.

«Das ist dir doch recht, oder, Caro?», fragt Konstantin gehässig. Natürlich wartet er keine Antwort ab. Und ich wüsste auch nicht, wie ich ihn davon abhalten könnte, ohne Luis zu enttäuschen. Widerwillig lasse ich es also geschehen. Natürlich guckt er sich nicht nur im Wohnzimmer und Luis' Zimmer um. Wie selbstverständlich spaziert er durch alle Räume und gibt sich noch nicht mal Mühe, seine Abscheu zu verbergen. «Mein Gott. Ich komme mir ja vor wie in einem Rosamunde-Pilcher-Roman», sagt er nach einem Blick auf mein Himmelbett mit dem samtblauen Himmel und den kunstvoll gedrechselten Pfosten.

«Du hast offensichtlich noch nie einen gelesen», gebe ich patzig zurück.

«Natürlich nicht», sagt er. «Ich bin doch nicht verrückt. Davon bekommt man ja Albträume!» Und dann lacht er, als hätte er einen tollen Witz gemacht, dabei lacht er *mich* aus, und ich ärgere mich, über ihn, aber vor allem über *mich*, weil ich seine überhebliche Art schon so lange mitgemacht habe.

Der Einzige, vom dem ich Albträume bekomme, bist du, würde ich gerne antworten, aber Luis könnte es hören, und deswegen sage ich – nichts.

Als die beiden weg sind, überfällt mich eine heiße Welle der Sehnsucht nach Luis. Er ist bei Konstantin und stopft sich bestimmt gerade mit Hamburgern und Pommes voll, na klar, die Einhaltung pädagogischer Grundsätze überlässt Konstantin großzügig mir. Das und die dreckigen Fußballschuhe, die ich allerdings ungeputzt ins Regal stelle, weil saubermachen sich ja nicht lohnt, wenn sie beim nächsten Training sowieso wieder schmutzig werden. Natürlich rede ich mir ein, dass ich mich für Luis freue, dass er ein *Superwochenende* vor sich hat, aber ich muss feststellen, die Vorstellung gefällt mir gar nicht mehr so gut, dass ich meinen Sohn mit meinem Ex teilen muss. Jetzt, wo seine neue Schnalle mit von der Partie ist. Es hatte also durchaus Vorteile, dass er bisher so selten seine Verabredungen eingehalten hat. Na ja, denke ich. Er hat bisher noch jedes zweite Treffen abgesagt, also wird es dauern, bis er mir meinen Luis das nächste Mal wegnimmt. Mit diesem Gedanken kann ich mich beruhigen, ein bisschen jedenfalls. Ich darf nur nicht drüber nachdenken, ob Luis jetzt mit Konstantin und Sophia und Johannes einen auf lustige Patchwork-Familie macht, ob sie vielleicht zusammen lachen und … STOPP! Bloß nicht anfangen zu grübeln! Mach lieber was Tolles. Oder zumindest was, von dem du nicht heulen musst.

Wo sind die verdammten Hobbys, wenn man mal eines braucht? Ich laufe von der Küche ins Wohnzimmer und schiebe endlich den Couchtisch über den verunstalteten Löwen, was eindeutig besser aussieht. Aber dann fällt mir auf, dass der Tisch jetzt vom Sofa zu weit weg steht und man die Füße nicht mehr darauf legen kann. Also schiebe ich den Tisch wieder in seine ursprüngliche Position zurück. Dann gucke ich aus dem Fenster. Dabei fällt mir auf, dass Schlieren auf der Scheibe sind. Also gucke ich nicht mehr aus dem Fenster, sonst müsste ich ja eventuell auf die Idee kommen zu putzen. Stattdessen laufe ich ein bisschen barfuß über den Löwen und lasse mich zwischen den Zehen kitzeln. Mir fällt ein, dass meine Mutter ihre Teppichfransen mit dem Kamm bearbeitet, damit sie schön geordnet liegen. Da ich gerade nichts zu tun habe, probiere ich es aus. Und dann hocke ich da und kämme Teppichfransen, und als mir das bewusst wird, setze ich mich erschrocken auf. Das kann doch wohl nicht wahr sein. Weil ich mit mir nichts anzufangen weiß, kämme ich *Teppichfransen*? Du meine Güte. Ich bin wirklich komplett aus der Übung, mich mit mir selbst zu beschäftigen.

Na klar, die letzten acht Jahre hatte ich immer ein Kind um mich rum und einen Mann, der auch recht betreuungsintensiv war. Dann steht man als erwachsene Frau auf einmal da und kann die total simple Frage «Was will ich?» nicht beantworten. Jedenfalls nicht auf Anhieb. Ich könnte meine beste Freundin von früher anrufen, aber die wohnt in Freiburg und hat drei Kinder, und die Telefonate mit ihr sind leider ziemlich unergiebig, weil sie nebenbei den Haushalt erledigt und lautstark ihre Töchter rumkommandiert.

Ansonsten fällt mir nur ein, was ich ganz bestimmt nicht will, nämlich darüber nachzudenken, ob Sophia gerade Konstantin berichtet, dass ich in öffentlichen Mülleimern nach Pfandflaschen wühle, um dann Luis gegenüber freundlich zu tun, obwohl sie meine Ehe auf dem Gewissen und Luis' Familie zerstört hat. Und meinen Freundeskreis auch, nebenbei bemerkt. Denn nach der Scheidung habe ich leider feststellen müssen, dass fast alle meine Freunde und Bekannte eigentlich Konstantins Freunde und Bekannte sind. Und von denen bin ich jetzt auch rechtskräftig geschieden. Iris, mit der ich mich eigentlich am besten verstanden habe, hat bei unserem einzigen Treffen nach der Trennung zu mir gesagt: «Konstantin ist ein Idiot. Aber ich bin mit ihm seit über zwanzig Jahren befreundet, da muss ich auf seiner Seite sein, das verstehst du doch, oder?» Und von unseren anderen Freunden habe ich noch nicht mal Telefonnummern, weil die alle in unserem alten Festnetztelefon eingespeichert sind, das jetzt nur noch Konstantins Festnetztelefon ist.

Tja. Da bleibt mir nur die alte, zuverlässige Freundin, die rund um die Uhr für die Einsamen aller Welt da ist: die Glotze. Ich schalte also den Fernseher ein und bleibe bei *W wie Wissen* hängen, trotz des völlig beknackten Titels «Unser Mikrobiom und wir». Aber immerhin erfahre ich, dass ich mitnichten alleine bin, weil ich ungefähr 100 Billionen Mikroben beherberge, die gerade in meinem Organismus für meine Belange kämpfen. Interessant, denke ich. Brave Bazillen, macht schön weiter so. Schade, dass ich euch nicht abrichten kann, um gegen Konstantin ... «Fang nicht an durchzudrehen», sage ich zu mir selbst und schalte den Fernseher aus. «Wäre doch gelacht, wenn ich mich nicht auch alleine sinnvoll beschäftigen könnte.»

Da ist zum Beispiel noch eine Flasche Wein. Die müsste ja auch irgendwann geleert werden. Aus irgendeinem Grund fällt mir meine Mutter ein, dann wandern meine Gedanken sofort weiter zu meinem Vater, den ich morgen davon in Kenntnis setzen muss, dass er zum Cheftrainer der F2 befördert worden ist. Ich kann nur hoffen, dass er das immer noch machen will.

Da nehme ich aus der Wohnung von unten gedämpfte Stimmen wahr. Yannik. Der Schokoladenglasurmann aus einer anderen Welt. Der Welt, in der man nicht geschieden ist und sein Kind mit einem untreuen Exmann und seiner blöden Schlampe teilen muss. Und wenn ich einfach runtergehe und klingele? So ganz ohne triftigen Anlass? Hm. Kommt mir schon seltsam vor. Also, welchen Grund könnte ich haben, zu meinem Nachbarn zu gehen? Aussperren hatte ich schon. Ich könnte mir irgendwas leihen. Na klar! Beim Nachbarn eine Tasse Zucker borgen, das ist der Klassiker! Sei spontan, Carolin! Und nimm diesmal den Wohnungsschlüssel mit.

Ich also runter. Bin ein bisschen nervös, obwohl es ja nun wirklich keinen Grund dafür gibt. Ich meine, überall auf der Welt fragen jetzt gerade bestimmt hunderttausend Menschen ihren Nachbarn nach Zucker. Also. Kein Problem. Die Tür geht auf. Ich räuspere mich und mache mich bereit. Aber es ist gar nicht Yannik, der öffnet, sondern Pascal.

«Hallo», sage ich, «äh … habt ihr Zucker?»

«Zucker?», fragt Pascal.

«Das ist das weiße krümelige Zeug, das man sich in den Kaffee streut.»

«Vinnie», brüllt Pascal in die Wohnung. «Haben wir noch Zucker?»

«Woher soll ich das wissen?», schreit der zurück.

«Wir wissen es nicht», sagt Pascal. «Aber ich glaube, eher nicht.»

Ich stehe unschlüssig vor der Tür und überlege, ob es zu auffällig wäre, wenn ich jetzt nach Ketchup frage. Oder irgendwas, was garantiert in einem Männerhaushalt zu finden sein müsste. Bier. Oder Motoröl. Aber dann wage ich stattdessen zu fragen: «Ist Yannik da?»

«Nee, ist bei der Arbeit.»

«Oh», mache ich. «Also dann …»

Vinnie brüllt irgendein unzusammenhängendes Zeug aus dem Wohnzimmer. «Okay», schreit Pascal zurück. Dann fragt er: «Willst du reinkommen?»

«Nein, also, äh, okay, warum nicht? Wenn ich nicht störe.»

«Nee, mich nicht.» Er geht vor mir her ins Wohnzimmer. «Aber Vinnie vielleicht.»

«Ich habe doch gesagt, sie soll reinkommen. Meinst du, das hätte ich gesagt, wenn sie mich stören würde?», fragt Vinnie, der gerade auf dem Wohnzimmertisch einen gigantischen Joint baut.

«Bei dir weiß man nie, du Nerd», antwortet Pascal.

«Du bist ja wohl viel nerdiger als ich. Alleine dieses T-Shirt!»

«Sag nichts gegen mein Deep-Space-Nine-Shirt.»

«Dieses T-Shirt ist ein absolut fälschungssicherer Nerd-Ausweis, mein Lieber.»

«Selber», gibt Pascal patzig zurück.

«Was macht ihr da?», unterbreche ich die gepflegte Unterhaltung.

«Wir machen einen Nostalgie-Abend», sagt Vinnie und betrachtet stolz sein Machwerk, das er in einen Aschenbecher in Form einer Sardinenbüchse legt. «Also setz dich, wir brauchen einen dritten Mann.»

«Ich bin immer gerne der dritte Mann», sage ich.

Pascal versetzt Vinnie einen Stoß. «Dass das eine Frau ist, hast du aber schon mitbekommen?»

Vinnie wirft seinem Kumpel einen vernichtenden Blick zu. «Das ist doch wohl mehr als offensichtlich.» Er greift unter den Tisch und holt einen roten Karton hervor. «Caro, kennst du Siedler von Catan?»

Ich nicke. «Ja.» Habe ich früher ein paarmal gespielt.

Und dann holt mir Pascal ein Bier und ich spiele mit meinen seltsamen Nachbarn das Brettspiel «Siedler von Catan» und habe einen Riesenspaß. Irgendwann trudelt auch Yannik ein. Wir bestellen Pizza und mehr Bier und gehen zu Leute-Erraten über und lachen uns schlapp, weil Vinnie einfach nicht rafft, dass auf dem Klebezettel auf seiner Stirn *nicht* Helene Fischer steht. Als ich schließlich nach oben wanke, stelle ich fest, dass ich bestimmt fünf Stunden nicht an Konstantin gedacht habe. Und einschlafen kann ich auch sofort.

«**Massenschlägerei bei F-Jugendspiel**: Ein Schwerverletzter, eine Schlägerei und ein Polizeieinsatz sind die Folgen einer umstrittenen Entscheidung des Schiedsrichters bei einem Spiel von Sieben- und Achtjährigen in Holzmaden (Kreis Esslingen).»

Hamburger Abendblatt, 1.7.2013

13

Am nächsten Morgen stelle ich fest, dass fünf Flaschen Bier für meinen Kopf ein bisschen zu viel waren. Aber da ich gestern so viel gelacht habe, dass ich heute Morgen immer noch zum Kichern aufgelegt bin, beschließe ich, dass trotz des Hirnreißens meine Yin-Yang-Balance perfekt eingependelt ist. Außerdem freue ich mich schon, dass Luis heute wiederkommt – also sind die Aussichten bis auf weiteres heiter. Jetzt muss ich nur noch meinen Vater über seine Beförderung zum Cheftrainer informieren. Hoffentlich hat er nicht auf einmal irgendwelche triftigen Einwände, wie dass es ja leider nicht die Deutsche Nationalmannschaft ist und er deswegen doch absagen müsse. Das wäre unangenehm.

Ich beschließe mit dem Rad zu ihnen zu fahren. Als ich an Yanniks Tür vorbeigehe, muss ich grinsen. Er hat gestern neben mir gesessen, und unsere Beine haben sich ab und zu berührt. Und das war alles andere als unangenehm. Einmal hat er sogar seine Hand auf mein Knie gelegt, nur ganz kurz, und nur um mich zu überzeugen, ein Erz gegen zwei Holz zu tauschen. Auch das war nicht unangenehm gewesen. Als ich mich aufs Rad schwinge, merke ich, dass ich lächele.

Zu meinen Eltern in den Nachbarort sind es sechs Kilometer. Es ist bewölkt, aber nicht kalt. Die frische Luft tut mir gut. Ich stelle mein Rad in der Einfahrt ab, lege den Helm in den Fahrradkorb, gehe die drei Stufen zur Eingangstür hoch, wobei ich versuche, meine Frisur wieder zu richten, und klingele. Als meine Mutter aufmacht, schlägt mir durch den Flur laute Musik aus dem geschlossenen Wohnzimmer entgegen – sowie das strahlende Lächeln meiner Mutter, diese blitzblank polierte Heiterkeit, die sie in letzter Zeit verströmt.

«Was ist denn da los?», frage ich und deute auf die Wohnzimmertür. «Habt ihr eine Big Band zu Gast?»

«Hach, ja, so komme ich mir wirklich bald vor, hahahahaha.» Dann legt sie mir die Hand auf den Arm und sagt ernst: «Es ist dein Vater … er hat einen neuen Job.» Sie zieht dramatisch die Augenbrauen hoch.

«Als was?»

«Frag ihn selbst», prustet sie. «Ist eine Idee seines neuen besten Freundes vom Kochclub. *Balduin.*»

«Balduin?» Mir fallen natürlich sofort die überdrehten Filme mit Louis de Funès ein. «So heißt er wirklich?»

«Ja, hahahaha. Und er mischt deinen Vater ganz schön auf.» Sie rollt mit den Augen und wackelt mit dem Kopf. Vielleicht macht dieser Balduin nicht nur meinen Vater, sondern auch meine Mutter verrückt, denke ich.

Dann gehe ich ins Wohnzimmer. Mein Vater steht mitten im Raum, die Fernbedienung der Stereoanlage in der einen, eine Gabel in der anderen Hand. Er hat die Augen geschlossen und kaut genüsslich, während er im Takt die Gabel schwingt. Ein verfressener Dirigent. «Hallo, Papa», rufe ich laut, damit er mich über den Lärm hinweg hört.

«Ah, Caro!», schreit er. «Gut, dass du kommst!» Er geht zum Tisch und spießt ein labberiges Stück Fleisch mit weißlicher Kapern-Soße auf die Gabel. «Hier. Probier mal!»

«Was ist das?», frage ich skeptisch.

«Das weißt du sofort, wenn du probierst», sagt er jovial. «Los, koste!»

Ich beiße rein, fleischig, fischig, säuerlich, gar nicht mein Fall. «Ist das noch gut?», keuche ich.

«Ach, Caro. Du bist ein genauso hoffnungsloser Fall wie deine Mutter. Das ist ein erstklassiges Vitello Tonnato. Und jetzt genieße es und lausche!» Er zappt mit der Fernbedienung rum und spielt mir zwei verschiedene Musikstücke vor, eines ist klassisch mit viel Geige, das andere eine Art jazziges Easy Listening. «Und?», fragt er, als er das zweite abgespielt hat.

Ich zucke mit den Schultern. «Finde ich beides nicht so …»

«Welches passt besser zum Vitello Tonnato?», unterbricht er.

«Äh. Das verstehe ich nicht.»

Er schaut mich beschwörend an. «Na, welches Musikstück spiegelt den Geschmack besser wider?»

Ich kapiere immer noch nicht, was er von mir hören will, habe aber nicht den Eindruck, dass das von irgendeiner Relevanz ist. Deswegen antworte ich diplomatisch: «Hm. Vielleicht das zweite?»

«Genau!», schreit er triumphierend. «Finde ich auch!» Er macht sich ein Notiz auf einen Zettel. «Das ist wirklich *die* Marktlücke! Den passenden Wein zum Essen zu finden, ist schon lange ein anerkannter Beruf, der des Sommeliers», plappert er. «Aber die richtige *Begleitmusik* zum Essen ist ein brachliegendes Feld. Aber ich werde Deutschlands erster Musilier! Ich suche die richtige Musik von Aperitif und Vorspeise bis zum Dessert. So werden die Geschmacksnuancen besser hervorgehoben, und die Gäste schwelgen in einem einzigen Genussrausch!» Er schaut in die Ferne, wo er offensichtlich seine goldglänzende Zukunft in gehobenen kulinarischen Sphären erblickt hat.

«Äh, Papa», unterbreche ich. «Ich muss dich was Wichtiges fragen.»

«Okay, schieß los.» Er fängt an, in seinen alten Schallplatten rumzukramen, die unter der Anlage stehen.

«Du hast doch letztens gesagt, dass du gerne Fußballtrainer werden würdest.»

«Hm», macht er abgelenkt.

«Und also … du kannst den Trainerjob haben und Luis' Mannschaft übernehmen.»

«Luis' Mannschaft?», fragt er, als höre er das zum ersten Mal, und zieht überrascht eine LP von Hannes Wader heraus. «Ach», sagt er. «Die hab ich ganz vergessen. Hm. Was könnte denn zu Hannes Wader passen? Vielleicht Kartoffeln. Oder Kürbis.»

«Papa», mahne ich eindringlich, denn in meinem Magen fängt es auf einmal an zu rumoren. Wenn der mich jetzt hängen lässt, habe ich echt ein Problem. «Du wolltest doch Trainer werden. Hast du selbst gesagt. Und jetzt brauchen wir dich.»

Er richtet sich auf, wobei er die Hände in den Rücken stützt und wie ein Reha-Patient «Aaaah» macht. Als er sich wieder eingerenkt hat, stellt er fest: «Dann seid ihr also endlich zur Vernunft gekommen und habt gemerkt, dass dieser Bub nichts taugt.»

«Machst du es jetzt oder nicht?», frage ich ungeduldig.

Er wiegt eine Weile bedächtig den Kopf, schnalzt mit der Zunge und sagt: «Also gut. Wenn ihr so drum bettelt, dann werde ich euch helfen.»

«Gut», sage ich erleichtert. «Dienstags und donnerstags ist Training.»

«Hm. Dienstags und donnerstags», wiederholt er, legt die Hand sinnierend an sein Kinn und streicht sich über den wuchernden Bart, als müsse er gerade all seine wahnsinnig wichtigen Termine durchgehen. Ich bin versucht, ihm eine Kaper an die Stirn zu flitschen, aber da klatscht er in die Hände und ruft, plötzlich euphorisch: «Ha! Die können sich auf was gefasst machen, wenn Burkhard ‹Fünf Hattricks› Schulz das Training übernimmt. So eine triumphale Siegesserie hat der FC Reschheim noch nie gesehen!» Er wackelt mahnend mit dem Zeigefinger.

«Aber du bist dir im Klaren, dass das für die Jungs kein Zuckerschlecken wird?», fragt er. «Burkhard ‹Fünf Hattricks› Schulz steht nicht für Waschlappenfußball! Mit Burkhard ‹Fünf Hattricks› Schulz weht ein neuer Wind über den Fußballplatz! Da wird geklotzt und nicht gekleckert!»

«Ja, sicher», sage ich und denke, was auch immer – Hauptsache, er nennt sich nicht dauernd Burkhard «Fünf Hattricks» Schulz.

Ich überlasse ihn seinen Musilier-Studien und gehe zu meiner Mutter, die ich nicht im Wohnzimmer, sondern oben in meinem alten Zimmer finde. Da sitzt sie gedankenverloren in dem runden Korbsessel, den ich zu meinem siebzehnten Geburtstag bekommen habe. Sogar die violetten Kissen sind noch da, in die ich nicht erst nach Konstantin heiße Tränen geweint habe, sondern auch schon damals, als Olaf mit meiner Klassenkameradin, der schönen Angela, zusammengekommen war. Die Poster von Tom Cruise, Brad Pitt und Tic Tac Toe und auch das Filmplakat von Titanic sind dagegen schon lange weg, auch neu gestrichen wurde das Zimmer vor ein paar Jahren. Und meinen alten Schreibtisch hat meine Mutter durch einen Nähtisch ersetzt.

«Ah, hier bist du!», sage ich. Ich setze mich auf mein altes Bett, in dem ich noch vor ein paar Wochen geschlafen habe, und ziehe die Schublade meines Nachttischs auf. Wie immer rechne ich fast damit, dass dort mein Tagebuch und der Glitzerstift liegen, aber wie immer befinden sich nur zwei Packungen Taschentücher darin. «Was hat Papa sich denn da mit dieser Musiksache in den Kopf gesetzt?», frage ich.

«Tja», trällert sie. «Er hat allerhand Ideen. Von Ruhestand ist jedenfalls nichts zu spüren.» Ich schiebe die Schublade wieder zu, etwas heftiger als geplant, und es knallt ziemlich. «Aber es ist doch toll, dass er so aktiv ist», redet meine Mutter weiter. «Von meinen Freundinnen sind viele Männer nach der Pensionierung in eine

Art Schockstarre verfallen. Da ist es doch wirklich viel besser, dass er sich neue Beschäftigungen und neue Freunde sucht.» Es klingt, als müsse sie sich selbst davon überzeugen. Dann springt sie auf. «Komm, wir machen uns einen Irish Coffee! Wenn dein Vater uns in die Küche lässt.»

Eine Stunde später als verabredet bringt Konstantin endlich Luis nach Hause. Unser Sohn strahlt über beide Wangen, hat aber Schatten unter den Augen, das sehe ich sofort.

«Na, ist es spät geworden?», frage ich und wuschele Luis durch die Haare.

«Stell dir vor, wir haben James Bond gesehen», ruft er begeistert.

«James Bond?», frage ich entsetzt. «Ab wann ist der?»

«Keine Sorge», sagt Konstantin jovial. «Der ist schon ab zwölf.»

«Aber Luis ist acht!», entgegne ich verblüfft.

«Ja, mit James Bond kann man nicht früh genug anfangen», sagt Konstantin zufrieden. «Nicht wahr, Luis?» Er drückt seinen Sohn an sich und wirft mir dabei einen triumphierenden Blick zu.

Ich könnte wirklich aus der Haut fahren. Ich meine, wir sind beide gleichermaßen erziehungsberechtigt. Da sollten wir uns doch wohl auch an die gleichen Maßstäbe halten. Und meiner Meinung nach sind Filme ab zwölf eben nicht für achtjährige Kinder geeignet. Aber wenn ich das jetzt anspreche, bin ich wieder die spießige Spielverderberin, die einfach alles zu eng sieht und keine Ahnung hat, was für Jungs in dem Alter wichtig ist. Also sage ich nichts und verabschiede mich unterkühlt von meinem Exmann.

Der sagt zum Abschied noch: «Bis bald, mein Großer. Freue mich schon aufs nächste Mal!» Dann ist er endlich weg, und ich habe meinen Sohn wieder für mich.

Doch auch bei unserem Einschlafgespräch muss ich ihn noch mit Konstantin teilen, denn Luis plappert aufgeregt von seinem Papawochenende. Die große Überraschung war, dass Konstantin eine Wii gekauft und Luis anscheinend stundenlang darauf gespielt hat. Mit Konstantin. Und Johannes. Und Sophia. Und Luis hat es super gefallen, und ich freue mich für ihn, natürlich. Aber in meinem Magen brodelt die Eifersucht, das schlimmste Gefühl von allen, das sich wie Säure durch meine Magenwand frisst, was ich mir aber nicht anmerken lassen darf. Eifersucht wird immer so als Selbst-schuld-Gefühl dargestellt und gehört wie Neid zu den großen Charakterschwächen. Trauer ist ein gesellschaftlich anerkanntes Gefühl. Auch Wut ist bis zu einem gewissen Maß erlaubt. Und Ärger darf man nicht in sich hineinfressen, das sagen sogar Psychologen. Aber eifersüchtig sein? Nein. Eifersucht muss man loslassen.

Also gut, denke ich grimmig, dann bin ich eben nicht eifersüchtig. Bin ich eben wütend. Und mache Sophia fertig. Allerspätestens beim Cookie-Cup. Rache ist ein Gericht, das man am besten kalt serviert. Heißt es doch immer. Mir ist allerdings im Moment eher immer noch ziemlich warm. Weswegen ich auch nicht einschlafen kann. Mal wieder.

«**Prügelei beim Fußballturnier – Jagdszenen beim Saurier-Cup**: Es gibt erste Erkenntnisse zur Eltern-Prügelei bei dem Holzmadener Jugendfußball-Turnier vom Sonntag. Die rund 15 prügelnden Zuschauer sind Eltern und Angehörige zweier acht Jahre alter Spieler des 1. FC Eislingen. Noch am Tag danach ist der Coach der F-Jugend des TSV Holzmaden fassungslos. ‹Die sind wie die Wilden mit abgebrochenen Flaschenhälsen aufeinander losgegangen›, erinnert er sich. Dazu Fußtritte und Faustschläge – die aufgebrachten Eltern hatten offensichtlich jede Zurückhaltung aufgegeben. Ein 47 Jahre alter Mann liegt seitdem schwer verletzt im Krankenhaus.»

Stuttgarter Zeitung, 2. 7. 2013

14

«Um Gottes willen, ich sehe ja aus wie ein Zombie», rufe ich entsetzt, als ich am Montagmorgen die neuen Fotos der Belegschaft auf der Homepage sehe.

«Warum das denn?», gibt Wassily empört zurück.

«Da!» Ich deute auf mein Gesicht auf dem Monitor.

«Was ist denn da?» Wassily beugt sich vor und betrachtet mein Foto eingehend.

«Da!», schreie ich. «Sag nicht, das siehst du nicht! Diese Augenringe kann man vom Weltall aus erkennen!»

«Ich finde, du bist sehr hübsch auf dem Bild.»

Erst will ich mich einigermaßen beruhigen, aber dann lacht Wassily auf einmal leise in sich hinein. «Na klar», brumme ich. «Und Guido Maria Kretschmer ist der größte Designer nach Karl Lagerfeld.»

«Jetzt wirst du unrealistisch», gibt Wassily liebenswürdig zurück und lenkt dann vom Thema ab. «Sag mir lieber, wie dein Wochenende war. Hat der Fassadenkletterer wieder bei dir gefensterlt?»

«Auf so eine indiskrete Frage antworte ich gar nicht.» Ich nippe an meinem Kaffee.

«Oha! Hat er die Festung etwa im Sturm erobert?»

«Neeei-hen. Natürlich nicht. Wir haben nur ein Bier getrunken. Oder zwei.»

Wassily lässt nicht locker. «Und?»

«Und gar nichts. Punkt.»

«Er wollte dir nicht an die Wäsche?»

«Wer wollte wem an die Wäsche?», fragt Olaf, der gerade reinkommt.

«Niemand», sage ich schnell. «Ich habe nur mit meinen Nachbarn ein paar Bier getrunken, das war alles.»

«Aber immer, wenn du über ihn sprichst, lächelst du seltsam», sagt Wassily. «Siehst du es auch, Olaf? Siehst du, da!» Er deutet auf mein unbewegtes Gesicht.

«Das darf doch wohl nicht wahr sein», rufe ich. «Meine Augenringe siehst du nicht, aber jetzt soll ich angeblich ein ominöses Lächeln verbreiten!» Die beiden mustern mich weiterhin so intensiv, dass ich rot werde.

«Da», schreit Olaf. «Da war es! Ja, jetzt hab ich es auch gesehen. So guckt Kerstin auch immer, wenn sie an mich denkt. Oder an die Hochzeit. Wir planen ja gerade das Menü», fängt er an, aber Wassily ist noch nicht bereit, das Thema «Biertrinken mit dem Nachbarn» aufzugeben.

«Also, sag es uns!», fordert er mich auf. «Wie war's denn nun, dass du so ein Lächeln auf dem Gesicht hast?»

«Meine Güte, es war lustig, okay? Wir haben Brettspiele gespielt und …»

«Flaschendrehen?» Wassily kichert und steckt Olaf damit an.

«Ihr seid so was von kindisch, ich sag jetzt gar nichts mehr.»

«Wer hat Flaschendrehen gespielt?», will Dorothee wissen, die auf einmal auch in der Teeküche aufgetaucht ist.

Herrjemine. «Niemand», brumme ich.

«Aber warum habt ihr darüber gesprochen?», will sie wissen.

«Weil diese beiden Herren hier sich Dinge ausdenken, die es gar nicht gibt.»

«Genau wie du und deine Augenringe», sagt Wassily so leise, dass nur ich es verstehe.

«Komm, Caro, jetzt erzähl schon! Ich krieg ja gar nichts mit sonst», bettelt Dorothee. Sie macht einen Dackelblick. Ich seufze und will mich gerade geschlagen geben, da fügt sie im Chefton hinzu: «Außerdem bist du als meine persönliche Assistentin sowieso dazu verpflichtet, mir alle wichtigen Details aus deinem Liebesleben zu erzählen.» Sie zwinkert mir zu, als hätte sie einen Witz gemacht.

«Also, was diese Sache angeht, muss ich sowieso noch mal mit dir sprechen», sage ich. «Irgendwie weiß ich gar nicht, was ich da eigentlich genau machen soll. Als persönliche … äh … Assistentin.»

«Erzählen», sagt Dorothee und klatscht mit der Hand auf die Tischplatte. «Aber pronto! Nähkästchen auf und raus damit!»

«Aber …»

«Nix aber! Dorothee will's wissen.»

«Also gut», murre ich und fasse in kurzen Worten meinen Samstagabend zusammen.

«Und das war's?», fragt Dorothee enttäuscht.

Ich zucke mit den Schultern. «Er hat mir gestern noch eine SMS geschickt, dass er's nett fand.»

«Und echt, das war alles? Also, von einer persönlichen Assistentin erwarte ich schon etwas mehr Einsatz.» Ich klappe empört den Mund auf, um ihr die Meinung zu geigen, da fängt Dorothee an zu prusten. «War doch nur ein Scherz. Also, jetzt zu wichtigen Dingen.» Sie zieht eine Mappe hervor. Zum Vorschein kommen verschiedene Entwürfe für das neue Namensschild mit FBG –

Fliesenboutique Günther. Bei einem explodieren Raketen über dem Namenszug, eines ist ganz schlicht schwarz-weiß und das dritte in geschwungenen roten Lettern. «Sind die nicht alle drei superschön?», schwärmt Dorothee. «Wir müssen uns jetzt für eines entscheiden.»

Wassily räuspert sich. «Ich dachte, wir wollten noch mal grundsätzlich über die Namensänderung reden», sagt er, «schließlich handelt es sich um ein Familienunternehmen, das seit fast vierzig Jahren …»

Dorothee, die fast liebevoll die Entwürfe betrachtet, unterbricht ihn einfach. «Caro, sag du es ihnen!»

«Was denn?», frage ich verblüfft.

«Welche Vorteile der neue Name hat.»

Wassilys Augen sind schmal, auch Olaf glotzt irgendwie skeptisch, und ich muss schlucken. «Na ja», sage ich unsicher. «Boutique, das klingt schon … teuer.»

«Du sagst es!», ruft Dorothee begeistert. «Teuer gleich exklusiv gleich geschmackvoll.»

«Ich weiß nicht», sage ich. «Ob diese Gleichung wohl stimmt?»

«Caro, ich habe dich nicht zum Zaudern eingestellt, sondern zum Motivieren! Also gut, abgemacht, wir nehmen Entwurf Nummer drei. So, dann zum neuen Showroom!» Sie zieht aus ihrer Mappe noch ein paar Entwürfe raus, die unsere Verkaufshalle in neuer Anordnung zeigen. «Mit dem richtigen Lichtdesign und Accessoires setzen wir die Fliesen ganz neu in Szene. Versteht ihr – wie bei Lebensmitteln. Da liegt in der Werbung auch immer ein Basilikumblatt auf dem Mozzarella – damit wird er erst unwiderstehlich!»

«Habe ich das richtig verstanden? Du willst Kräuter auf den Fliesen verteilen?», fragt Wassily.

«Appetit auf Fliesen!», sinniert sie laut. «Das ist gut! Das ist sehr gut! Schreib das auf», sagt sie zu mir. «Das wird unser neuer Slogan für die Flyer, die wir überall im Wohngebiet verteilen.»

«Sollten wir nicht vielleicht eine PR-Firma engagieren, bevor wir uns selbst Slogans ausdenken», gibt Wassily zu bedenken.

«Phhh», macht Dorothee. «Ich bezahl doch nicht irgendwelche Quarkhirne dafür, dass sie sich was ausdenken, was wir auch selbst können.» Sie breitet die Hände aus und schreibt es in die Luft: «Appetit auf Fliesen», wiederholt sie. «Notier das, Caro. Und dann stellen wir überall Schalen mit Obst hin. Und Kräutertöpfe! Das muss einfach lecker aussehen. Natürlich nur in der Küchenkabine.»

«Küchenkabine?», fragt Wassily.

«Ja-ha!» Dorothees Augen blitzen vor Begeisterung. «Anstatt die Fliesen einfach nur in langweiligen Schubladen zu präsentieren, bauen wir Konzeptkabinen auf. Küche, Bad, Diele. Hier wird es zwei Kabinen geben und dort drei, in denen wir Anwendungsbeispiele zeigen.» Sie wirft uns ein paar Fotos hin und plappert weiter. «Fliesenboutique Günther mit neuem Showroom! Schreib das auf, Caro. So wird Fliesenkaufen zum Genuss!» Ich notiere eifrig mit. «Wenn wir das nämlich so präsentieren, können die Leute sich überhaupt erst vorstellen, wie das nachher in Wirklichkeit aussieht», erklärt Dorothee. «Die meisten Kunden haben ja überhaupt nicht genug Phantasie, um sich die Fliesen in ihren Räumen vorzustellen.»

«Soll ich das auch mitschreiben?», frage ich.

«Natürlich nicht. Also, was sagst du dazu?» Sie sieht mich herausfordernd an.

«Ja, äh. Das kann man natürlich machen.»

«Wo ist denn dein Optimismus hin, wegen dem ich dich überhaupt eingestellt habe? Na los, sag was Motivierendes!»

«Äh. Auf geht's?»

«Also, Dorothee, ich muss es jetzt noch mal betonen: Ich

finde, das geht alles zu schnell», sagt Wassily. «Die ganze Neukonzeption ist mit der heißen Nadel gestrickt. Wir müssen uns da mehr Zeit mit lassen, um eine neue Strategie zu erarbeiten. Wie sagte noch Tolstoi: Alles nimmt ein gutes Ende für den, der warten kann.»

Dorothee schaut ihn ausdruckslos an und sagt: «Erstens muss ich ja wohl nicht daran erinnern, dass ich hier das Sagen habe. Zweitens haben wir keine Zeit für langwierige demokratische Vorgänge. Denn wenn wir hier nicht in die Gänge kommen, dann wird FBG …» Sie hält inne, schaut hektisch auf die Uhr. «Es wird Zeit, die Tore zu öffnen», kommandiert sie und geht raus. Olaf springt ihr hinterher, um im Verkaufsraum die Eingangstür aufzuschließen.

Wassily schüttelt den Kopf. «Ich möchte mal wissen, was Hans-Joachim dazu sagt. Der ist doch damit garantiert nicht einverstanden, was seine Tochter hier treibt», brummt er. «Außerdem, was meint sie damit, wir hätten keine Zeit? Du bist doch ihre Freundin. Finde doch mal raus, was eigentlich los ist.»

Die Gelegenheit dazu ergibt sich, als Dorothee mit mir den Text für den Flyer durchgehen will.

«Hi Dorothee», sage ich im Plauderton und überlege, wie ich sie am besten subtil aushorche.

«Und?», fragt sie.

«Wie *und*?» Ich bin verwirrt.

«Was hat Wassily gesagt?», fragt sie.

«Wie meinst du das?»

«Er macht doch Ärger, oder?»

«Ich … ich weiß nicht?»

«Was hat er denn gesagt?», will sie wissen.

Moment mal! Mein Plan war ganz anders! *Ich* wollte aushorchen, anstatt ausgehorcht zu werden! «Vielleicht solltet ihr einfach noch mal miteinander reden», sage ich vorsichtig, dann wechsele ich schnell das Thema: «Wie gefällt denn deinem Vater das neue Konzept?»

«Der hält sich raus», sagt sie geistesabwesend, während sie den Appetit-auf-Fliesen-Text überfliegt.

«Hat er keine Sehnsucht nach dem Job?»

«Nein», sagt sie. «Er versucht, sich zu entspannen.»

«Ich wünschte, mein Vater würde das auch tun», sage ich vertraulich. «Er dreht seit seiner Pensionierung ein bisschen am Rad. Hat dauernd neue Hobbys.»

«Mein Vater hat ein Aneurysma, das ihm bei der kleinsten Aufregung um die Ohren fliegen könnte. Da», sagt sie und deutet mit dem Finger auf den Monitor. «Dieser Satz stimmt noch nicht ganz. So schmeckt Einkaufen? Nein.»

Ich beobachte sie, während sie anscheinend hochkonzentriert an dem Text arbeitet, und denke, das ist natürlich eine schlimme Sache. Kein Wunder, dass sie unter Druck steht.

«**Erkenntnisse aus dem Verfahren**: Deutliche Zunahme des unsportlichen Verhaltens außerhalb des Spielfelds. Die mangelnde Vorbildfunktion der Trainer und Betreuer nutzen immer mehr Zuschauer als Freibrief.»

Aus dem Bericht der Kreisjugendspruchkammer 2016.

15

Am Dienstag leitet mein Vater zum ersten Mal das Training von Luis' Mannschaft. Er hat sich die weißen Haare zurückgegelt und schreitet in einem marineblauen Ballonseidenanzug wie ein Feldherr auf den Platz. Meine Mutter ist mit einer riesigen Digitalkamera dabei, natürlich lächelt sie, aber bei dem hellen Tageslicht erkenne ich auf einmal, was mich schon die ganze Zeit stört: Es sieht aus, als ob sie sich wahnsinnig anstrengen müsste, um die Mundwinkel oben zu halten.

«Dein Vater hat gesagt, ich soll ein paar Fotos von ihm in Aktion schießen», erklärt sie fröhlich und zieht vielsagend die Augenbrauen hoch. Schon fängt sie an zu knipsen.

Pamela nickt mir zu. Sie setzt sich neben Dagmar auf ihren Beobachtungsposten und macht ein wichtiges Gesicht. Dass sie keinen Notizblock zückt, auf dem sie ein Protokoll des Trainings anfertigt, ist alles. Hilli stellt sich neben mich. Gemeinsam schauen wir zu, wie mein Vater mit Hütchen das Trainingsfeld markiert, was meine Mutter in zahlreichen Bildern dokumentiert.

«Na, da bin ich ja mal gespannt, ob du eine gute Wahl getroffen hast», sagt Hilli. «Und ob die Jungs jetzt ihren Durchbruch haben.»

«Ja. Ich auch.» Ich lache nervös.

«Sascha war auf jeden Fall froh, dass er aufhören konnte», fügt Hilli hinzu. «Das hier muss also funktionieren.» Dann wendet sie sich ab, angeblich, um im Vereinsheim noch was zu klären.

Ich atme tief ein und beiße mir auf die Lippen. Mein Vater hat so überzeugt geklungen, dass er das kann, also wird er es auch können, rede ich mir ein. Dann fällt mir plötzlich die Geschichte mit dem Baum ein. Mein Vater war vor einigen Jahren auch ganz sicher gewesen, dass ein Baumchirurg eine überflüssige Ausgabe wäre, weil er es *natürlich* schaffen würde, den Walnussbaum selbst zu beschneiden. Und dann hatte er in der Baumkrone so mit der Kettensäge rumgefuchtelt, dass wir regelrecht froh waren, als es am Ende nur ein dicker Ast war, der in die Terrassenüberdachung krachte. Auch wenn die Reparatur des Daches fast dreitausend Euro kostete. «Lag alles nur an dieser mittelprächtigen Kettensäge», behauptete mein Vater hinterher. «Das ist wieder mal ein Beispiel für die alte Weisheit: Billig gekauft ist teuer bezahlt.»

Aber hier geht es um Fußball, nicht um Baumchirurgie, versuche ich mich zu beruhigen, hier ist niemand von Amputation bedroht. Das Schlimmste was passieren kann, ist, dass es den Jungs nicht gefällt. Also, alles völlig harmlos.

In dem Moment kommt mein Vater auf mich zu, um mich an meinen Einsatz zu erinnern. «Du weißt, was wir besprochen haben, Caro? Auf mein Zeichen.»

Ich nicke. «Okay. Aber meinst du wirklich, das ist eine gute Idee?»

«Mach dir keine Sorgen», antwortet er jovial, «Coach Schulz hat alles im Griff.» Dann zieht er eine Trillerpfeife aus der Tasche, pfeift durchdringend, es klirrt in meinen Ohren, und Pamela und Dagmar zucken zusammen. Dann marschiert er auf das Spielfeld, wo die Jungs mit einen Ball auf das Tor schießen. «So, Jungs! Herkommen!», ruft Coach Schulz. «Ball!»

Er kassiert den Ball ein, und die Jungs lassen sich vor ihm auf den Boden fallen. Dario-Devin glotzt wie immer irgendwo in die Gegend, nur nicht zu dem, der redet. Cedric fummelt an seinen Torwarthandschuhen rum und Artur versucht, mit der Fußspitze an einen Ball zu kommen. Luis ist einer der wenigen, die dem Trainer aufmerksam zuhören.

Mein Vater stellt sich breitbeinig vor seine Mannschaft. «So, Männer», ruft er. «Willkommen zum ersten Training unter meiner Führung. Mein Name ist Burkhard Schulz.» Ich halte einen Moment die Luft an, aber er unterlässt es tatsächlich, auf seine großen Erfolge im Toreschießen hinzuweisen. «Heute werdet ihr lernen, was es heißt, *richtig* Fußball zu spielen.» Die Kinder hören ihm aufmerksam zu, jetzt sind sogar Dario-Devin und Artur bei der Sache. «Zu meinen Fußballer-Zeiten», ruft mein Vater und macht eine weitausholende Handbewegung über den Kunstrasenplatz, «war hier alles Asche. *Das* hat weh getan, kann ich euch sagen. Heute dageg…»

«Warum?», unterbricht Artur.

«Warum *was*?

«Warum hat das weh getan?»

«Warum?» Mein Vater schnauft verächtlich. «Weil wir uns nicht nur den *Arsch*, sondern auch die *Haut* aufgerissen haben.»

Bei dem Wort «Arsch» richtet sich Pamela wachsam auf und kneift kritisch die Augen zusammen. Auch Bogdan ist verwirrt. Allerdings nicht wegen des Schimpfwortes.

«Wie jetzt?», fragt er. «Hat man am Arsch keine Haut?»

Aber mein Vater geht auf seinen Zwischenruf nicht ein. «Das Problem ist …», hier zeigt er mit dem Zeigefinger anklagend auf jeden Einzelnen, «… das Problem ist: Ihr seid alle *verweichlicht*!» Ein Schweißtropfen rinnt seine Stirn hinunter, er zieht ein blütenweißes Taschentuch aus der Hose und tupft sich ab, während er mich mit der anderen Hand heranwinkt.

«Caro», sagt er knapp, «halt mal meinen Blouson.» Er tauscht die Trainingsanzugjacke gegen den Medizinball, den er mich angewiesen hatte festzuhalten. Er nimmt den Medizinball und streckt ihn vor sich hoch wie den Heiligen Gral. «Wisst ihr, was das ist?»

«Äh», macht Cedric. «Ein Ball?» Die anderen lachen leise.

«Was für ein Ball?», will mein Vater wissen.

«Ein brauner Ball?»

«Ein großer Ball?», schlägt Ruben vor.

«Ich hab's», schreit Artur. «Ein Lederball!»

Mein Vater stöhnt und lässt den Ball fallen, er knallt mit einem satten Plumps auf den Boden und bewegt sich nicht mehr. Mein Vater stellt den Fuß darauf, stützt sich auf das angewinkelte Bein und will gerade wieder loslegen, da fragt Bogdan:

«Ist das Elefanten-Aa?» Er deutet auf den Medizinball.

Das bringt meinen Vater aus dem Konzept. «Äh. Was?»

«Als wir neulich mit der Klasse im Zoo waren, hat der Elefant einen ähnlich großen Klumpen fallen lassen», doziert Jarvis, «Elefantendung hat eine hohe Dichte und wird in manchen Gegenden als Holzersatz …»

«Ruhe!», brüllt mein Vater. *«Das hier …»* Er schiebt den Medizinball mit dem Fuß an, und er kullert über den Boden auf die Kinder zu. «… ist die Lösung für euer Problem!»

Bogdan springt auf, fixiert den Ball und nimmt Anlauf.

«Ni…», schreie ich.

«Aua!», schreit Bogdan.

«…cht», sage ich.

Bogdan hüpft wie Rumpelstilzchen auf und ab und hält sich den Fuß. «Aua. Was ist das für Scheißball! Damit will ich nicht spielen.»

«Damit wird auch nicht gespielt, damit wird *gearbeitet*!», schreit mein Vater. «Dieser Medizinball», er fuchtelt herrisch mit der Hand in der Luft rum, «wird euch *kurieren* von den ewigen Niederlagen.»

Hilli, die mittlerweile wieder da ist, schnaubt langgezogen. Pamelas Kinnladen ist runtergesackt. Dagmar starrt auf den Platz, als würden dort Pestizide versprüht. Ich gerate ins Schwitzen. Sag was Vernünftiges, bete ich still, sag um Himmels willen was Vernünftiges.

Mein Vater holt tief Luft und verkündet in dramatischer Lautstärke: *«Kondition. Koordination. Konzentration.»* Gott sei Dank! Das klingt vernünftig. «Diese drei Ks», fährt mein Vater fort, «sind das *A* und *O* des Trainers.» Er reckt einen Zeigefinger Richtung Himmel und schaut die Kinder durchdringend an.

«Tkr», kommentiert Jarvis.

«Äh, was?»

«Wenn das O des Trainers ein K ist, dann sagt er nicht Tor, sondern Tkr!», erklärt Jarvis.

Nadine kichert neben mir. «Wo er recht hat, hat er recht.»

«Das verstehe ich nicht», sagt Bogdan.

«Was ist daran nicht zu verstehen. Der da labert Scheiße, wie immer», sagt Artur und deutet auf Jarvis.

«Fünf Liegestütze!», brüllt mein Vater zu Artur.

«Ey, Mann!», nölt Artur. *«Warum?»*

«Für das Benutzen eines bösen Wortes!»

Jarvis lacht überheblich, weil sein Mannschaftskamerad bestraft wird.

«Der da hat aber angefangen», schreit Artur und zeigt auf Jarvis.

«Habe ich gar nicht.»

«Hast du wohl», mischt sich Dario-Devin ein.

«Ruhe!», schreit mein Vater. Dann, erschöpft: «Caro, die Bälle!»

Ich schiebe die Rollkiste mit den Medizinbällen über den

Platz. «Immer zwei Mann einen Ball! Stellt euch Rücken an Rücken, und dann gebt euch die Bälle an. Einmal linksrum, einmal rechtsrum.»

«Mit den Füßen?», fragt Erol.

«Nein, nicht mit dem Füßen! Mit den *Händen*!»

«Hallo?», fragt Cedric. «Wir sind aber im *Fuß*ballverein.»

Auch Jarvis hat es noch nicht kapiert. «Warum sollen wir was mit den Händen machen?»

Mein Vater starrt die Jungs an, seine Kiefermuskeln mahlen. «Für die Beweglichkeit und für den Aufbau der Rumpfmuskulatur ist das eine tolle Übung», knurrt er. «Außerdem bin ich der Trainer, und ich weiß ja wohl, was gut ist und was nicht.»

Jarvis und Cedric werfen sich einen Blick zu. Erol schaut sehnsüchtig zu seinen kleinen Brüdern, die heute einen Ball mitgebracht haben, mit dem sie auf dem kleinen Rasenstreifen zwischen Fußballplatz und Böschung kicken.

«Und abgesehen davon müsst ihr machen, was ich sage!», fügt mein Vater noch drohend hinzu. «Caro, komm mal her!»

Artig trotte ich zu ihm hinüber und versuche dabei, fröhlich und motiviert zu lächeln. Jedenfalls bis ich merke, dass ich mit ihm die Übung vormachen soll. Ich muss mich mit dem Rücken an seinen stellen und den Ball von links nach rechts rumreichen. Das klingt einfacher, als man denkt, denn dauernd stoßen unsere Hinterteile aneinander, was die Kinder zum Kichern veranlasst. Ich schäme mich.

«Das sieht erst einmal aus wie eine harmlose Übung», ruft mein Vater, während wir weiter den Ball unbeholfen um unsere Hüften kreisen lassen, «aber das ist der Grundstein für den Erfolg. *Fünf Hattricks!* Mit Übungen wie diesen schießt man fünf Hattricks! In einer Saison! Nicht umsonst nennt man mich Burkhard ‹Fünf Hattricks› Schulz!» Vor lauter Begeisterung über seine Erfolge wuchtet er den Ball mit so viel Schwung zu mir, dass ich ihn fallen lasse. Genau auf meinen Fuß, der in Sandalen steckt.

«Tkr», kommentiert Jarvis trocken.

Ich kann mich wegen meiner Vorbildfunktion gerade noch zusammenreißen, nicht loszubrüllen. «Hat gar nicht weh getan», sage ich mit zusammengebissenen Zähnen und lächele angestrengt Hilli, Dagmar und Pamela zu, die mit zweifelnden Mienen zuschauen. Endlich bin ich entlassen.

Mein Vater befiehlt seinen Spielern, sich für die Übung aufzustellen, was nicht ohne Schwierigkeiten abläuft, da sich alle weigern, Jarvis als Partner zu nehmen, was Pamela sichtlich aufregt, Dagmar zu einer Ansprache über den angstfreien Raum animiert und dafür sorgt, dass Hilli sich einmischt: «Die Bälle sind doch viel zu schwer für Kinder.»

«Genau», schreit Bogdan. «Scheißball.»

«Fünf Liegestütze», schreit mein Vater.

«Ich komme mir ja bald vor wie im Camp für kriminelle Jugendliche», sagt Pamela. «Das sind doch Methoden wie aus dem Strafvollzug. Dazu möchte ich mal das pädagogische Konzept hören.» Sie stapft auf meinen Vater zu, flankiert von Dagmar.

«Oh, oh», macht meine Mutter alarmiert und wirft mir einen durchdringenden Blick zu. Mein Vater ist sichtlich in Bedrängnis, weil die Revolte auch auf die Eltern übergegriffen hat. Pamela verwickelt ihn in eine Diskussion, und ich nutze die Gelegenheit und stehle mich unter dem Vorwand eines dringenden Bedürfnisses davon. Wobei ich ein bisschen humpeln muss, weil mein kleiner Zeh immer noch weh tut. Ich hoffe nur, dass die Fußballmütter mir nicht hinterherstürmen. Deswegen eile ich humpelnd Richtung Toilette, wo ich mich erst einmal einschließen werde, um eine Verteidigungsstrategie auszuhecken. Noch zehn Meter bis zum rettenden Vereinsheim.

«Alles in Ordnung?», fragt mich da plötzlich jemand von hinten, und ich drehe mich um. Es ist der schnöselige Parkplatzdilettant, schon wieder. Er deutet auf meinen Fuß.

«Mir ist ein Ball auf den Zeh gefallen», erkläre ich. «Ein Medizinball, so ein schweres Ding.»

«Soll ich Sie zum Arzt fahren?»

«Nein, danke.»

«Soll ich mir das mal ansehen?»

«Sind Sie denn Arzt?»

«Nein. Aber was nicht ist, kann ja noch werden.» Er schmunzelt, und seine meerblauen Augen leuchten in der Sonne – und gegen meinen Willen werde ich rot.

«Was machen Sie eigentlich hier, außer Kekse verteilen?», sage ich, und es klingt patziger als beabsichtigt.

Er lacht. «Haben sie Ihnen geschmeckt?»

Ich nicke knapp. Er soll bloß nicht denken, er hätte mich mit ein paar lächerlichen Keksen schon von seinem schnöseligen Auftreten abgelenkt. Und dann erklärt er mir, dass er PR-Manager der Firma Kinko sei und für den FC Reschheim die Sache mit dem Cookie-Cup eingefädelt hat, und dass er früher selbst hier gespielt hat. «Aha», mache ich. «Also sind Sie beruflich hier?»

«Mehr oder weniger. Im Moment bin ich eher privat hier, weil ich dem Vereinsvorsitzenden bei der Homepage helfe. Das ist mein Patenonkel. Und Sie?»

«Mein Patenonkel ist in einem Akkordeon-Orchester», sage ich kühl. «Falls es das ist, was Sie wissen wollten.»

«Natürlich», sagt er. «Es gibt kaum etwas, was mich mehr interessiert als Akkordeon-Orchester.»

«Na gut», sage ich und will mich abwenden, da setzt er an: «Außer vielleicht noch …» Er betrachtet mich einen Moment nachdenklich.

«Außer vielleicht noch *was*?», frage ich.

«Ob Sie, ähem …» Er räuspert sich. «Ob Sie Mango-Kirsch-Keksfüllungen für eine gute Idee halten.»

«Mango-Kirsch-Füllung? Warum nicht. Wenn es die auch mit Schokogeschmack gibt.»

Er lacht leise. «Sehen Sie, genau meine Meinung. Also dann. Bis demnächst.»

Ich schaue ihm hinterher, wie er mit seinem Anzug im Vereinsheim verschwindet. Dieser Schnösel mit seinen rücksichtslosen Parkgewohnheiten. Also wirklich. Da ich ihm nicht noch mal begegnen will, drehe ich mich um und schleppe mich in banger Vorahnung zu unserem Trainingsplatz zurück. Aber dort ist alles einigermaßen friedlich. Die Jungs machen ein Trainingsspiel. Mein Vater steht mit seiner Trillerpfeife auf der gegenüberliegenden Seite des Platzes und ruft Anweisungen. Als meine Mutter ihn fotografieren will, schickt er sie weg. Dagmar, Pamela, Hilli, Fadime und der inzwischen eingetroffene Bert halten einen Kriegsrat ab. Obwohl sie so leise sprechen, höre ich einige Gesprächsfetzen.

«… sie ist dafür verantwortlich …»

«… muss das geradebiegen …»

«… dagegen war Sascha ja ein Supertrainer …»

«… hat sie sich nur dabei gedacht?»

O Gott. Jetzt weiß ich wieder, warum es total gefährlich ist, Entscheidungen zu treffen. Vor allem Entscheidungen für ein Kollektiv. Man macht sich total angreifbar, wenn alles in die Hose geht.

Es war das erste Training, rede ich mir ein. Aller Anfang ist schwer. Er muss sich noch einarbeiten. Das heißt nicht, dass er nicht ein guter Trainer sein kann. Das sage ich vor dem Einschlafen auch zu Luis.

«Diese Medizinbälle waren voll blöd», sagt er. «Die haben nicht mal getitscht.» Ich lege den Arm um ihn und drücke ihn an mich. «Macht Opa jetzt immer das Training?»

«Ich weiß nicht», sage ich diplomatisch. «Da müssen wir mal gucken, wie das so klappt.»

Luis schnappt sich seinen Lieblingshasen, der seit seiner Geburt in seinem Bett liegt und leise klingelt, wenn man ihn bewegt. Während er die Hasenohren knetet, sagt er: «Papa sagt, Opa ist gar kein richtiger Trainer. Stimmt das?»

«Wann hat er das denn gesagt?», frage ich erstaunt zurück.

«Eben am Telefon.»

«Dein Papa kennt sich nicht so aus», sage ich schnell. «Der weiß gar nicht, was Opa schon alles gemacht hat.»

Einen Moment ist Luis still, nur der Hase klimpert leise vor sich hin. Dann fragt er: «Mama, was ist eigentlich ein Aufschneider?»

«Ein Aufschneider ist jemand, der angibt. Wie kommst du jetzt darauf?»

«Papa sagt, Opa ist der größte Aufschneider, den er je gesehen hat.»

«Soso, sagt er das», brumme ich. «Was hat er denn noch so alles gesagt?»

Luis zuckt mit den Schultern. «Nichts.»

«Na ja», sage ich. «Das reicht ja auch schon.» Also wirklich! Langsam weiß ich nicht mehr, wie lange ich noch meine Grundregel «Luis gegenüber nix Böses über Konstantin sagen» einhalten kann. Wenn es nämlich jemanden gibt, der in Sachen Aufschneiden mit meinem Vater mithalten kann, dann ja wohl Konstantin der Große!

«Mama?», sagt Luis und schaut mich von unten neugierig an.

«Ja?» Ich bin gespannt, was jetzt noch kommt.

«Du hast am Hals Waschbrettbäuche.»

Nachdem ich Luis seinen Gutenachtkuss gegeben habe, setze ich mich in die Küche und trinke eine Tasse Tee. Roibusch. Nicht dieses grüne Gesöff, das einen so nervös macht. Denn ich muss jetzt ganz ruhig bleiben. Ich habe nämlich einen Entschluss gefasst. Ich werde mit meinem Exmann jetzt ein vernünftiges Gespräch unter Erwachsenen führen. Wenn Konstantin dazu überhaupt in der Lage ist. Bei ihm und seiner Arroganz weiß man nämlich nie, was er für haltlose Anschuldigungen aus dem Hut zaubert. Ich jedenfalls werde nicht schreien, sondern ihm ganz ruhig und sachlich darlegen, was für ein Arschloch er ist.

Ich gehe zum Telefon. Hebe ab. Wähle meine alte Nummer, die jetzt nur noch Konstantins Nummer ist. Es tutet. Einmal, zweimal, dreimal. Bleib ruhig, Carolin, sage ich mit pochendem Herzen. Sag ihm, was du zu sagen hast, und sei höflich, auch wenn er anfängt, verbal um sich zu schlagen. Es wird abgehoben.

«Funke», meldet sie sich.

Verdammt. Ich Idiot! Daran hatte ich gar nicht gedacht. Dass sie rangehen könnte. Sophia. Die sich mit einer *Selbstverständlichkeit* meldet, als wäre sie dort zu Hause. Was sie ja auch ist. Aber trotzdem! Es war mal *meine* Telefonnummer! Wie dreist ist das denn, dass sie jetzt so tut, als wäre es *ihre.* Verdammt, Carolin, jetzt tu dir selbst einen Gefallen und sei auch dreist und selbstbewusst.

«Ähem», stammele ich. «Hier ist … äh … Carolin?»

«Ach, hallo», sagt sie zu mir wie zu einer Freundin, die sich lange nicht mehr gemeldet hat.

«Ist Konstantin da?», krächze ich.

«Ja, natürlich», sagt sie, als wäre das eine völlig idiotische Frage. «Aber wo du grad dran bist, wollte ich dich auch noch was fragen.» Ihre Stimme wird leiser, sie redet richtig vertraulich.

Mist.

«Du kennst ja Konni. Er macht sich ja manchmal solche Sorgen.» Sie lacht. Das habe ich allerdings noch nicht erlebt. Jedenfalls nicht um andere. «Hatte das Muttermal auf Konnis Rücken immer schon die Form von den Seychellen?»

«Das ist nicht dein Ernst», entfährt es mir. Ich meine, Chick Talk mit der Frau, die mir den Mann ausgespannt hat?

«Doch, er macht sich richtig Gedanken deswegen.»

Ich habe natürlich keinen blassen Schimmer von der Form der Seychellen, aber das will ich jetzt nicht zugeben. Außerdem will ich dieses Gespräch beenden! Deswegen sage ich einfach: «Ja.»

«Gut», seufzt sie. «Ach so. Du hast mir das Rezept noch nicht gegeben.»

Du liebe Güte. Hat diese Frau denn gar kein Taktgefühl? «Hab ich vergessen», sage ich automatisch und kann mich nicht erwehren, sarkastisch hinzuzufügen: «Sonst noch was?»

«Ja, die F1 und die F2 haben doch donnerstags gleichzeitig Training. Da habe ich aber diese Woche einen wichtigen Termin. Könntest du Johannes mitnehmen?»

Ich starre einen Moment ins Leere. Es gibt Formen von Dreistigkeit, die kommen wie eine Lawine auf einen zugerollt und versetzen einen vor lauter Schreck in einen Zustand der Handlungsunfähigkeit. Hat die neue Frau meines Exmannes mich gerade wirklich gefragt, ob ich für ihren Sohn den Chauffeurdienst übernehme? Ich glaube ja. «Äh», mache ich und presse hervor: «Nein. Kann ich nicht.» Ich bin erleichtert, dass mir das über die Lippen gekommen ist.

«Warum nicht?», fragt sie.

Weil es eine unverschämte Frage ist, deswegen! «Ich habe da auch einen Termin und schaffe es nur ganz knapp.»

«Oh», stutzt sie. «Na, dann vielleicht beim nächsten Mal.»

Ich höre es Stöckeln und sehe sie vor mir, wie sie mit ihren High Heels über den Schieferboden läuft, klacker klacker, jeder Schritt dröhnt höhnisch in meinen Ohren. Knirschen. Gedämpftes Plaudern. «Echt? Hat sie gesagt?», höre ich noch, dann wird der Telefonhörer weitergereicht, und Konstantin ist dran.

«Was gibt's?» Da ist sie wieder, diese Wer-wagt-es-mir-meine-Zeit-zu-stehlen-das-muss-jetzt-aber-oberwichtig-sein-Stimme.

«Ja, also.» Ich räuspere mich und balle die Faust. «Ich möchte bitte, dass du nicht Luis' Mannschaft schlechtmachst.»

Er stöhnt, als ob ich das Idiotischste gesagt hätte, was einem Menschen einfallen kann. «Ich habe nicht die *Mannschaft* schlechtgemacht, ich habe nur den *Trainer* schlechtgemacht. Der im Übrigen gar kein Trainer ist. Das weißt du so gut wie ich.»

«Mein Vater ist eingesprungen in einer Situation, in der wir dringend einen Trainer brauchten. Und er opfert seine Freizeit, um seinen Enkel …» Ich halte inne, weil Konstantin anfängt zu lachen. Dieses verächtliche kleine Lachen, das kein bisschen lustig ist. Und schon bin ich aus dem Konzept.

«Und da habt ihr wirklich keinen Besseren auftreiben können?», höhnt er.

«So schnell nicht», rechtfertige ich mich.

«Natürlich nicht», spottet er weiter. «So eine Losermannschaft will halt niemand trainieren, der noch bei Verstand ist.»

«Das ist keine Losermannschaft!», sage ich heftig, weil ich langsam, aber sicher *richtig* sauer werde. «Mit dem richtigen Trainer …»

«Luis hat mir gesagt, dass seine Mannschaft von den letzten zehn Spielen nur ein einziges gewonnen hat», unterbricht er. «Noch Fragen? Die F2 ist eine Losermannschaft. Es ist doch klar, dass Luis in die F1 muss. Mit der F2 kann er nur verlieren. Einmal Losermannschaft, immer Losermannschaft.»

Und in dem Moment macht es bei mir *klick.* Glasklar sehe ich, was er damit sagen will. Nämlich, dass ich in seinen Augen auch eine F2 bin, eine Verliererin, die niemals gewinnen wird. Aber damit ist jetzt und an dieser Stelle endgültig Schluss. Ich mache da nicht mehr mit, und ich lasse mich auch nicht mehr so behandeln.

«Also», sage ich und schaffe es tatsächlich, meine Stimme ruhig und fest klingen zu lassen. «Du liegst total falsch. Die F2 ist eine Supermannschaft – von wegen Loserteam. Wir werden den Cookie-Cup gewinnen, das wirst du schon sehen. Und dann wird dir deine Überheblichkeit im Halse steckenbleiben.»

Konstantin stutzt einen Moment. «Was ist denn mit dir los? Stehst du unter Drogen?»

«Wieso sollte ich unter Drogen stehen, nur weil ich dir einmal die Meinung sage?» Was im Übrigen in echt noch viel mehr Spaß macht, als ich mir vorgestellt habe.

«Weil du vollkommenen Blödsinn erzählst», spottet Konstantin. «Die F2 wird niemals den Cookie-Cup gewinnen.»

Und da lasse ich mich hinreißen zu sagen: «Wetten wir?»

Er steigt sofort drauf ein: «Um was?»

Ich überlege kurz. Am liebsten würde ich sagen: Dann verhandeln wir den Unterhalt neu, und ich bekomme das, was mir zusteht. Stattdessen sage ich: «Um die Kaffeemaschine.»

«Um meine Kaffeemaschine?»

«Um *unsere* alte Kaffeemaschine, ja.»

«Okay», sagt er verdutzt. «Und was kriege ich, wenn ich recht behalte? Ich meine, die Kaffeemaschine ist nicht nur unheimlich teuer gewesen, sie macht auch den besten Kaffee weit und breit.»

«Ich hätte da ein schickes Riverboat-Regal», sage ich. «Stilvoll und elegant.»

Aber Konstantin tut so, als hätte er das nicht gehört. «Ich habe einen Vorschlag: Ich kriege die ganzen Weihnachtsferien mit Luis.»

«Was willst du denn mit den ganzen Ferien?», frage ich skeptisch.

«Na, in den Urlaub fahren», sagt er. Als ob das irgendwie selbstverständlich wäre. Dabei fährt er doch nie in den Urlaub! Vorher wird er absagen, weil irgendein wichtiger Termin reingekommen ist.

«Meinst du die Weihnachtsferien inklusive Weihnachten?», frage ich und muss dabei ein bisschen schlucken.

«Natürlich», sagt er. «Also. Glaubst du nun daran, dass die Mannschaft von Luis eine Losermannschaft ist, oder nicht?»

«Sie ist keine Losermannschaft!», sage ich heftig.

«Dann gilt also die Wette?»

«Ja», sage ich und presse die Lippen aufeinander. «Die Wette gilt.»

Er lacht triumphierend. «Dann stell dich schon mal auf Heiligabend ohne Luis ein.»

«Stell du dich besser auf ein Leben ohne den besten Kaffee weit und breit ein», sage ich und lege auf. Das Hochgefühl, Konstantin endlich mal Paroli geboten zu haben, fühlt sich jetzt schon an wie ein Sieg. Und ich bin wirklich stolz auf mich, dass ich mich nicht habe einschüchtern lassen. Entweder man glaubt an sich oder nicht.

Mein Handy summt, es ist eine WhatsApp-Nachricht. Erst denke ich, vielleicht will Konstantin einen Rückzieher machen. Aber dann sehe ich, sie ist von der Fußballgruppe:

Krisensitzung morgen! Donnerstag kein Training, sondern Spiel!

Und da erst wird mir schlagartig klar, was ich getan habe.

«Dann kommen die Trainer und Betreuer, die wegen unsportlichen Verhaltens bestraft worden sind, in die mündliche Verhandlung der Kreisjugendspruchkammer und machen genauso weiter wie auf dem Fußballplatz.»

Florian S., Schiedsrichter

16

«Was ist denn mit dir los?», fragt Wassily, als ich in die Teeküche komme.

«Nichts», behaupte ich.

Aber Wassily starrt auf meinen Hals und fragt: «Sind das Knutschflecken?»

«Was? Nein! Natürlich nicht.» Ich rolle genervt mit den Augen. «Sind nur hektische Flecken.» Bei dem Gedanken an die Wette mit Konstantin und das Fußballelterntreffen fängt mein Magen erneut zu flattern an.

«Die sehen aber aus wie ganz frische Knutschflecken», beharrt Wassily und beugt sich näher zu meinem Hals.

«Von wem hat Caro Knutschflecken? Von dem Nachbarn?», fragt Olaf, der gerade reinkommt und eine Platte mit Kuchen auf die Spülmaschine stellt.

«Zum letzten Mal: Das sind keine Knutschflecken», brumme ich, nippe an meinem Kaffee und versuche, diese Fußballsache zu verdrängen, was mir leichterfällt, als Olaf anfängt, sein Herz auszuschütten über Kerstins ausgedehnte Suche nach einem Brautkleid; die Schwierigkeit dabei versteht er absolut nicht, wo es doch Brautkleider wie Sand am Meer gibt.

«Davon verstehst du offensichtlich wirklich nichts», erwidert Wassily. «Ein Brautkleid zu finden ist die Königsdisziplin! Es muss dem Charakter, dem festlichen Rahmen, der Figur *und* dem Geldbeutel entsprechen. Es sollte elegant, aber auch bequem genug sein, um damit die Nacht durchzutanzen. Und es sollte keinesfalls aus Kunstgewebe bestehen, denn eine nach Schweiß stinkende Braut ist keine gute Braut.»

Der letzte Satz reißt mich endgültig aus meinen trübsinnigen Gedanken. «Schreib das besser nicht ins Hochzeitsbuch», kichere ich.

«Was hattest du denn für ein Kleid?», fragt Olaf, während er sich ein Stück Kuchen mit zwei Happen in den Mund schiebt.

«Ach», sage ich. «Wir haben ja gar nicht kirchlich geheiratet, deswegen war es ein bisschen schlichter.» Olaf nickt und will sich wieder Wassily zuwenden. «Was nicht heißt, dass es einfach zu finden war», füge ich schnell hinzu. «Ich brauchte ja ein Umstandskleid, was eine besondere Herausforderung war. Erst im fünften Geschäft habe ich das Richtige gefunden.»

«Ah ja», sagt Olaf und wirkt, als habe er endgültig das Interesse verloren.

Aber da hat er jetzt leider Pech gehabt. Wenn er mich nach meinem Brautkleid fragt, muss er damit rechnen, dass ich antworte. «Meines war aus beigem Satin mit einem zarten weinroten Chiffonüberkleid und einer rosenbestickten Bordüre über der nicht vorhandenen Taille, und dazu hatte ich zwei passende Rosenblüten im Haar.»

Olaf starrt gedankenverloren in seinen Kaffee, als hoffe er, so weiteren Ausführungen zu entgehen.

«Tja, Olaf», sagt Wassily, bevor ich richtig ins Detail gehen kann. «Frauen und ihre Hochzeitskleider. Geschichten für lange sibirische Winter.»

«Dann wartet mal ab, bis ich euch von meiner Scheidung erzähle», sage ich übermütig. «*Das* dauert wirklich einen sibirischen Winter.»

«Schmutzige Scheidung?», fragt Olaf mit schreckgeweiteten Augen.

«Nein», sage ich gedehnt. «Die *Scheidung* war chirurgisch sauber.» Unerwähnt lasse ich, dass der Schnitt leider bei mir angesetzt wurde und alle meine Ansprüche abgesäbelt hat.

«Aber?», fragt Olaf, dem die Bestürzung anzumerken ist, so als ob Scheidung vielleicht doch ansteckend sei.

Nun ziehe ich es jedoch vor, mich einmal bedeckt zu halten und mich in Mona-Lisa-Unergründlichkeit zu üben. Ich hebe nur geheimnisvoll die Augenbrauen. Muss ja nicht jeder wissen, wie dreckig die Trennung genau war. Und dass mein Mann mich vor meinen Augen betrogen hat mit dieser gletscherblonden Schlampe. Dieses erniedrigende und demütigende Detail habe ich entgegen meiner sonstigen liberalen Informationspolitik bisher noch keinem erzählt. «Egal», sage ich würdevoll. «Das spielt keine Rolle.»

«Was spielt keine Rolle?», fragt Dorothee.

Alle drei starren mich erwartungsvoll an. Wassily springt mir zur Hilfe: «Caros Privatleben spielt keine Rolle.»

«Ach, das wäre ja mal ganz was Neues», sagt Dorothee süffisant. «Sie plappert doch ununterbrochen von ihrem Privatleben, als ob das irgendeinen hier interessieren würde.»

«Was?», frage ich entrüstet. «Aber du hast mich doch immer danach gefragt.»

«Egal», winkt sie ab. «Was nicht egal ist, sind unsere Umsätze», fährt sie fort. «Ich habe die Bücher gewälzt und die Einnahmen verglichen und einen dramatischen Umsatzrückgang festgestellt, seit Casa Superiore geöffnet hat. Wassily und Olaf, ihr habt in der vergangenen Woche nur zwölf Verkäufe getätigt mit einem Gesamtvolumen von sechstausendvierhundert Euro, das ist viel zu wenig.»

«Ach», sagt Wassily, «solche Wochen gibt es schon mal. In der nächsten Woche wird es dann wieder mehr.»

«Gelassenheit ist fehl am Platz!», ruft Dorothee aufgebracht.

«Die Zeiten haben sich geändert. Casa Superiore gräbt uns das Wasser ab!» Ihre Stimme wird schrill. «Akquise! Ihr müsst einfach mehr Akquise machen!»

«Wie stellst du dir das denn vor?», fragt Wassily. «Soll ich etwa Klinkenputzen gehen?»

«Was ist gegen Klinkenputzen einzuwenden?», fragt sie zurück. «Neben den Privatkunden, die wir durch Werbung und Mund-zu-Mund-Propaganda ansprechen, brauchen wir mehr Streckenkunden und Objektkunden, und die muss man eben akquirieren!»

«Ich könnte mal unsere Architekten und Fliesenleger anrufen», bietet Olaf an.

«Sehr gut, Olaf», lobt Dorothee. «So arbeitet man im Team. Indem man sich für das Team einsetzt!» Sie wirft Wassily einen strafenden Blick zu, und der verdreht die Augen. «Und die Privatkunden lasst ihr nicht einfach davonkommen, ohne dass sie eine Auftragsbestätigung unterschreiben», fordert Dorothee weiter. «Subtil Druck ausüben, das ist die Kunst des Verkaufens.»

«Mehr Druck bringt gar nichts», wendet Wassily ein. «*Fachwissen* ist das, was die Leute überzeugt. Fachwissen und Fingerspitzengefühl. Und natürlich muss man den Leuten Bedenkzeit geben. Wenn man einmal im Leben neue Fliesen kauft, muss man wirklich wissen, ob die Entscheidung richtig ist oder nicht.»

«Diese Einstellung passt mir nicht, Wassily», braust Dorothee auf. «Ich erwarte mehr Einsatz! Los, Leute. Reißt euch am Riemen!» Sie scheucht uns aus der Teeküche, und ich muss mit Bedauern feststellen, dass es wirklich ungemütlich geworden ist bei Fliesen Günther.

Vor lauter Stress habe ich während der Arbeit völlig mein aktuelles Problem aus den Augen verloren. Aber auf dem Nachhauseweg fällt es mir siedend heiß wieder ein: das verdammte Elterntreffen. Und morgen das Spiel. Was mache ich bloß? Wie bringe ich die F2 auf Erfolgskurs? Es wird Zeit für einen richtig guten Plan. Eines ist klar: Das Training kann so nicht weiterlaufen. Schlechte Spieler können nur mit einem guten Trainer besser werden. Also muss ich mich auf die Verbesserung des Trainers konzentrieren.

Mein Vater braucht eindeutig Fußballnachhilfe, damit er die Medizinbälle im Schrank lässt und die Jungs und die Eltern mitreißt. Genau. Da mein Vater traditionell nicht unbedingt der Meinung ist, dass irgendjemand mehr Ahnung hat als er, muss ich geschickt vorgehen. Als Erstes werde ich mein Informationsdefizit in Sachen Fußball ausgleichen. Und als Zweites werde ich Yannik fragen, ob er meinem Vater nicht ein bisschen unter die Arme greifen kann. Gemeinsam können wir meinen Vater in die richtige Richtung lenken. Ja, das klingt nach einer Lösung. Das ganze hat noch einen Vorteil: Wenn ich Ahnung von Fußball habe, kann ich mich auch bei den Eltern als fachkundige Fachfrau präsentieren. Soll mir noch mal einer sagen, ich wüsste nicht, worauf es ankommt! Wenn einem eine Scheidung eines lehrt, dann ja wohl, dass man sein Leben alleine in die Hand zu nehmen hat.

Auf dem Rückweg halte ich also kurz entschlossen beim Buchladen und erstehe die beiden Standardwerke «Kinderfußball – die Talentschmiede» von einem gewissen Hubert Weinroth und «Von Kopf bis Fuß – mentales Tortraining für Kids» von Dr. Ilse Hirse. Während ich mir zu Hause ein Brot schmiere, habe ich schon die ersten Kapitel über die besten Trainingsmethoden überflogen und weiß Bescheid über die Wichtigkeit von kleinen Übungsgruppen und möglichst vielen Gelegenheiten zum Torschuss. Die Sache ist wirklich total simpel: Je öfter die Kinder aufs Tor schießen können, desto zufriedener sind sie mit dem Training. Das umzusetzen, ist doch wohl einfach. Fühle mich schon fast, als hätte ich ein Trainerdiplom erworben. Jetzt gilt es, meinen Vater zu überzeugen, dass er seine Trainingsmethoden den Bedürfnissen anpassen muss, damit seine Karriere nicht schon endet, bevor sie richtig begonnen hat. Ich habe noch anderthalb Stunden, bis Luis von der Schule kommt, also fahre ich schnell zu meinen Eltern, damit wir gleich bei der Krisensitzung geschlossen mit einem durchdachten Konzept auftreten können.

Der dunkelblaue Trainingsanzug hängt auf einem Bügel in der Diele und schwankt wie ein Geist im Durchzug, als meine Mutter die Tür öffnet.

«Caro, alles in Ordnung? Du guckst so bedröppelt!»

«Na ja», sage ich. «Ich muss mit Papa sprechen. Wegen des Fußballtrainings.»

«Ist es etwa nicht gut angekommen?», fragt sie. Ich schüttele den Kopf. «Das war ja zu erwarten», sagt sie mit ihrem festgetackerten Lächeln und deutet auf die geschlossene Wohnzimmertür. «Er telefoniert gerade. Mit seinem neuen besten Freund.» In dem Moment wird die Stimme meines Vaters so laut, dass wir ihn verstehen können. «Was meinst du mit *fester Struktur*? ... Willst du etwa behaupten, es war *zäh*? Mein Filet Mignon?» Meine Mutter rollt mit den Augen. «Nein, es war nicht zäh. Jedenfalls nicht im Vergleich zu einer Schuhsohle», kichert sie leise.

«Aber deine karamellisierten Möhren, mit denen du dich so gebrüstet hast, waren total angebrannt», ruft mein Vater aufgebracht. «Das grenzte an Röstaromenvergiftung, was du uns da angetan hast! Ha! ... Nein, *du* hast keine Ahnung vom Kochen! Tschüs.» Er donnert den Hörer auf das Telefon und flucht vor sich hin über «diesen Möchtegern-Witzigmann und diese ganzen anderen aufgeblasenen Arschlöcher». Dann reißt er die Wohnzimmertür auf. «Caro!», dröhnt mein Vater. «Wie schön, endlich mit jemand Vernünftigem zu sprechen!»

«Hallo, Papa.» Ich muss schlucken und klammere mich an den Beutel mit den beiden Fußballbüchern, die ich mitgebracht habe, um ihm zu beweisen, dass die Trainingstipps nicht auf meinem eigenen Mist gewachsen sind.

Während wir in die Küche gehen, fragt er: «Und was führt dich zu uns an diesem späten Nachmittag, der so wunderbar wäre, müsste ich mich nicht dauernd mit Idioten rumärgern, die keine Ahnung von der Materie haben.»

«Nun, ähem. Also», druckse ich. «Es geht um die Fußballmannschaft.»

«Welche? *Meine*?»

Ich nicke und werfe einen flehenden Blick zu meiner Mutter, die ist jedoch damit beschäftigt, die saubere Arbeitsplatte abzuwischen. Am liebsten würde ich das Weite suchen, aber dieses blöde Elterntreffen ist ja schon heute Nachmittag. Da müssen wir uns doch vorher abgesprochen haben, damit er nachher nicht überrascht wird von der Kritik der Eltern. Deswegen beiße ich die Zähne zusammen und eröffne ihm, dass die Eltern von dem Training nicht so begeistert waren und dass wir deswegen die Methoden etwas verändern sollten. Er beobachtet mich mit undurchdringlicher Miene. «Aber das ist kein Problem», sage ich schnell und ziehe die beiden Fachbücher raus. «Ich habe schon recherchiert, und du musst nur das Training ein bisschen anders …»

«Etwa wegen der Medizinbälle?», platzt er dazwischen und schnalzt verächtlich mit der Zunge.

«Nein, nicht nur wegen der Medizinbälle, wegen … na ja … allem.» Ich mache eine hilflose Handbewegung.

«Ha!», schnaubt mein Vater. «Ich fasse es nicht.»

«Ich fand ja auch», meldet sich meine Mutter zu Wort, ohne in ihrer Putzerei innezuhalten, «dass das Training wenig kindgerecht war. Allein dein *seltsamer* Vortrag.»

«Mein … *was*? Also wirklich. Ich sag euch, was das Problem ist: Bei diesen verweichlichten Bubis ist Hopfen und Malz verloren, das ist das Problem.»

Plötzlich schleudert meine Mutter den Lappen in die Spüle, schüttelt den Kopf, und auf einmal ist all diese aufgesetzte Fröhlichkeit aus ihrem Gesicht gewichen. Sie sieht nur noch müde aus. «Phhhh», stößt sie aus. «Unfassbar!»

«Dann sag *du* mir doch, was hätte ich denn *noch* tun können? *Was?*», ruft mein Vater theatralisch.

«Modernes Fußballtraining ist gar nicht so schwer», versuche ich es noch mal, «lies die Bücher. Dr. Ilse Hirse hat einige interessante …»

«Ach, weißt du, Caro, lass mal. Wenn ihr mich nicht wollt und diese Amateure mich nicht zu schätzen wissen, dann ist das eben so.» Er hebt abwehrend die Hände. «Dann kann ich nur sagen: Viel Glück auf eurem weiteren Lebensweg, Burkhard Schulz steht nicht mehr zur Verfügung.»

«Aber …», sage ich und überlege, wie ich ihn dazu bringen kann, dass er sich das wenigstens in Ruhe überlegt und erst mal selbst mit den Eltern spricht, bevor er eine Entscheidung trifft.

Doch in diesem Moment zischt meine Mutter: «Mein Gott, Burkhard.» Da ist eine Schärfe in ihrem Tonfall, die ich noch nie gehört habe. Und mein Vater offensichtlich auch nicht, denn er schaut sie verwundert an. «Nur *einmal* würde ich gern von dir hören, dass du in irgendwas nicht der Beste und der Tollste bist», sagt sie und wird dabei immer lauter. «Nur *einmal*, dass du eine Niederlage eingestehst und versuchst, an dir zu arbeiten.» Jetzt redet sie sich langsam in Rage. «Aber *nein*! Da schmeißt

Burkhard Schulz lieber alles hin! Denn Burkhard ‹Fünf Hattricks› Schulz hat ja immer recht. Burkhard ‹Fünf Hattricks› Schulz ist nämlich unfehlbar. Oh, ich habe eine tolle Idee!», fügt sie sarkastisch hinzu, «du solltest dich für das Amt des Papstes bewerben!»

Fassungslos verfolge ich den Streit. Die haben sich noch nie gestritten! Eine Premiere! Und ich bin daran schuld, weil schließlich ich meinen Vater als Trainer engagiert habe «Nun streitet euch doch nicht», flehe ich.

«Ich streite mich nicht», sagt meine Mutter. «Ich sage nur die Wahrheit.» Und damit geht sie an den Kühlschrank, holt eine Flasche Wein heraus und zieht sich ins Wohnzimmer zurück. Kurz darauf schallt die Anfangsmelodie von *Rote Rosen* zu uns herüber.

«Die dreht ziemlich durch, deine Mutter», stellt mein Vater fest. «Jetzt guckt sie schon so einen Mist im Fernsehen. Ich weiß bald nicht mehr, was ich mit ihr machen soll. Vielleicht muss ich ihr doch professionelle Hilfe holen.»

«Papa», sage ich mahnend, aber dann weiß ich nicht weiter, weil ich eigentlich gerne sagen würde, dass meine Mutter mit ihrer Kritik an ihm irgendwo auch recht hat, andererseits benimmt sie sich tatsächlich merkwürdig, aber vor allen Dingen will ich mich aus ihrem Streit raushalten und keine Partei ergreifen.

«Was denn?», braust mein Vater auf. «Wenn einer eine Therapie braucht, soll er eine Therapie machen, was ist dabei?»

«Vielleicht solltet ihr zusammen eine machen», schlage ich diplomatisch vor.

«Ha!» Er lacht verächtlich. «Mir muss doch keiner sagen, was ich tun soll. *Ich* weiß das allein.» Er haut mit der flachen Hand auf den Tisch und springt tatendurstig auf. «Zum Beispiel werde ich jetzt endlich Blitzbeton kaufen und das Fundament für das Gewächshaus bauen.»

«Aber …», versuche ich einzuwenden.

«Marlies, bin in zwei Stunden wieder da!», ruft er ins Wohnzimmer, und *wusch* ist er verschwunden, noch bevor ich ihn daran erinnern kann, dass später Krisensitzung im Verein ist.

⚽

Der Trainer, den ich vor nicht mal einer Woche engagiert habe, hat einfach hingeschmissen. Damit hat sich also auch mein Plan mit den neuen Trainingsmethoden in Luft aufgelöst. Meine Hoffnung ruht jetzt auf Yannik. Hoffentlich ist er zu Hause, bevor ich zur Elternsitzung fahren muss, und hoffentlich hat er eine Idee, was ich jetzt tun könnte.

Als Luis von der Schule heimkommt, erwarte ich ihn mit Ball unter dem Arm in der Diele. «Willst du mit mir eine Runde kicken?», locke ich.

«Echt jetzt?», ruft er verblüfft.

«Na klar!»

Das gehört auch zu meinem Plan: Aus Luis still und heimlich eine Torjägerkanone formen. Dazu muss ich nicht nur Balltechnik üben, sondern auch seinen Egoismus fördern. Kinder sind nämlich von Natur aus Egoisten und sollen es auch sein, weil das beim Fußball gut ist, denn dann treten sie selbstbewusst auf, sagt Dr. Ilse Hirse. Also wird es wohl stimmen. Und gerade Luis könnte eine Portion Egoismus gebrauchen, wo er immer so zurückhaltend ist. Natürlich werde ich Luis nicht direkt sagen, was ich vorhabe. Subtil Druck ausüben ist die Kunst des … äh … Torjägerkanonenschmiedens.

«Aber was ist mit deinen Füßen?», fragt Luis. «Tun die dann nicht weh?»

«Keine Sorge», sage ich fröhlich. «Diesmal werde ich mich wappnen. Und wir können auch Yannik fragen, ob er mitmacht.»

«Au ja», ruft Luis begeistert.

Doch in der Erdgeschosswohnung macht niemand auf. Deswegen kleben wir einen Zettel auf die Tür: *Kicken im Garten! Mitspieler willkommen! Luis und Caro.* Dann gehen wir in den Hinterhof und stellen uns auf der kleinen Rasenfläche gegenüber auf.

«Okay, Luis, dann schieß mal!» Er kickt mir den Ball zu, ich kicke zurück. Es tut kein bisschen weh.

«Mama, du siehst total lustig aus», sagt Luis.

«Ich weiß. Aber damit kann ich am besten spielen.» Ich muss sagen, diese Cowboystiefel waren wirklich eine sinnvolle Anschaffung. Sie sind universell einsetzbar! Weil sie so groß sind, fängt das Pythonleder die Stöße ab, und es tut kein bisschen weh. Um nicht total unsportlich auszusehen, habe ich meine Jogginghose angezogen. Die ist zwar violett mit pinken Sternen, aber Sporthose ist Sporthose.

Wir haben noch keine drei Minuten gekickt, da schreitet Frau Heinze aus dem Hinterhaus auf ihre Terrasse und fängt an, die Geranien zu gießen und dabei wie ein Platzhirsch über den Hinterhof zu stieren.

«Herr Brugger kommt auch gleich», rufe ich schnell, um jeden Anflug eines Motzens im Keim zu ersticken. Sie nickt pikiert, bleibt aber still.

«Interessantes Outfit», sagt jemand hinter mir.

Yannik! Endlich! Ich drehe mich um. Aber es sind Vinnie und Pascal.

«Stutzen und Schuhe in einem», sagt Pascal und zeigt auf meine Cowboystiefel. «Praktisch.»

«Alle Schuhe sind zum Fußballspielen praktischer als deine», sagt Vinnie. Womit er recht haben könnte. Pascal trägt Flipflops.

«Ich mache es wie die ganz Großen», sagt Pascal theatralisch und wackelt mit den nackten Zehen, «die barfuß aus den Slums kamen, um die Fußballfelder dieser Welt zu erobern und nachher nur noch im Ferrari durch die Gegend zu brettern.»

«Aber du weißt schon, dass man den Ball mit dem Fuß treten muss?», fragt Vinnie ungerührt.

«Ich weiß auf jeden Fall, dass ich mit meinem Fuß in deinen Hintern treten muss, wenn du weiter so klugscheißerst.»

«Hey, Jungs», sage ich. «Es ist immer wieder schön, euren gepflegten Unterhaltungen zuzuhören, aber wollen wir jetzt spielen, oder was?»

«Aber wie», sagt Vinnie. «Los, wir spielen Fußballkegeln!»

«Au ja», schreit Luis. «Wie geht das?»

Vinnie hält drei Flaschen Bier hoch. «Wir trinken das Bier auf ex, dann stellen wir die Flaschen auf den Rasen, und wer die wenigsten Schüsse braucht, um sie umzuschießen, hat gewonnen.»

«Super», sagt Luis und dribbelt aufgeregt um uns herum.

Ich zögere, weil das mit dem Biertrinken am helllichten Nachmittag eigentlich gar nicht so mein Ding ist, schon gar nicht, wo Luis dabei ist. Außerdem schreiben weder Hubert Weinroth noch Dr. Ilse Hirse irgendwas zum Fußballkegeln, was mich zusätzlich zweifeln lässt. Aber Luis bettelt, und ich denke an die wichtige Egoismus-Schulung und sage laut: «Okay, Luis, wenn du das willst, dann machen wir das. Und das Bier können wir ja trinken, weil es *alkoholfrei* ist.»

«Nee», fängt Pascal an, «das ist doch kein …»

Wenigstens Vinnie hat geschaltet und rammt ihm seinen Ellenbogen in die Rippen. «Mann, Alter, natürlich ist das alkoholfrei.» Er zwinkert Pascal zu, der mit den Schultern zuckt und brummt: «Meinetwegen.»

Also trinken wir ziemlich schnell das Bier aus und stellen die Flaschen mit einer Ballbreite Abstand auf den Rasen. Luis fängt an, und nach drei Schüssen liegen alle Flaschen. Danach bin ich dran, und ich glaube, es liegt am Bier, aber meine Treffsicherheit hat sich deutlich erhöht. Und der Spaß auch – besonders bei Luis, der Feuer und Flamme ist, die Bierflaschen umzukicken.

«Ja», feuere ich Luis bei seiner nächsten Runde an. «Zieh ab!»

Luis donnert gegen den Ball, und die Flaschen fliegen auseinander und kullern über den Rasen. Er bricht in Jubel aus und klatscht mit Vinnie, Pascal und mir ab.

«Das ist doch wohl die Höhe», höre ich die Alte von hinten motzen.

Ich winke ihr fröhlich zu. Meine Güte, die soll sich nicht so anstellen. Ich bringe meinem Sohn *Egoismus* bei, da wird man doch wohl mal ein bisschen Rücksicht nehmen können! Nach der nächsten Runde, in der ich mit nur drei Schüssen alle Flaschen umgekickt habe, fällt mir ein, dass ich noch eine wichtige Verabredung mit den Fußballmüttern habe. Bei dem Gedanken daran muss ich kichern. «Wann kommt Yannik eigentlich?»

«Gleich», antwortet Vinnie. «Hey, ich habe eine Superidee! Jetzt spielen wir Fußballslalom!» An Luis gewandt sagt er: «Das ist eine Superdribbelübung. Dazu brauchen wir nur noch mehr Flaschen.» Er schickt Pascal rein, Biernachschub zu holen.

Eigentlich sollte ich mich allmählich auf den Weg zum Vereinsheim machen, aber ich würde echt lieber vorher noch Yannik zu Rate zu ziehen. Pascal drückt mir die nächste Flasche in die Hand, und ich trinke sie so schnell aus, wie ich kann, damit der Slalomparcours verlängert werden kann. Ich hoffe immer noch, dass Yannik kommt, und freue mich über Luis' Dribbelkünste, und dann hätte ich beinahe wirklich meinen Termin beim FC Reschheim vergessen. «Oh», rufe ich erschrocken. «Wir müssen los!»

Luis ist genauso enttäuscht wie die Jungs, aber ich verspreche kichernd, dass wir das bald wiederholen. Ich schnappe mir mein Fahrrad, weil Autofahren im Moment promilletechnisch eher nicht so angebracht wäre, bringe meinen Sohn wie verabredet zu seinem Freund Fritz, und radele dann weiter zum Fußballplatz. Wobei sich radeln viel zu romantisch anhört. Zwischen den Orten herrscht ein mieser Gegenwind, und weil ich spät dran bin, trete ich in die Pedale, bis ich abgekämpft das Vereinsheim erreiche.

Als ich gerade mein Rad abstelle, kommt Nadine angeschlendert. «Hey, coole Klamotten», ruft sie. «Bis auf den Helm natürlich.»

«Mist, ganz vergessen!», rufe ich. Ich trage allen Ernstes noch die Cowboystiefel zu meiner Sternchen-Jogginghose und einen Fahrradhelm. Du liebe Güte. Während ich den Helm abziehe und versuche, mit den Händen so was wie eine Frisur zu zaubern, fragt Nadine:

«Sag mal, was war das letztens für ein gutaussehender Typ, mit dem du dich unterhalten hast?»

«Welcher gutaussehende Typ?» Ich ahne natürlich, wen sie meint.

«Dieser Typ im Anzug, der hier dauernd rumläuft.»

«Ach, der», sage ich und mache eine wegwerfende Handbewegung. «Das ist so ein PR-Heini, der die Sache mit dem Cookie-Cup eingefädelt hat.»

«PR?», fragt Nadine und zieht die Stirn kraus. «Ich kenn nur PS.»

Ich schaue sie einen Moment verwirrt an, aber sie hat offensichtlich keinen Witz gemacht. «PR heißt Public Relations oder auch Öffentlichkeitsarbeit», erkläre ich. «Das sind Leute, die die Wahrheit erst zurechtbiegen, bevor sie sie unter die Leute bringen. PR-Leute sind im Allgemeinen nicht gerade vertrauenswürdig. Aber dieser spezielle Typ ist außerdem noch so was von Fatzke, alleine dieser Anzug – was ziehst du eigentlich für seltsame Grimassen?»

«Hallo», sagt der Fatzke. Ich drehe mich um. Da steht er und grinst mich unverschämt an.

«Meine Güte, müssen Sie sich immer so von hinten an mich ranschleichen!», fahre ich ihn an.

«Nein», sagt er. «Ich könnte es auch mal von der Seite versuchen. Ich bin nämlich ein berühmter Von-der-Seite-Anschleicher. Und das ist nichts als die Wahrheit und keine PR-Behauptung. Soll ich es Ihnen beweisen?» Und ohne eine Antwort abzuwarten, geht er ein paar Schritte weg, um sich dann in lächerlicher Indianermanier von der Seite zu nähern. «Sehen Sie?»

Ich unterdrücke ein Lächeln und brumme: «Ja, Häuptling Edler Zwirn, das sehe ich.» Nadine schaut aufmerksam von ihm zu mir und wieder zurück.

«Und wie ist eigentlich Ihr Name?» Sein Blick wandert über meine Sternchen-Jogginghose zu den Cowboystiefeln.

Bevor er mich jetzt Häuptling qualmende Socke nennt, strecke ich ihm die Hand hin und sage: «Ich bin Carolin. Und das ist Nadine.»

Er erwidert meinen Händedruck, seine Finger sind warm und trocken. «Ich heiße Georg», stellt er sich vor. «Georg Hansen.» Nadine bekommt einen Anruf auf dem Handy, sie schenkt Georg noch einen koketten Augenaufschlag, zwinkert mir seltsamerweise zu und stöckelt davon. Ich will mich auch gerade verabschieden, da stapft Pamela hinter ihm vorbei und wirft mir einen verdrießlichen Blick zu, und ich muss schlucken. «Alles klar?», fragt Georg irritiert.

«Nein», hauche ich. «Ich habe Angst – vor der Frau da.» Ich deute auf Pamela, die mit ihrem schwarzen Trenchcoat wie ein Racheengel an uns vorbeirauscht. «Sie ist eine von den Müttern unserer Mannschaft, und wir haben gleich ein Elterntreffen, wo mich alle fertigmachen wollen.»

«Dann lassen Sie sich nicht fertigmachen», sagt er, als sei das ganz einfach.

«Will ich ja auch gar nicht», gebe ich zu. «Deswegen habe ich mich extra super vorbereitet auf einen total seriösen Auftritt, in dem ich den Eltern ganz ruhig und sachlich erkläre, warum das alles Schwachsinn ist, was sie da verbreiten.»

Georg zieht amüsiert eine Augenbraue hoch.

«Aber jetzt sehe ich mit diesen Stiefeln aus wie aus der Anstalt für durchgeknallte Fußballmütter entlaufen, und das, was ich sagen wollte, habe ich auch vergessen und …» Und an dieser Stelle schaue ich ihm aus Versehen in die Augen, und ich weiß nicht, ob es an diesem faszinierenden Meerblau liegt oder an dem Nachmittagsbier, jedenfalls höre ich mich plötzlich hinzufügen: «Und ich fange nach meiner Scheidung gerade erst wieder an, Auseinandersetzungen nicht mehr aus dem Weg zu gehen, was ich vorher nämlich immer gemacht habe, weswegen ich auch echt nicht gut darin bin. Besonders in verbalen Auseinandersetzungen.» Und weil er so seltsam guckt, beeile ich mich hinzuzufügen: «Was natürlich nicht heißt, dass ich meine Auseinandersetzungen sonst körperlich austrage.» Und dann halte ich endlich die Klappe. Ich spiele nie wieder Fußballkegeln, so viel steht fest. Oder Fußballslalom. Da gerät alles durcheinander.

«Sind Sie jetzt fertig damit, sich selbst fertigzumachen?», fragt Georg.

Ich nicke tapfer. «Fürs Erste, ja.»

«Also, dann: Erstens gefällt mir Ihr Aufzug. Er ist unkonventionell und strahlt Selbstbewusstsein aus. In einem solchen Outfit können Sie nur gewinnen.» Ich suche zweifelnd nach Anzeichen in seinem Gesicht, dass er mich auf den Arm nimmt, aber er bleibt ganz sachlich. «Und zweitens sind Fußballeltern nun mal eine besondere Spezies, da hat sich eine Einstellung am besten bewährt: Alles nicht so ernst nehmen.»

Das soll sein Tipp sein? Alles nicht so … *ernst nehmen*? Die werden mich gleich einen Kopf kürzer machen, da bleibt mir gar keine Wahl, ob ich das ernst nehme oder nicht. «Was verstehen Sie denn davon?», frage ich skeptisch.

«Ach, ich habe hier und da was aufgeschnappt», sagt er und lächelt selbstgefällig.

Ich hab's doch gewusst! Dieser Fatzke! Diese Männer, die sich immer einbilden, Fachkompetenz per Geburt verabreicht bekommen zu haben. Behauptungen aufstellen, das können sie alle, aber die auch durch Taten belegen, das läuft nicht. «Wenn Sie so gut Bescheid wissen, dann können sie ja unser Trainer werden», sage ich patzig.

Ja, da ist er still. Na, also. Hab ich's doch gewusst. Ich will mich gerade abwenden und gehen, da sagt er: «Okay.»

«Äh. Das ist ein Scherz, oder? Wir brauchen nämlich wirklich dringend einen.»

«Nein. Das ist kein Scherz. Ich war schon mal sechs Jahre lang Trainer einer Bambinimannschaft und einer E-Jugend, hier im Verein. Ich habe wegen der Arbeit aufgehört, aber im Moment habe ich Arbeitszeiten, mit denen das wieder funktionieren würde.» Er überlegt noch einen Moment, dann sagt er: «Ich würde es machen – unter einer Bedingung: Du sagst nicht mehr Sie zu mir.»

Und dann lächelt er mich an, mit seinem Grübchen am Kinn und diesen meerblauen Augen, und ich höre mich sagen: «Das würde sich eventuell machen lassen.»

Er schaut auf die Uhr, zieht eine Visitenkarte aus der Hemdtasche und gibt sie mir. «Ruf mich an. Dann reden wir bei einem Wein über mein Honorar.» Er grinst angesichts meiner perplexen Miene. «War nur ein Scherz. Jedenfalls das mit dem Honorar.» Er räuspert sich und sagt: «Ruf mich an. So oder so würde ich mich freuen, von dir zu hören.» Und damit dreht er sich um und geht Richtung Parkplatz davon, und ich stehe verwirrt da und starre ihm hinterher.

Als ich mich auf den Weg ins Vereinsheim mache, fühle ich mich schon wieder ein bisschen besser. Ich habe das Fachwissen von Dr. Ilse auf Lager, mit dem Outfit kann ich nur gewinnen, und vor allem kann ja auch gar nichts Schlimmes passieren. Ich meine, es sind *Eltern.* Das sind keine Zombies, die meine Innereien verspeisen wollen. Ich werde Zuversicht und Fachwissen ausstrahlen. Damit sie wissen, dass ich weiß, was ich tue, und alles im Griff habe. Bis auf meinen Vater natürlich, der gekündigt hat. Aber dafür habe ich Plan B in der Tasche: Georg Hansen, den Fatzke. Wobei mir siedend heiß einfällt, dass ich eigentlich gar keinen richtigen Plan A mehr habe. Der hat sich ja mit der Kündigung meines Vaters in Luft aufgelöst. Okay, greife ich eben auf den Notfallplan A zurück, der schon immer funktioniert hat: cool bleiben und sehen, was passiert.

Ich setze also mein seriösestes Lächeln auf, stoße die Tür zum Versammlungsraum auf, und dann bleibe ich irgendwie mit der Spitze meiner verdammten Quadratlatschen hängen und stolpere Kopf voran in den Raum, wobei ich mit den Armen rudere wie ein Schwan mit Startschwierigkeiten. Ich kann mich gerade noch an Dagmars Rückenlehne abfangen, bevor ich volle Kanne auf die Nase fliege. Dagmar stößt einen erschreckten Schrei aus und hält sich die Hand in Herzhöhe auf die Brust, als ob sie vor Schreck gleich vom Stuhl kippen würde.

«Was soll das denn?», zischt sie und schaut dann angewidert an meinen Klamotten hoch und runter.

«Guten Tag, meine Damen und Herren», sage ich so würdevoll wie möglich und schlendere zu einem freien Platz. Alle Blicke verfolgen mich, bis ich mich elegant auf einen Stuhl gleiten lasse.

«Also, wo waren wir stehengeblieben», sagt Hilli. «Ah ja. Ruben fand das Training schrecklich. Und nach Samstag hatte er sowieso schon keine Lust mehr zum Training.»

Dagmar nickt bestätigend. «Mein Jarvis hat natürlich eine professionelle Einstellung zum Training», verkündet Pamela. «Wenn er aber nicht so hochmotiviert wäre, würde auch er den Trainer boykottieren.»

«Ja», fasst Hilli zusammen und wendet sich an mich. «Alle Eltern haben sich bei mir beschwert, dass der Trainer – tut mir leid, das sagen zu müssen, ich weiß, er ist dein Vater, da ist es immer ein bisschen schwierig – Bert, wie hast du das eben noch mal so geschickt formuliert?»

«Der Trainer ist eine Katastrophe», ruft Bert.

«Er ist auf jeden Fall nicht mehr ... *zeitgemäß*», sagt Hilli, «vielleicht war er früher mal ein guter Trainer, aber ...»

«Der war nie ein guter Trainer», sagt Bert. «So was erkenne ich sofort. Ich habe schließlich auch ziemlich hochklassig gespielt, und wer weiß, was aus mir geworden wäre, wenn ich nicht diesen verdammten Meniskus hätte.»

«Gut», sagt Hilli und lächelt mich angestrengt an. «Was machen wir jetzt?»

«Also», sage ich und räuspere mich, um einen Vortrag über moderne und nicht ganz so moderne Trainingsmethoden zu halten, mit denen ich den Ruf meines Vaters (und *meine Entscheidung*, ihn als Trainer vorzuschlagen) verteidigen werde, um ihnen dann mitzuteilen, dass er sich bedauerlicherweise entschlossen hat, sein Amt niederzulegen. Aber ich komme gar nicht dazu, denn Dagmar fordert schon: «Der Trainer muss weg.»

Bert nickt und bestätigt: «Der Trainer muss weg.»

«Ja, also ...», setze ich erneut an.

«Wollen wir nicht noch warten?», fragt Fadime dazwischen. «Wir haben morgen ein Spiel, und wer soll das denn sonst übernehmen?»

«Außerdem muss geben zweite Chance», sagt Iwanka. «Ein Fehler, und du bist raus – ist keine gute Einstellung.»

«Ich finde den neuen Trainer super», sagt Nadine. «Wenn er bleibt, verliert Dario-Devin vielleicht endlich die Lust», setzt sie erklärend hinzu.

«Wie bitte?», fragt Pamela irritiert.

«Ich meine, was soll er denn mit *Fußball*?», ruft Nadine. «Man muss ja auch an später denken. Dass aus dem Jungen mal was wird! Deswegen würde ich ihn viel lieber für eine Sportart anmelden, die ihn *weiterbringt*. Wie Kickboxen. Oder Bodybuilding.»

Alle starren Nadine an, bis Hilli bestimmt: «Also gut, dann stimmen wir über den Trainer ab.»

«Kann ich auch mal was dazu sagen?», rufe ich. Nämlich die Kleinigkeit, dass es gar nichts mehr abzustimmen gibt.

«Du solltest dich enthalten», sagt Bert. «Es ist schließlich dein Vater. Also, wer ist für Rauswurf und wer für behalten?» Bert streckt die Hand in die Höhe, genau wie alle anderen.

«Für was stimmen wir jetzt – Rauswurf oder behalten?», fragt Dagmar mit hochgereckter Hand.

Ich überlege blitzschnell. Wenn die für Rauswurf stimmen, dann brauche ich nicht zu sagen, dass mein Vater eh schon gekündigt hat. Das wäre natürlich die Gelegenheit. Für Behalten stimmen drei Leute, Iwanka, Fadime und Nadine. Für Rauswurf stimmen Bert, Dagmar und Pamela. Hilli sagt, sie enthalte sich. Holger wittert die Chance, Bert eins auszuwischen, und plustert sich in seiner blitzenden neongrünen Softshell-Jacke auf, die ihm die draufgängerische Ausstrahlung eines Schülerlotsen verleiht. Er sei sich nicht sicher, fängt er an zu schwadronieren, diese Hopp-oder-topp-Ellbogenmentalität sei einfach nicht so seins, und ob man nicht …

«Ach, was soll's», unterbreche ich ihn. «Ich bin auch für

Rauswurf. Er ist zwar mein Vater, aber er ist einfach nicht der Richtige für den Job.» Damit ist das Ergebnis eindeutig, Bert lacht triumphierend, und Holger sackt beleidigt in sich zusammen.

«Dann haben wir den ersten Punkt auf der Tagesordnung schon erledigt», sagt Hilli erleichtert. «Damit kommen wir zu Punkt zwei: der neue Trainer.» In dem Moment geht die Tür auf, und der Jugendwart, Herr Riedel, kommt hereingehetzt. «Tach, Leute», keucht er. «So, wie sieht's aus?»

«Also, die Eltern haben eben abgestimmt und haben den Trainer, den Caro», hier zeigt Hilli auf mich, «eigenmächtig berufen hat, wegen Untauglichkeit wieder abgesetzt. Könnten Sie vielleicht Sascha …» Sie hüstelt verlegen.

Riedels Augen verengen sich. «Nee, Leute. Der Zug ist abgefahren. Das hättet ihr euch vorher überlegen müssen.»

«Aber was machen wir denn jetzt?», fragt Dagmar.

«Tja», sagt Riedel. «Ihr habt uns da in eine schwierige Lage gebracht, indem ihr Sascha einfach gekündigt habt. In diesem Fall ist der Verein nicht bereit, für einen neuen Übungsleiter zu bezahlen.»

Dagmar wirft mir einen bösen Blick zu.

«Ehrenamtliche Jugendtrainer suchen wir immer händeringend», sagt Riedel weiter, «besonders für die zweiten und dritten Mannschaften. Klar, bei der F1 ist das was anderes, die spielen ja auf einem ganz anderen Niveau.» Dagmar zieht eine Schnute, Nadine stöhnt genervt bei der Erwähnung der F1. «In so einem Fall springt meistens einer von den Vätern ein», sagt Riedel.

«Und was ist mit den Müttern?», fragt Pamela entrüstet.

Riedel und Bert werfen sich einen Blick zu. «Wenn die Mütter Ahnung haben von der Materie, können sie das natürlich auch machen», sagt Riedel süffisant. «Also, wer von den *Eltern* will einspringen?»

«Holger könnte das machen», beeilt sich Dagmar zu sagen, der die kleine Machtprobe mit Bert nicht entgangen ist. Ihr Mann bemüht sich derweil um eine abgebrühte Miene.

«Ja, sicher könnte Holger das machen», sagt Bert. «Aber nachher wird die schöne Jacke dreckig.» Dagmar streicht schnell einen Fussel von Holgers neongrünem Ärmel, der seinerseits so eingeschnappt guckt, als wolle er Bert am liebsten seine Schülerlotsenkelle auf die Nase donnern. «Es ist nun mal so, dass ich der Einzige hier bin mit genügend Kompetenz», sagt Bert. «Und ich würde das schon übernehmen.»

«Ja-ha», schnaubt Holger. «Und dann spielt Fabian die ganze Zeit im Angriff, und wir müssen drunter leiden.»

«Was schlägst du denn vor?», fragt Bert süffisant. «Soll Cedric vielleicht in den Sturm?»

«Ruben sollte auf jeden Fall in den Sturm», beeilt sich Hilli. «Damit er mehr Chancen auf ein Tor hat. Das würde ihn unheimlich motivieren.»

«Ja», sagt Pamela. «Ich möchte auch, dass Jarvis mal vorne spielt. Das hat sich der Junge wirklich verdient.»

«Und lass Dario-Devin ruhig richtig lange spielen», fordert Nadine. «Damit er hinterher total am Arsch ist und sieht, dass die ganze Anstrengung nichts nützt.»

«Sonst noch Wünsche?», sagt Bert.

Riedel seufzt vernehmbar und schaut auf die Uhr.

Dagmar hat mit Holger getuschelt und verkündet jetzt: «Also, wenn du Trainer wirst, spielt Cedric nicht mehr mit.» Holger schüttelt bestimmt den Kopf. «Auf keinen Fall. Das tun wir ihm nicht an», schiebt sie nach.

«Ich bin auch nicht überzeugt, dass Bert die richtige Wahl ist», sagt Hilli.

«Ihr mir geht auf Nerven mit Gezanke», sagt Iwanka. «Wie kleine Mädchen, die sich um Puppe streiten. Bah.»

«Hätten wir doch bloß Sascha behalten!», stöhnt Fadime. «Ich glaube, ich wechsele bald den Verein.»

«Wir werden doch eine Lösung finden», fleht Hilli. «Es geht schließlich um die Kinder.»

«An mir soll's nicht liegen», behauptet Bert.

Holger schnaubt verächtlich.

«Ich hätte da vielleicht eine Idee», sage ich zaghaft.

Pamela faucht mich an: «Du hast ja wohl schon genug angerichtet.»

Damit hat sie natürlich recht. Ich kann denen nicht ernsthaft damit kommen, dass ich schon wieder einen neuen Trainer aufgetan habe. Die halten mich doch für verrückt. Und überhaupt! Was weiß ich denn schon, was für ein Angeber dieser Typ ist? Vielleicht hält auch er Medizinbälle für das Nonplusultra der Trainingsgeräte.

«Leute, mal im Ernst», fasst jetzt Pamela zusammen. «Wenn wir es nicht auf die Reihe kriegen, uns auf einen Ersatztrainer zu einigen, sollten wir darüber nachdenken, wie viel Zweck das Ganze noch hat.»

«Genau», ruft Nadine.

«Ja, vielleicht wäre es wirklich das Beste, die Mannschaft aufzulösen.»

Ich bekomme einen Riesenschreck. «Aber … *nein*», rufe ich spontan. «Dann wären wir doch genau die Losermannschaft, für die uns alle halten.» Einen Moment sind alle still. Ich atme tief durch. Und dann sage ich mit zusammengekniffenen Augen: «Ich habe einen neuen Trainer.»

«O Gott!» Dagmar stöhnt so leidend, als müsste sie an chinesischem Plastikspielzeug schnüffeln.

«Caro, also wirklich …», fängt auch Hilli an.

«Wenn er euch nicht gefällt, dann braucht ihr ihn nicht zu nehmen», beeile ich mich zu sagen. «Er heißt Georg Hansen.»

Hillis Kinnlade klappt runter. «Georg Hansen. Hast du *Georg Hansen* gesagt? Der wäre der neue Trainer?» Sie ist auf einmal ganz aufgeregt.

«Kennst du den?», fragt Dagmar.

«Na, und ob! Unser Nachbarssohn war damals in seiner Mannschaft», lobt Hilli. «Die waren ziemlich erfolgreich, und die Eltern schwärmen noch heute von ihm.»

«Und was für Referenzen hat er?», fragt Pamela.

Ich zucke mit den Schultern. «Ich weiß es absolut nicht.»

Riedel ruft erstaunt: «Wirklich? Georg macht wieder mit? Das wäre der größte Glücksfall für euch! Ich habe ihn schon ein paarmal gefragt, ob er einspringen würde, aber er hatte wegen des Jobs keine Zeit. Den hätte ich gerne für die F1 gehabt. O ja, dann könnte vielleicht Chris die F2 übernehmen und Georg …»

«Den nehmen wir», platzt es aus Pamela heraus.

«Genau, die F1 kriegt den nicht», ruft auch Hilli.

Und kurz danach ist es beschlossene Sache.

Damit auch ja nichts mehr schiefgeht, probiere ich gleich, ihn zu erreichen, und erwische ihn im Auto. «Gilt das Angebot noch?», frage ich atemlos, während mich die Eltern aufmerksam anstarren.

«Welches? Das mit dem Wein oder …»

«Den Trainerposten für die F2 zu übernehmen», unterbreche ich.

Er lacht leise. Dann sagt er: «Zum Glück habe ich Real Madrid gerade einen Korb gegeben.»

«Ist das ein Ja?»

«Ja. Das ist ein Ja.»

Und dann ist es geschehen: Ich habe schon wieder einen neuen Trainer engagiert. Und diesmal scheinen sich wirklich alle darüber zu freuen.

«**Eltern stürmen Platz – E-Jugend-Spiel abgebrochen**: Ein Spiel der E-Junioren-Kreisklasse, in der Mädchen und Jungen im Alter von acht bis zehn Jahren spielen, musste vorzeitig abgepfiffen werden, nachdem erregte Eltern beim Duell FC Karnap 07/27 gegen DJK Dellwig 1910 den Platz gestürmt hatten und eine gewaltsame Eskalation drohte.»

reviersport.de, 16. 3. 2015

17

Olaf sitzt im Besprechungszimmer vor einem Teller mit Streuselkuchen, der aussieht, als ob eine Windhose über ihn hinweggefegt wäre. Die wenigen Streuselklumpen, die noch darauf kleben, wirken seltsam verloren. Olaf kaut auf einem Randstück herum.

«Diese Hochzeitsvorbereitungen», stöhnt er, als ich mit meinem Kaffee hereinkomme, «das ist alles so viel! Und dann ist auch noch mein Auto kaputt, und die Reparatur kostet dreihundert Euro!» Er beißt ein großes Stück ab, kaut, schluckt, sieht mich an und sagt: «Ich habe das Gefühl, mir wächst langsam alles über den Kopf. Aber Kerstin hat so eine Ausdauer bei der Hochzeitsplanung. Wie macht ihr Frauen das nur?»

«Na ja», sage ich. «Man denkt ja immer, man würde nur einmal im Leben heiraten – was man oft ja auch tut!», setze ich schnell hinzu. «Und dann will man natürlich alles perfekt haben.»

«Meine Großmutter hat immer gesagt: Gehst du in den Krieg, so bete einmal. Gehst du zur See, bete zweimal. Aber gehst du in die Ehe, so bete dreimal», wirft Wassily ein.

Olaf nimmt sich noch ein Stück Kuchen und kaut lustlos. Dann ruft uns Dorothee zu sich.

«Los, kommt mal mit!» Sie klingt ganz begeistert.

Ich stecke schnell meinen Notizblock ein für etwaige Sekretärinnenaufgaben und eile hinter ihr her ins Lager. Michi fährt mit einem Gabelstapler eine Palette Fliesen herein und hält vor seiner Chefin, die von uns allen umringt wird.

Dorothee öffnet mit einem Teppichmesser die Verpackung. Hält inne und verkündet mit leuchtenden Augen: «Stellt euch die Headline vor: *Tierisch geiles Design*! Und jetzt … tadaaaaah!» Sie zieht eine Fliese heraus, deren Oberfläche rau und bucklig ist wie die Haut eines Krokodils. «Das, meine Lieben», verkündet Dorothee stolz, «ist der neueste Schrei!»

Wir glotzen auf die metallicbraune Fliesenmutation. «Ja, stimmt», sagt Wassily. «Ich möchte wirklich schreien.»

Dorothee wirft ihm einen scharfen Blick zu, und Wassily setzt schnell hinzu: «Vor Begeisterung natürlich, nur vor Begeisterung!»

«Wir haben sie in Braun, Grün, Lila und Orange. Die Fliesen in Schlangenleder- und Elefantenlederoptik kommen noch», plappert Dorothee.

«Ich finde sie … ungewöhnlich», kommentiert Olaf. Wassily und ich schauen uns an, und er hat den gleichen Blick drauf wie damals, als er Guido Maria Kretschmers Haremshosen-Kollektion im Internet entdeckt hat. Olaf beugt sich näher über die Fliese und fährt mit dem Finger über die Oberfläche. «Das fühlt sich richtig toll an.»

«Badezimmer, Küche, Salon … das ist was für Leute, die nicht langweilig leben wollen.» Dorothee legt den Finger an die Nase, dann deutet sie aufgeregt auf mich. «*Abenteuer Fliesen* – ja, das ist auch gut, schreib das …» Sie wedelt in meine Richtung, und ich beeile mich, es auf meinen Notizblock zu kritzeln.

«Ganz ehrlich», sagt Wassily. «Ich sehe nicht die Kundschaft bei uns für diese Art Fliesen.»

«Ja-ha!», ruft Dorothee triumphierend. «Weil wir bisher nur die 08/15-Sachen hatten. Landhaus und Jugendstil und Holzoptikfliesen – das lockt natürlich nur die Spießer an.» Sie hält kurz inne, als habe sie einen Gedanken. «Caro, Aufgabe: Besorg uns einen Graphiker und eine Druckerei, die uns kostengünstig Werbung gestaltet. Wir holen die innovativen Leute aus der Stadt aufs Land.» Sie öffnet einen weiteren Karton und holt eine grün schillernde Fliese mit einem runden blauen Auge darauf raus.

«Oh, ist das die Fliese *Schmeißfliege*?», sagt Wassily süffisant.

Dorothee schnalzt empört mit der Zunge. «Pfauenauge! Mensch, Wassily, ich dachte, du hättest Ahnung von Design!»

«Das sieht man doch sofort», behauptet Olaf schnell und schielt beifallheischend zu unserer Chefin.

Als sie in ihrem Büro verschwunden ist, stellt Wassily fest: «Jetzt dreht sie endgültig durch.»

«Nein», sagt Olaf. «Sie hat so viel Erfahrung, sie weiß schon, was sie tut.»

Die beiden schauen mich an, als sei ich der Schiedsrichter, aber ich hebe die Hände und sage: «Ich bin nur die persönliche Assistentin. Ich bin zum Mitschreiben und Motivieren da. Eigene Meinung ist nicht erwünscht.»

Kurz vor Ladenschluss kommt Kerstin, um Olaf abzuholen. Sie ist ebenfalls eine etwas überdimensionierte Frau und passt perfekt zu Olaf. Sofort fängt sie an, über ihre Brautkleiderjagd zu jammern. Wie kläglich die Auswahl und wie schwer es sei, das Richtige zu finden.

«Warum kaufst du nicht einfach eins?», fragt Olaf verständnislos. «Dir steht doch nun wirklich *alles*!»

«Mein Lieber», mischt sich Wassily ein. «Wenn du wirklich glaubst, dass Kerstin alles steht, dann hat deine Verlobte bisher einfach die richtigen Klamotten gekauft. Nicht mal Giselle Bündchen steht alles.»

«Wassily hat völlig recht», ruft Kerstin und wirft Wassily einen bewundernden Blick zu. «Gerade bei meiner Figur ist es wirklich schwierig.»

«Aber deine Figur ist doch perfekt», jammert Olaf, und sie haucht ihm zur Antwort kokett einen Kussmund zu.

Wassily tippt derweil auf seinem Smartphone rum. «Komm mal mit», sagt er zu Kerstin. «Ich hätte da ein paar Vorschläge für dich.» Er winkt sie zu seinem Schreibtisch. Olaf will hinterhereilen, aber Wassily weist ihn zurück. «Das geht dich gar nichts an, was ich mit deiner Braut zu besprechen habe.» Und weil Olaf so eingeschnappt guckt, setzt er erklärend hinzu: «Es geht um Brautkleider. Und die darf der Bräutigam ja nun traditionell vor der Hochzeit nicht zu Gesicht bekommen.»

«Ist Opa heute noch Trainer?», fragt Luis, als er seine Sachen für das Fußballspiel packt.

«Nein», sage ich. «Ihr bekommt heute einen neuen Trainer. Er soll ganz toll sein, haben alle gesagt.»

Luis stopft seine Schuhe in die Sporttasche und sagt: «Papa hat gesagt, wir sind eine Losermannschaft.»

«In dem Fall hat er einfach unrecht», widerspreche ich. «Ihr seid keine Losermannschaft. Ihr habt bisher einfach nur Pech gehabt.»

«Und wo ist da der Unterschied?»

«Es kann sich ganz schnell ändern», sage ich munter. «Vielleicht schon heute.» Ich hoffe es. Zum Glück waren alle Eltern gestern so aus dem Häuschen darüber, dass Georg Hansen Trainer wird, dass ich ein wirklich gutes Gefühl habe.

Georg hat darum gebeten, dass wir uns eine halbe Stunde früher treffen als normal, damit er die Eltern und die Jungs wenigstens kennenlernen kann, bevor das Spiel beginnt. Er ist schon da und redet freundschaftlich mit Heinz Riedel und Hilli. Anstatt des Anzugs trägt Georg heute Trainingshose und ein weißes T-Shirt, und ich muss feststellen, dass ihm das ziemlich gut steht.

«Das ist neue Trainer?», fragt Iwanka erstaunt, als er auf uns zukommt.

Nadine kichert aufgeregt, Pamela fährt sich unwillkürlich durch die Haare, und Bogdans Schwester mit den blauen Haaren steht der Mund offen vor Verblüffung. Unsere Jungs lungern mit hängenden Schultern auf dem Vorplatz, nur Dario-Devin und Bogdan albern mit ihren Trinkflaschen herum, während Artur versucht, Kellerasseln, die er in einer Ecke entdeckt hat, mit seinen Stollen zu zerstampfen.

Georg ruft die Jungs zusammen und stellt sich vor. Er sagt, wie sehr er sich auf sie freut und dass er gleich in der Kabine ein paar Sachen zum Spiel erklären wird. Dann erst kommt er zu uns und gibt einen Überblick über seine bisherigen Erfahrungen als Trainer. «Heute ist ja sozusagen ein Feuerwehreinsatz. Ich kenne die Jungs noch nicht. Ich weiß nicht, welche Talente sie haben. Deswegen bitte ich euch, nicht zu viele Erwartungen zu haben.» Er schaut auf sein Klemmbrett, auf dem er die Liste der Spieler hat. «Auf welchen Positionen haben die Jungs denn bisher gespielt?»

Bert meldet sich als Erster zu Wort. «Fabian muss vorne spielen», sagt er. «Der Junge ist klein und wendig und die ideale Sturmspitze. Dazu muss ich sagen, dass ich selbst auch ziemlich hochklassig gespielt habe. Wenn ich nicht diesen verdammten Meniskus hätte, hätte ich vielleicht sogar als Profi Karriere gemacht.»

«Ah ja», sagt Georg wenig beeindruckt und macht sich eine Notiz auf seinem Zettel. «Na, dann wollen wir doch mal sehen, wie Fabian sich macht.» Auch Dagmar, Iwanka und der Vater von Erol melden, dass ihre Jungs im Angriff am besten aufgehoben sind. «Eine Mannschaft von Stürmern also», stellt Georg fest.

Pamela findet, dass ihr Jarvis so was wie das «Herz der Mannschaft und der Spielmacher» sei, der «intelligente Pässe» spiele, wobei ich bemerke, wie alle, die Jarvis kennen, die Augenbrauen hochziehen. Aber Georg macht sich einfach Notizen und hört weiter zu.

«Cedric ist bisher im Tor gewesen», sagt Dagmar. «Aber wir meinen, das tut dem Jungen nicht gut, weil der Torwart immer alles abkriegt, wenn die Mannschaft verliert. Deswegen sind wir nicht glücklich damit.»

«Ist der Junge denn glücklich im Tor?», fragt Georg.

«Na ja. Er hat sich bisher wenig beschwert, aber wir meinen, dass es für sein Selbstvertrauen besser wäre, wenn er nicht diese exponierte Stellung hätte. Fußball soll doch ein angstfreier Raum sein, oder wie siehst du das?»

«Angst soll niemand haben und braucht auch keiner haben», sagt Georg ruhig. «Und in meiner Mannschaft gibt es eine ganz wichtige Regel: Niemand motzt den Torwart an wegen eines Gegentreffers oder eines verlorenen Spiels, so viel steht schon mal fest. Und was die Position des Torwarts angeht, so rede ich mit Cedric. Wo hat denn Luis bisher gespielt?», fragt Georg.

«Er ist ja noch neu», sage ich schnell. «Deswegen hat er noch gar nicht so viel gespielt. Und dann mal in der Mitte und mal hinten.»

«Okay», sagt er. «Dann wollen wir mal sehen.» Er will sich schon abwenden, da bemerkt Holger noch: «Die anderen stehen in der Tabelle auf Platz sieben. Das sollte zu schaffen sein.»

Georg hält inne und dreht sich wieder den Eltern zu. «Ach ja. Gut, dass du mich daran erinnerst. Ich habe die Erfahrung gemacht, dass das die Jungs im Zweifelsfall nur verunsichert. Deswegen möchte ich alle bitten, von der Tabelle, die es ja aus guten Gründen offiziell nicht gibt, nicht zu sprechen. Einverstanden?» Er sagt das nett und freundlich ohne jede Spur von Vorwurf, und sogar Holger und Bert nicken einträchtig. Dann geht Georg mit den Jungs in die Kabine.

Wir Eltern schauen uns an, und da ist tatsächlich so etwas wie Erleichterung in den Gesichtern.

Hilli tätschelt dankbar meinen Arm. «Jetzt wird alles gut», sagt sie. «Das spüre ich.»

Allerdings müssen wir ertragen, dass es in der ersten Halbzeit des Spiels nicht ganz so gut läuft. Die Gastmannschaft führt bald mit drei Toren Vorsprung. Georg wechselt ziemlich viel aus, und ich sehe, wie er sich Notizen macht.

«Es wäre ja auch ein Wunder, wenn sie heute schon gewonnen hätten», sagt Hilli.

Und diesmal gibt es wenig Widerspruch. Der regt sich erst, als Georg in der zweiten Halbzeit mit einer ganz anderen Aufstellung ins Spiel zurückkehrt.

«Was macht er denn da?», fragt Bert säuerlich, als er bemerkt, dass Fabian und Erol in die Verteidigung gestellt worden sind.

«All die Kleinen nach hinten?», fragt Iwanka. «Was ist das?» Im Mittelfeld agiert Artur, vor ihm spielen Ruben und Jarvis, und ganz vorne in der Mitte sogar Dario-Devin.

«Dario-Devin als Sturmspitze?», knurrt Bert. «Und Fabian hinten. Das nenne ich *experimentierfreudig.*»

«Er weiß, was er tut», behauptet Hilli, was mich ziemlich erleichtert.

Und tatsächlich. Fünf Minuten später schießt Dario-Devin das erste Tor.

«Das gibt's doch nicht», sagt Nadine verblüfft.

Das Spiel ist wie gewandelt. Fabian und Erol, die beiden Schnellsten, machen sich super als Verteidiger, der wilde Artur sorgt im Mittelfeld dafür, dass die Gegner reihenweise den Ball verlieren, und schafft es sogar noch, einige gute Pässe zu geben. Nach weiteren fünf Minuten steht es schon 2:3, und die Aussicht, vielleicht doch mal gewinnen zu können, sorgt für ungewohnte Eintracht bei den Eltern. Und da die gegnerischen Eltern von der friedlichen Sorte sind und keinerlei unfaire Attacken fahren, ist es das erste Spiel, das richtig Spaß macht. Georg wechselt Luis gegen Ruben ein, nachdem er ihm vorher noch ein paar Tipps gegeben hat. Und Luis, der immer noch zurückhaltend spielt, gibt die entscheidende Vorlage für Artur, der den Ausgleich schafft. Das Spiel geht unentschieden aus – und für uns fühlt sich das fast an wie ein Sieg. Die Stimmung ist gelöst, wir lachen und klopfen unseren Jungs auf die Schulter.

Und dann kommt Georg zu mir, lächelt mich an und sagt: «Das ist eine Supertruppe.»

Und mir wird auf einmal warm und kalt, als würde ich zu einem heißen Kaffee Eissplittertorte essen. Auf dem Weg in den Geräteraum wird Georg von Bert in Beschlag genommen, der mit ihm über die neuen Positionen und die Ausrichtung der Mannschaft redet.

Luis trinkt noch auf dem Spielfeld seine ganze Flasche leer, da ruft er plötzlich: «Da ist Papa!»

Tatsächlich, da kommt Konstantin angeschlendert. Luis rennt auf ihn zu, ich trotte hinterher und versuche, mich für das Zusammentreffen zu wappnen.

«Unentschieden habt ihr gespielt?», ruft Konstantin. «Das ist ja wirklich toll. Aber warum habt ihr denn nicht gewonnen?»

Luis zuckt mit den Schultern. «So gut sind wir noch nicht.»

«Ach, mein Großer», sagt Konstantin. «Das ist einfach das falsche Team. Wenn du gewinnen willst, musst du in ein Gewinnerteam wechseln.» Er wirft mir einen spöttischen Blick zu.

«Was machst du eigentlich hier?», frage ich ihn angesäuert.

«Wenn mein Großer ein Spiel hat, muss ich doch mal sehen, was hier so abgeht!», sagt er großspurig. «Außerdem fahre ich gleich mit Sophia und Johannes zu ihren Eltern. Eine Runde im Pool schwimmen und ein Steak vom Grill. Oder ein Burger, wenn man will.» Er schielt zu Luis.

«Oh, kann ich mitkommen?», fragt Luis aufgeregt.

«Na klar», sagt Konstantin, «deswegen bin ich doch gekommen. Um dich zu fragen, ob ich dich mitnehmen soll.»

«Au ja, Mama. Darf ich?»

Ich schüttele vehement den Kopf. «Nein, Luis, das geht nicht. Morgen ist Schule, das wird zu spät.»

«Wir bleiben nicht lange, und er kann auch bei mir schlafen», bietet Konstantin an. «Und dann bringe ich ihn morgen zur Schule.»

«O super, Mama, bitte darf ich?», ruft Luis und schaut mich mit seinem Bettelblick an, dem ich so schlecht widerstehen kann.

«Das geht nicht, weil …» Weil ich das nicht will. Weil Konstantin nicht einfach kommen und alle Pläne umschmeißen kann. «Weil deine Schulsachen bei uns sind.»

«Ach, die holen wir einfach morgen früh ab!», sagt Konstantin.

«Aber was ist mit deinem Kuschelhasen?», versuche ich es, dabei ahne ich, dass ich schon verloren habe.

«Den brauche ich nicht mehr», sagt Luis verächtlich. «Also darf ich?»

Ich bin geschlagen. Also zucke ich mit den Schultern und murre: «Toll finde ich das nicht.»

«Ist das ein Ja?», fragt Luis.

Ich nicke matt.

«Das tut dir doch auch mal gut», sagt Konstantin und tätschelt mir jovial die Schulter. «Dann kannst du bisschen runterkommen.»

Und dann verabschieden sie sich, und ich schaue ihnen hinterher und denke, was, verdammt noch mal, hat er denn damit gemeint?

Aber ich komme mit meiner Analyse nicht weit, denn Hilli

kommt lächelnd auf mich zu und sagt: «Also ehrlich, Carolin, damit hätte ich echt nicht gerechnet, dass du die Mannschaft rettest, indem du hier Georg Hansen anschleppst.» Sie räuspert sich und fragt leise: «Läuft da was zwischen euch?»

«Was?», entfährt es mir. «Wie bitte? Nein. Also, natürlich nicht!» Ich kann leider nicht verhindern, dass ich ziemlich rot anlaufe.

Hilli schmunzelt und fährt mir einmal freundschaftlich über den Arm. Und ich bin so verdattert, dass ich gar nicht weiß, was ich sonst sagen soll. Ich meine, nur weil er meerblaue Augen und ein Grübchen am Kinn hat, heißt das doch noch lange nicht, dass er mir gefällt. Abgesehen davon, weiß ich gar nicht, ob er nicht in festen Händen ist. Wobei das auch egal ist, denn eines ist so was von klar: Auf einen Typen, bei dem die Mädels gleich reihenweise nervös werden, werde ich so oder so auf gar keinen Fall reinfallen. Mit solchen Typen habe ich Erfahrung. Sozusagen ein Durchblick-Diplom. Amtlich erworben auf dem Standesamt vor achteinhalb Jahren.

«Wiederum waren zehn Verfahren aus Spielabbrüchen zu verhandeln. In den meisten Fällen waren die Ursachen das Verhalten von Zuschauern und Betreuern bei den Fair-Play-Spielen unserer jüngsten Fußballer, die von außen auf das Spiel eingewirkt haben bzw. den Schiedsrichter an der Ausübung seines Amtes gehindert haben.»

Aus dem Bericht einer Kreisjugendspruchkammer 2016

18

Ich wache auf, und Luis ist nicht da. Kein Geplapper von Computerspielen oder Streit in der Schule. Ich komme sogar dazu, in Ruhe meinen Kaffee zu trinken. Was ich mir sonst immer so gewünscht habe. Aber jetzt gefällt es mir gar nicht. Mir fehlt mein Sohn, und ich kann es gar nicht erwarten, ihn gleich wenigstens kurz zu sehen, wenn er und Konstantin seine Schulsachen abholen kommen. Ich packe gemächlich seinen Ranzen, schmiere ihm sein Lieblingsbrot, schneide Apfelschnitze und lege noch als kleine Überraschung einen Keks mit in die Brotdose.

Um halb acht klingelt das Telefon. Es ist Konstantin. «Wir sind spät dran, könntest du Luis' Ranzen mitbringen, dann treffen wir uns an der Schule.» Es ist keine Frage, es ist ein Befehl, und es ist schon gar keine Zeit zum Diskutieren, denn Konstantin legt wieder auf.

Vor der Schule kommen sie auf den letzten Drücker an, es hat schon geklingelt. Luis ist übernächtigt, das sehe ich sofort, und er trägt ein T-Shirt, das ich nicht kenne.

«Ist von Johannes, cool was?», sagt Luis.

«Ich hab dir eine Überraschung in die Brotdose getan», sage ich und drücke ihn an mich.

Da schwenkt er eine Tüte vom Bäcker. «Papa hat mir schon ein Schokocroissant gekauft.»

«Oh», mache ich und versuche, mir meine Enttäuschung nicht anmerken zu lassen.

Konstantin macht mit Luis zum Abschied so eine alberne Faust-Handschlag-Kombination. «Das war toll, mein Großer», sagt Konstantin. «Ich hoffe, dass wir das jetzt öfter machen können.»

«Ja!» Luis strahlt und sagt dann mit leuchtenden Augen zu mir: «Mama, das war so cool! Johannes hat eine Carrera-Bahn, die ist der Hammer!»

Konstantin lächelt, als wäre das sein Verdienst.

«Klasse, Luis», presse ich raus.

Ich freue mich für ihn. Ehrlich. Aber es tut weh. Und dann geht er in die Schule, den Dinoranzen auf dem Rücken, und ich stehe einen Moment neben Konstantin, wie Eltern das eben machen, wenn sie sich von ihrem Sohn verabschiedet haben. Nur, dass wir eben nicht mehr zusammengehören, keine gemeinsamen Eltern mehr sind, sondern Einzelkämpfer. Ausgesprochen haben wir uns nach der Trennung nie, nach dieser furchtbaren Situation in unserem Haus gab es nichts mehr zu klären. Und dann steht man plötzlich vor den Trümmern seiner Ehe und weiß gar nicht, wann sie angefangen hat, zu zerbrechen und zu zerfallen. Und hier vor der Schule, in dieser alltäglichen Situation, habe ich auf einmal das Bedürfnis, ihn zu fragen: Was ist nur passiert? Wir waren doch mal glücklich. Ich habe mir das doch nicht nur eingebildet! Oder doch? Ich meine, wir sind Hand in Hand gegangen und haben gelacht und uns aufeinander gefreut, haben ein Kind bekommen. An welcher Stelle wir die Abzweigung in die Sackgasse genommen haben, weiß ich nicht. Welche Fehler habe ich gemacht? Habe ich mich zu sehr auf ihn und Luis konzentriert und zu wenig für mich getan? War ich zu selbstverständlich geworden? Warum ist er fremdgegangen? Was hat ihm gefehlt? Wie konnten aus Partnern Gegner werden?

All diese Fragen drängen sich auf einmal in mir, und ich überlege, wie ich das Gespräch einleiten kann, da sagt Konstantin: «Wir telefonieren», zieht sein Handy aus der Tasche und geht telefonierend weg. Ich seufze und fahre auch zur Arbeit.

Auf dem Parkplatz von Fliesen Günther wird gerade ein großes Plakat mit dem neuen Namen und Schriftzug aufgebaut: *FBG – Fliesen Boutique Günther – hier wird Fliesenkaufen zum Genuss!*

Dorothee überwacht den Aufbau und dirigiert Michi und Ali herum. «Sieht das nicht toll aus?», fragt sie. «Das ist zwar nur provisorisch, bis wir alles auf den neuen Schriftzug umgestellt haben, aber es ist doch wirklich ein Schmuckstück.»

«Ganz toll», bestätige ich und eile nach drinnen, bevor ich noch mehr flunkern muss. Mein erster Weg führt mich in die Teeküche. Olaf ist schon da. Er hat selbstgebackene Cupcakes mitgebracht und hält mir den Teller hin, als ich reinkomme.

«Danke», sage ich und beiße in den rosa Zuckerguss.

Dann kommt Wassily rein. «Hey, Caro, hallo, Olaf. Oh, hast du wieder gebacken? Das sieht aber lecker aus.» Und da geschieht etwas Merkwürdiges: Olaf zieht den Teller zurück und legt sogar die dicken Arme schützend um seinen Gebäckvorrat. «Was ist denn mit dir los?», fragt Wassily.

«Nichts», sagt Olaf patzig. «Aber das sind zufällig *meine* Cupcakes. Da darf nicht jeder zugreifen, nur weil ihm gerade danach ist.»

«Habe ich dir irgendwas getan?», fragt Wassily verwirrt.

Olaf zieht eine Grimasse, als ob er kindisch «Bäbäbäbäbäbä» macht, überlegt dann aber einen Moment und schiebt Wassily doch den Teller mit dem Kuchen hin. «Dann nimm halt», grummelt er.

Aber jetzt gibt sich Wassily seinerseits eingeschnappt und ignoriert Olafs Geste. Stumm macht er sich seinen Kaffee, Olaf mampft schweigend sein Gebäck, keiner sagt was. Schon die zweite beklemmende Situation an diesem Morgen.

«Wir haben einen neuen Trainer für unsere Jugendmannschaft», sage ich in die Stille hinein. Weder Wassily noch Olaf gehen darauf ein. «Er ist ungefähr in meinem Alter und PR-Manager bei der Kinko GmbH. Und er sieht wirklich gut aus», setze ich hinzu. Keine Reaktion. Also wirklich! Sonst stürzen sie sich wie die Geier auf mein Privatleben, aber jetzt tun sie so, als interessiere sie das alles nicht. «Er hat mich schon gefragt, ob ich mit ihm einen Wein trinken gehe.» Olaf hebt seinen schweren Kopf und schaut mich kauend an. «Habe ich aber nicht gemacht», informiere ich. «Vielleicht beim nächsten Mal.» Und weil immer noch keiner mit mir redet, sage ich einfach mal so: «Ich überlege, ob ich mit ihm schlafen soll.»

Endlich kommt Leben in die Jungs. Wassily schaut mich erstaunt an, auch Olaf taucht aus seiner inneren Versenkung auf.

«Du willst mit dem Trainer schlafen?», fragt Wassily. «Aber was ist mit dem heißen Nachbarn?»

«Äh. Nein», sage ich und werde rot.

«Nein was?», fragt Wassily verständnislos.

«Nein, ich will mit gar keinem schlafen. Das war doch nur ein Scherz», sage ich schnell. «Weil mir keiner zugehört hat.»

«Du kannst doch nicht einfach sagen, du willst mit ihm ins Bett, und dann behaupten, das sei ein Scherz gewesen», stellt Wassily klar.

«War es aber.» Mein Gesicht glüht.

«Mit wem will Caro ins Bett?», fragt Dorothee, die sich auch mal wieder in den kleinen Raum drängt.

«Mit niemandem, Herrjemine!», rufe ich verzweifelt. Die drei starren mich an.

«Wer ist denn nun der Glückliche?», fragt Dorothee.

«Ich sag jetzt gar nichts mehr.» Ich verschränke abwehrend die Arme vor der Brust.

«Und ich dachte, wir wären Freundinnen», schmollt Dorothee.

«Na ja», lenke ich ein. «Das ist alles ein bisschen kompli…»

Aber Dorothee winkt schon ab. «Genug Zeit verschwendet. Jetzt zu wichtigen Angelegenheiten.» Also wirklich! Als ob mein Liebesleben keine wichtige Angelegenheit wäre! «Ich hatte eine echt gute Idee, wie wir unseren Umsatz steigern können», verkündet Dorothee. «Zum Oktober führe ich für den Verkauf ein neues Vergütungssystem ein: auf Provisionsbasis.» Sie gibt Olaf und Wassily jeweils einen Zettel. «Hier stehen alle Infos drauf.»

Dorothee will sich schon abwenden, da fragt Wassily, der den Zettel überfliegt: «Du kürzt uns das Gehalt?»

«Nein», strahlt Dorothee. «Nur das Festgehalt. Wenn ihr euch aber anstrengt, könnt ihr viel mehr verdienen als je zuvor! Das ist das Großartige an dem neuen Vergütungssystem. Erfolg wird belohnt!»

«Wir sind doch nicht in der Versicherungsbranche», protestiert Wassily. «Die Leute kaufen bei Fliesen Günther, weil es familiär ist. Weil wir eine gute Beratung und guten Service bieten. Mund-zu-Mund-Propaganda durch zufriedene Kunden ist unsere Werbung. Da sind Verkäufer, die sich wie die Geier auf die Kunden stürzen, nur hinderlich.»

«Es liegt an dir, wie du das neue Konzept von FBG umsetzt», sagt Dorothee kühl. «Jedenfalls ist das eine Methode der Mitarbeitermotivation.»

«Wenn ich nicht weiß, wie viel Geld ich am Ende des Monats rausbekomme, dann nenne ich das eher Mitarbeiterverarschung», motzt Wassily.

«Hab ich's doch gewusst, dass du Probleme machst», sagt Dorothee triumphierend. «Aber das ist nicht schlimm. Olaf weiß, worum es geht, nicht wahr?» Olaf nickt ergeben, seine Bäckchen sind fliegenpilzrot.

«Aber …», will Wassily einwenden, doch da baut sich Dorothee vor ihm auf, die Hände in die schmalen Hüften gestützt.

«Und eines kann ich euch jetzt schon garantieren: Wenn der Laden nicht richtig gut läuft, hat hier bald keiner mehr einen Job», zischt sie.

«Wie meinst du das?», frage ich verwirrt. Auch Olaf glotzt, als wäre ihm ein Auto über den dicken Zeh gefahren.

«Mehr sage ich dazu nicht. Los, geht Fliesen verkaufen!»

«Das Zeigen von Enttäuschung durch negatives Zurufen oder abfällige Kommentare am Spielfeldrand unseren Spielern / Spielerinnen und den Gegnern gegenüber ist fehl am Platze. Die Eltern sollen eher durch Anfeuern und Aufmunterung dazu beitragen, dass ihr Nachwuchs Spaß, Freude und Begeisterung durch Fußball erleben kann.»

Aus dem Leitfaden Jugendfußball des TSV Maulbronn

19

Es ist Samstag. Da wir kein Spiel haben, bittet der neue Trainer zu einer Sonder-Trainingseinheit. Erstaunlicherweise bemerke ich eine gewisse Nervosität. Aber das hat kein bisschen was damit zu tun, dass ich Georg irgendwie besonders nett oder gutaussehend finde. Ich bin nur nervös, weil ich schon wieder einen neuen Trainer engagiert habe. Als Mann ist er mir dagegen total schnuppe. Wirklich, egaler könnte er mir gar nicht sein. Wo ist denn nun schon wieder dieser blöde Lipgloss?

«Mama, machst du mir noch eine Flasche?», ruft Luis, der gerade dabei ist, sich die Schienbeinschoner anzulegen.

«Ja, ja», murmele ich und fülle Wasser in Luis' Trinkflasche, während ich den offiziell vorgeschriebenen Aufenthaltsort meines Ersatz-Lipgloss überprüfe, aber er ist weg, und siehe da – auch der verdammte Ersatz-Lipgloss, den ich mir neulich extra gekauft habe, ist verschwunden. Ich glaube, ich habe nicht nur einen Zeitfresser, sondern auch einen Gloss-Fresser bei mir zu Hause.

Auf dem Weg die Treppe runter stoße ich bei einem letzten verzweifelten Wühleinsatz in der Handtasche überraschend doch noch auf einen: und zwar auf einen vor Monaten verschollenen namens Himbeer-Glitz-Lack, der ziemlich klebrig, aber sehr effektiv ist. Manchmal verstehe ich die Welt nicht. Beziehungsweise meine Handtasche.

«Wozu machst du das?», fragt Luis neugierig.

«Ach, das ist so ein Pflegestift», sage ich.

«Der glänzt aber so.»

«Sieht schön aus, oder?»

Yannik kommt mir im Eingang entgegen. «Hey», ruft er. «Wohin so schick?» Er schaut bewundernd an meinem Blumenkleid herunter.

«Ach», sage ich verlegen, «das olle Ding.»

«Wenn das nur eines von deinen ollen Kleidern ist, dann möchte ich mal die schicken Teile sehen.» Er zwinkert mir zu, und ich muss unwillkürlich lächeln. «Hey, wenn ihr Lust habt, kommt doch nachher zu uns runter», schlägt er vor. «Ich koche mein berühmtes Chili con Carne. Und mit der PlayStation hat bestimmt auch Luis Spaß.»

«Okay», sage ich. «Warum nicht? Oder, Luis?» Aber Luis ist schon vor der Tür, ich höre ihn mit dem Ball titschen.

Yannik grinst und sagt sanft: «Ich freue mich.»

Dann spaziert er in seine Wohnung – und ich, ich bin verwirrt und durcheinander und bin es immer noch, als wir auf dem Fußballplatz ankommen, denn da steht Georg in seiner dunkelblauen Trainingshose und dem weißen T-Shirt, und er ist lässig und athletisch, und was soll das bitte schön, dass es auf einmal in meinem Leben von attraktiven Männern nur so wimmelt, wo ich doch mit keinem mehr was zu tun haben will?

Am Rand stehen die üblichen Verdächtigen. Die Fußballmütter, die sich sonst hierherschleppen, mit Augenringen und hektisch übergeworfenen Klamotten, sehen heute irgendwie anders aus. Hatte Hilli jemals eine taillierte zartrosa Bluse an? Und war Iwanka letzte Woche auch schon *so* blond? Die blauhaarige Schwester von Bogdan kichert grenzdebil, während sie Georg mit den Augen verfolgt. Selbst Pamela hat ihren strengen schwarzen Look mit einem hellblauen Halstuch aufgepeppt.

Und ich – ich trage pinken Glitzer-Lipgloss wie auf einer Barbie-Convention. O Gott, wie peinlich! Schnell wische ich meine lackierten Lippen ab. Georg soll bloß nicht denken, ich würde mitmachen bei der Parade der Gottesanbeterinnen. Nein, ich bin aus rein professionellen Gründen hier. Als Fußballmutter. Lässig schlendere ich zu ihm rüber, gebe ihm wie eine Erwachsene die Hand, distanziert, kühl, höflich, bedanke mich noch mal für seinen Einsatz und schenke ihm ein artiges Lächeln, bevor ich zurück zu den Müttern gehe, wo Iwanka mich seltsam anstarrt.

«Was ist?», frage ich.

«Dein Kinn glitzert.»

«Echt?» Hektisch fahre ich mir über das Kinn, das richtig klebrig ist.

Jetzt mischt sich auch Dagmar ein, die übrigens als Einzige in ihren üblichen erdverbundenen Farben aufgeschlagen ist. «*Wieso* glitzert dein Kinn? Und dann auch noch so infektiös rot!»

«Das ist Lipgloss», murmele ich verlegen. Ein Himbeer-Glitz-*Kinn*? Himmel.

«Phh, da will ich aber nicht wissen, welche Inhaltsstoffe da drin sind!», sagt Dagmar und schüttelt den Kopf.

Auf dem Trainingsplatz ruft Georg die Jungs zusammen.

«Er sieht aus wie Paul Newman in ‹Die Katze auf dem heißen Blechdach›», sagt Hilli. «Findet ihr nicht?»

«Stimmt», ruft Pamela.

«Jetzt, wo du es sagst», pflichte ich bei.

«Ich finde, er sieht aus wie ein Bruder von Paul Walker aus ‹Fast and Furious›», sagt Nadine.

Bodgans Schwester zückt ihr Smartphone und fängt an zu googeln. «Stimmt!», ruft sie. «Er hat wirklich Ähnlichkeit. Mit beiden!» Sie seufzt ergriffen.

«Ist verheiratet?», fragt Iwanka und kneift die Augen zusammen. «Sehe keinen Ehering.»

Dagmar verdreht die Augen und stöhnt genervt.

«Was ist?», herrscht Iwanka sie an. «Hast du Problem?»

«Wie sich das anhört. Wie auf dem Viehmarkt», belehrt Dagmar.

«Du hast Ehemann, du nichts davon verstehen», sagt Iwanka und wedelt verächtlich mit der Hand. «Dieser Mann dort», sie zeigt auf Georg, «ist Hammer, ist ganz selten.»

Nadine und ich werfen uns einen Blick zu und fangen an zu kichern. Sogar Pamela verzieht den Mund zu so was wie einem Grinsen. Bis mir auffällt, dass wir uns gerade aufführen wie Teenagerinnen. Ich räuspere mich.

Georg erklärt den Jungs jetzt die neuen Regeln für das Training: «Ihr kennt ja aus der Bundesliga die gelben und die roten Karten», sagt er. «Die werde ich hier auch einführen.» Dario-Devin glotzt in der Gegend rum und will ein Gespräch mit Cedric anfangen, da sagt Georg: «Zum Beispiel: dem Trainer nicht zuzuhören, wenn er was erklärt, gibt eine gelbe Karte. Wenn man …»

«Wieso darf man beim Fußball eigentlich nicht mit Hand spielen?», fragt Bogdan dazwischen.

«Weil es ja *Fuß*ball ist, du Schlaum…», doziert Jarvis, fängt dann aber Georgs Blick auf und verstummt.

Georg bleibt ganz ruhig: «Für Unterbrechen gibt es übrigens auch die gelbe Karte, merkt euch das. Wir müssen ruhiger und konzentrierter sein, dann werden wir auch ruhiger und konzentrierter spielen.» Jarvis klappt den Mund auf, um was zu sagen, aber Georg hebt abwehrend die Hand. «Wer zwei gelbe Karten oder eine rote in einem Training bekommt, muss für die Mannschaft etwas machen, zum Beispiel nach dem Training die Bälle und die Hütchen aufsammeln. Alles klar?» Die Jungs nicken. Dann teilt Georg die «Männer» für eine Passübung in Zweiergruppen ein.

Jarvis und Artur sind in einer Gruppe, und es dauert nicht lange, bis die beiden anfangen, sich zu streiten. Jarvis schießt den Ball nicht genau, und Artur schreit ihn an: «Du Doof!»

«Selber doof! Du stehst voll falsch», brüllt Jarvis zurück.

«Phh», macht Pamela. «Typisch.»

«Was typisch?», fragt Iwanka sofort.

«Dein Sohn ist immer auf Krawall aus. *Das* ist typisch.»

Iwanka plustert sich auf, wirft die blonden Haare kampfeslustig nach hinten und will gerade loslegen, da bemerken sie, dass Georg sich die beiden kleinen Streithähne vorknöpft.

«Hör mal, Artur. Jarvis ist dein Teamkollege. Den brauchst du, um ein Tor zu schießen oder einen Pass zu spielen. Und er muss dir vielleicht aushelfen, wenn du bei der Verteidigung gepatzt hast. Wie soll das funktionieren, wenn du ihn sofort beschimpfst?»

Artur zuckt mit den Schultern. Jarvis guckt sehr zufrieden.

«Und Jarvis – du musst aufhören zu provozieren. Halt dich mit Kommentaren zurück, die andere ärgern könnten. So, und los jetzt! Ihr seid ein Team! Nur im Team kann man gewinnen.»

Die beiden Jungs reißen sich zusammen. Auch die beiden Damen werfen sich nur noch einen eisigen Blick zu.

«Das ist eine kluge Mann», gibt Iwanka zu und zieht den Lippenstift nach.

Das Training verläuft super. Die Übungen, die Georg macht, sind so aufgebaut, dass die Jungs nicht lange anstehen müssen und so gar keine Zeit haben, Blödsinn zu machen. Jedenfalls nicht im üblichen Rahmen. Natürlich gibt es trotzdem noch den einen oder anderen Ausfall – und Georg verteilt diverse gelbe und gelb-rote Karten. Am Ende müssen Bogdan, Artur, Ruben und Dario-Devin die Bälle, die Leibchen und die Hütchen einsammeln.

«Ich bin superzufrieden mit euch», lobt Georg alle, «das habt ihr klasse gemacht!» Dann gibt er ihnen noch eine Hausaufgabe: «Schuhe zubinden üben. Ohne selbstzugebundene Schuhe kommt keiner mehr auf den Platz.» Zum Abschied klatscht er mit jedem Jungen ab, dann sind sie entlassen.

Auch die Mütter sind begeistert. Selbst Bert, der zwischenzeitlich dazugekommen ist, hat nichts zu meckern, und Fadime meint, die Atmosphäre sei jetzt schon besser.

Luis strahlt, als er verschwitzt zu mir kommt. «Das war das beste Training, das wir bisher hatten!»

Ich will schon mit ihm zum Parkplatz gehen, da hält Georg uns auf, indem er ein kleines Kennenlern-Grillfest im Anschluss an das nächste Training vorschlägt. «Das tut der Mannschaft gut», sagt er.

Iwanka lächelt ihn anhimmelnd an. «Tolle Idee», lobt sie.

«Die Würstchen stifte ich», sagt Georg. «Könntet ihr Salate mitbringen?»

Hilli nickt ergeben. «Natürlich.» Sie verteilt schnell die Aufgaben, und ich will mir eigentlich was Einfaches sichern, Brot oder Kräuterbutter oder so, aber irgendwie bekomme ich einen Nudelsalat aufs Auge gedrückt. Na ja, immerhin muss ich nichts backen.

Luis kickt mit Ruben noch ein paar Bälle hin und her, ich will ihn gerade rufen, da taucht schon wieder Konstantin auf. Er schlendert lässig über den Vorplatz und steuert unseren Trainingsplatz an. Neuerdings trägt auch er eine verspiegelte Pilotenbrille. Ich halte die Augen auf nach Sophia, aber die ist nirgends zu sehen. Ich gehe ihm entgegen, um ihn abzufangen, bevor er Luis wieder ködert mit irgendwelchen außerplanmäßigen Aktivitäten.

«Was machst du denn schon wieder hier?», entfährt es mir.

«Luis hat mir gesagt, er wäre heute beim Training», sagt er lässig. «Und ich weiß, es ist dein Wochenende, aber ich wollte

Luis gerne mitnehmen.» Da kommt Luis auch schon angestürmt und begrüßt seinen Papa. Und bevor ich mich äußern kann, sagt Konstantin zu Luis: «Ich habe eine Überraschung für dich.»

Der ist natürlich sofort Feuer und Flamme. «Echt, was?»

«Die habe ich zu Hause. Wenn du mitkommst, siehst du sie.»

«Au ja!», ruft Luis begeistert.

«Luis, geh noch eine Runde kicken, ich muss mit deinem Papa was besprechen», sage ich mit fester Stimme und nehme Konstantin beiseite. «Erstens habe ich schon Pläne mit unserem Sohn. Zweitens, was ist das für eine Überraschung?»

«Luis bekommt ein iPhone.» Konstantin sieht so stolz aus, als hätte er gerade das Hungerproblem von Afrika gelöst. Jetzt werde ich langsam sauer.

«Du kannst ihm nicht einfach ein Handy schenken», sage ich streng. «So was müssen wir zusammen besprechen.»

«Du hast ja recht», sagt Konstantin schmeichelnd. «Aber ich dachte, das ist auch für dich gut. Dann brauchst du nicht immer ans Telefon gehen, wenn ich meinen Sohn erreichen will.»

«Das ist kein Problem.»

«Aber es ist leichter für mich, ihn zu erreichen. Und Sophia will ja auch schon mal mit ihm reden, da ist es ein bisschen unangenehm, wenn sie immer erst dich dranhat.» Er macht ein betrübtes Gesicht. «Sie findet, du bist abweisend zu ihr.»

«Was?», entfährt es mir. «Aber wieso? Weil ich ihren Sohn nicht zum Training gefahren habe?»

Er nickt. «Und da war noch was anderes, was du ihr versprochen und nicht eingehalten hast. Da fühlt sie sich natürlich verletzt.»

Ist das zu fassen? Sie schläft mit meinem Mann, und *ich* soll Rücksicht nehmen auf *ihre Gefühle*? Und überhaupt: Ich habe die Nase voll von Konstantins Spielchen. Und da sage ich: «Nein.» Ich bin selbst überrascht, wie selbstverständlich es aus meinem Mund kommt. «Luis kann heute nicht mit zu dir.»

«Warum nicht?», mault Konstantin.

«Erstens kannst du nicht einfach immer die Pläne umschmeißen. So oft bist du nicht gekommen, als es verabredet war. Und jetzt willst du ihn einfach mitnehmen, wenn es dir passt. So läuft das nicht. Wir müssen uns beide an Absprachen halten.»

Er schiebt seine Pilotenbrille hoch und betrachtet mich seltsam neugierig. Dieses Lächeln erscheint auf seinem Gesicht, das ich früher für unwiderstehlich gehalten habe. «Was habt ihr denn für Pläne?», gurrt er.

Es geht ihn zwar nichts an, aber ich antworte trotzdem. Ich habe schließlich nichts zu verbergen. «Wir machen uns einen netten Nachmittag.»

Er stutzt. «*Das* sind die Pläne? Ein *netter* Nachmittag? Da hätte es Luis bei mir aber …»

«Im Übrigen sind wir eingeladen», unterbreche ich ihn.

«Ach ja? Wo denn?»

Antworte nicht, Caro. Es geht ihn verdammt noch mal nichts an. «Bei unseren Nachbarn», sage ich patzig.

«Ach so! Zu Kaffee und Kuchen bei Nachbarn! Na, das klingt ja *megaspannend.*» Er lacht überheblich, und ich will wirklich aufhören, mich zu rechtfertigen, aber dann höre ich mich sagen: «Nein, wir essen Chili con Carne, und Luis kann mit der PlayStation spielen.»

«Na, gegen so ein *sensationelles* Programm kann ich wirklich nicht anstinken.» Er schiebt seine Pilotenbrille wieder auf die Nase und winkt Luis her. «Schade, mein Großer, wir wollten mit dir ins Kino gehen, und ich wollte dir eine Überraschung geben», sagt er. «Aber deine Mama erlaubt es nicht.»

«Och, Mama», jault Luis auf, als hätte ich ihm einen Hieb in den Magen versetzt. Na klar. Jetzt stehe ich da wie das Arschloch. «*Bitte*», bettelt er und wirft mir wieder diesen herzzerreißenden Blick zu.

Aber diesmal bleibe ich hart. Ich beiße die Lippen zusammen und schüttele den Kopf. «Nächstes Wochenende bist du ja sowieso bei Papa», sage ich tapfer.

«Okay», sagt Luis traurig. Dann hellt sich sein Gesicht auf. «Hey, komm doch am Dienstag zum Grillfest!», sagt er und schiebt seine Hand in Konstantins.

«Welches Grillfest?»

«Na, von meiner Mannschaft.»

«Gebongt! Mache ich. Super Idee!» Er wuschelt Luis durch die Haare und drückt ihn an sich.

Ich hoffe, er hat am Dienstag einen wichtigen Termin mit dem Kaiser von China.

Gleich nach dem Training gehe ich mit Luis ins Kino. Normalerweise hätte ich ihm vorgeschlagen, irgendwas zu basteln und Mensch ärger dich nicht zu spielen. Aber ich kann das auch nicht auf mir sitzen lassen, dass Konstantin mich mit seinem bombastischen Freizeitprogramm dastehen lässt wie ein armseliges Muttchen. Natürlich will ich keinen Konkurrenzkampf austragen. Eltern sollten sich nicht gegenseitig ausspielen. Aber die Vorstellung, dass Luis lieber bei ihm wäre als bei mir, ist zu schrecklich. Also gehen wir ins Kino und verdrücken eine Jumbopackung Popcorn.

Luis erzählt mir, was Johannes für unglaubliche Spielsachen hat. «Bei seinem Opa hat er sogar einen Porsche, mit dem sind wir über den Hof gefahren.»

«Du meinst ein Kettcar?»

«Kein Kettcar, Mama. Ein richtiges elektrisches Auto. Wie ein Autoscooter, nur cooler. Und er hat Lego Technik mit Motor! Mit einer Fernbedienung kann man den Kran hoch- und runterfahren.» Luis zählt immer mehr unglaubliche Spielsachen auf, die Johannes gehören. Ich versuche, ihn ein bisschen über Sophia auszuhorchen, und frage, wie er sie findet. Er sagt nur: «Nett. Und der Papa von Sophia, der hat einen Riesenpool! Mit Rutsche und Einmeterbrett! Und er hat auch einen eigenen Tennisplatz!»

«Du meine Güte», sage ich. «Hat der im Lotto gewonnen oder was?»

«Nein, er baut Häuser. Für ganz viele reiche Leute.»

Ach, interessant. Das könnte also die Quelle für Konstantins neue Kunden sein.

Später gehen wir runter zu Yannik, Pascal und Vinnie. Als Gastgeschenk haben wir eine Flasche Mezzomix und eine Flasche Bordeaux dabei. Vinnie und Pascal hängen schon an der PlayStation und ballern irgendwelche ameisenartigen Aliens ab. Luis ist natürlich sofort fasziniert, aber ich mache mit den Jungs aus, dass er nur altersangemessene Spiele spielen darf.

«Da hab ich genau das Richtige», sagt Vinnie und daddelt auf dem Controller herum.

«Wow», ruft Luis schon begeistert. «Ratchet und Clank!» Und schon sind sie mit einer Art Kampfkatze und einem Roboter vor allerhand Monstern auf der Flucht. Es ist pädagogisch bestimmt nicht wirklich wertvoll, aber wenn Konstantin auf alle Regeln pfeift, kann ich mir hin und wieder auch mal eine Ausnahme leisten.

Ich gehe zu Yannik in die Küche, wo es schon lecker nach angebratenen Zwiebeln und Tomaten duftet. «Es gibt hoffentlich auch die Frauen-und-Kinder-zuerst-Ausführung», sage ich angesichts des Bergs roter Chilischoten, die auf der Arbeitsplatte liegen.

«Na klar.» Er deutet auf einen zweiten Topf. «Meine Exfreundin mochte es auch nicht so scharf.» Dann nimmt er den Kochlöffel und lässt mich probieren.

«Ahh», schreie ich mit brennender Zunge. «Wenn das das milde Chili ist, dann kannst du das scharfe ja als Brandbeschleuniger benutzen.»

«Oh», sagt er. «Da habe ich die beiden Töpfe wohl verwechselt.» Ich knuffe ihn gegen seinen Oberarm, und er grinst mich an. «Weißt du, was gegen Chiliverbrennungen hilft?» Ich schüttele den Kopf und fächele mir Luft zu, um meinen Mund zu kühlen. Und Yannik sagt: «Alkohol und Küssen.»

Ich höre auf mit dem Wedeln. «Ach was», sage ich.

«Welche Behandlung hättest du denn lieber?» Er schaut mich an mit seinen Schokoglasuraugen, und offensichtlich sind ein paar Schmetterlinge in meinem Bauch freigelassen worden, jedenfalls flattert etwas in meiner Magengegend, bei der Vorstellung, tatsächlich seine Lippen auf meinen zu spüren.

Aber dann schüttele ich den Gedanken ab. «In dem Fall entscheide ich mich für Alkohol», sage ich.

Er reicht mir ein kaltes Bier. «Wir haben von beidem reichlich da», sagt er grinsend. «Bedien dich einfach.»

Der Abend wird ziemlich lustig. Das Chili schmeckt ausgezeichnet, Luis albert mit Vinnie und Pascal herum, und Yannik wirft mir diese Blicke zu, die mich ganz kribbelig machen. Aber auf eine extrem entspannte Art. Hier in dieser WG fühle ich mich, als hätte ich eine Pause von meinem verantwortungsvollen Job als Mutter, eine Pause von meinem Leben. Wir spielen Need for Speed auf der PlayStation, aber um zehn gehe ich mit Luis hoch, er hat noch Schlaf nachzuholen von dem Abend bei Konstantin. Yannik fragt, ob ich später nicht wieder runterkommen wolle, aber ich schüttele den Kopf.

«Besser nicht», sage ich und kann nicht widerstehen, ihm tief in die Augen zu schauen.

«Ein andermal», sagt er und streift kurz meine Hand, sodass Luis es nicht mitbekommt.

Ich nicke. «Ja, ein anderes Mal.»

Später liege ich im Bett und denke nach. Der Gedanke, dass Yannik da unten ist, ist schön. Und das ist das erste Mal seit langer, langer Zeit, dass mir ein Mann ein gutes Gefühl gibt. Natürlich weiß ich, dass es mit uns nichts werden kann, er ist viel zu jung. Aber vielleicht ist es gerade das, was mich so fasziniert. Und was es mir erlaubt, mir wenigstens vorzustellen, wie es wäre, ihn zu küssen.

«**Schlägerei überschattet Offenhausener F-Juniorenturnier**: Beim Staffeltag ist einmal mehr gewaltloses Spiel gepredigt worden. Jetzt aber löste ein Foul beim F-Juniorenturnier in Offenhausen eine Schlägerei zwischen zwei Vätern aus. Das Turnier wurde abgebrochen.»

Südwestpresse, 23.7.2013

20

Auf dem Weg zum Fußballplatz fällt mir an diesem Dienstag ein, dass ich ausnahmsweise mal nicht bekleckert vor Georg auftauchen sollte. Auf dem Parkplatz ziehe ich noch schnell meine Puderdose aus der Tasche und kontrolliere im Spiegel Gesicht und Zähne. Alles bestens. Zufrieden lächele ich meinem Spiegelbild zu, klappe die Puderdose zu, und da steht er da am Eingangstor und wartet auf mich. Verdammt. Jetzt denkt er, ich hätte mich für ihn schick gemacht!

«Habe nur geguckt, ob ich nicht wieder irgendwelche Flecken im Gesicht habe, die da nicht hingehören», erkläre ich so würdevoll wie möglich.

«Wieso *wieder*?», fragt er und geht neben mir durchs Tor.

«Na ja. Erst Puderzucker auf der Wange, und beim letzten Mal Lipgloss am Kinn …»

«Ach, das war Lipgloss», sagt er. «Ich dachte schon, das wäre Marmelade gewesen oder so.»

«Nicht im Ernst!», schreie ich fast. «Wie grässlich!»

«Nee», sagt er. «Grässlich wäre Leberwurst gewesen.»

«Das stimmt allerdings. Leberwurst wäre wirklich fies.»

«Ich bin mal mit einem Leberwurstfleck auf der Krawatte zu einem wichtigen Kunden gefahren.»

«Ach, ein PR-Mann hat bestimmt eine passende Anekdote dazu, und dann finden das alle erfrischend und innovativ.»

Er lacht. «Vielleicht bei die Fleischerinnung. Da kann man sich ruhig mit ein paar Innereien verschönern. Aber für einen Kekshersteller wäre höchstens ein Schokoladenfleck eine Option.»

Ich muss kichern. «Das stimmt.»

Wir bleiben vor dem Vereinsheim stehen, wo er die Bälle holen muss, und er betrachtet mein Gesicht so aufmerksam, dass ich trotzdem unruhig werde.

«Habe ich da doch wieder was?»

«Ja», sagt er. «Aber die Sommersprossen gehören eindeutig dahin. Sieht süß aus.»

«Oh», sage ich und lächele ein bisschen verlegen, und er lächelt auch ein bisschen verlegen, und da merke ich es: O Gott! Ich glaube, ich flirte! Mit Georg Hansen. Wie konnte das nur passieren? Was ist mit mir los? «Na ja», sage ich schnell, «macht ja nichts», wende mich ab und gehe schnell zu den anderen Müttern, die schon auf den Bänken am Trainingsplatz sitzen. *Macht ja nichts?* Du meine Güte.

Ich lasse mich neben Nadine auf eine Bank plumpsen und stöhne. «Männer», sage ich. «Machen das Leben einfach kompliziert.»

«Aber eine Welt nur mit Frauen wäre auch scheiße», sagt Nadine. «Stell dir mal vor – alleine unter diesen Bratzen. Ich würde durchdrehen!» Sie deutet auf die F1-Mütter, die vom anderen Trainingsplatz zu uns herüberschauen. Beziehungsweise auf den Vorplatz. Wo gerade Georg mit den Bällen entlanggeht. Die F1-Mütter verfolgen ihn mit Blicken.

Als Georg bei uns angekommen ist, begrüßt er die anwesenden Eltern mit Handschlag, was Hilli zu einem kieksenden Lachen veranlasst, Iwanka zu einem gurrenden «Wie gäht's?» und Nadine dazu, den Ausschnitt ihrer Bluse neu zu dekorieren.

Ich nehme mir vor, extrem lässig zu bleiben, aber als seine

Hand meine berührt, entfährt mir «Tach, Chef», was Georg zu einem Schmunzeln und Nadine zu einem überraschten Seitenblick auf mich veranlasst. Ich bemühe mich, nicht rot zu werden. Verdammt. Ich bin es einfach nicht mehr gewöhnt, dass ein Mann so was wie Interesse an mir bekundet. Wobei ich ja gar nicht weiß, ob Georg *wirklich* Interesse an mir bekundet hat oder ob er nicht einfach von Natur aus charmant ist und Frauen gerne das Gefühl gibt, interessiert zu sein, nur damit sie ihm aus der Hand fressen. Ich schüttele mich, weil mir von meinen eigenen Gedanken schwindelig wird und in mir der Verdacht aufkeimt, Yanniks Kuss-Angebot hat mich so durcheinandergebracht, dass ich gar nicht mehr klar denken kann.

«Wir bekommen Besuch», raunt Nadine.

Tatsächlich. Zwei der Mütter von der F1 schlendern von ihrem Platz zu unserem. Es ist die Diäthasserin und die Mutter von Starspieler Simon.

«Ihr habt einen neuen Trainer», näselt sie. «Na, mal sehen, ob euch das Glück bringt.» Dann schauen sie eine Weile beim Training zu und tuscheln.

«Die sollen abhauen», knurrt Nadine. «Das geht die doch gar nichts an, was wir hier machen.»

«Allerdings», pflichte ihr bei. Schließlich drehen sie sich auf dem Absatz um und stolzieren zurück zu ihrem Platz.

Nach erfolgreich absolviertem Training findet das Grillen statt. Bert hat sich angeboten, den Grill zu übernehmen, wir Frauen bauen derweil das Büffet auf. Ich bin stolz auf meine neue Salatschüssel mit passendem Deckel. Nichts mehr mit verkrumpelter Alufolie. Ein echt leckerer Muschelnudelsalat aus dem Internet. Schön schlotzig und erfrischend, mit vielen Kräutern und Oliven und Tomaten. Pamela kommt mit einer silbernen Platte mit Teigtäschchen in Igelform, deren Stacheln aus Mandelstiften bestehen. Zwischen den Igeln wachsen Fliegenpilze aus Tomaten und Mozzarella, an denen Radieschenmäuse knabbern. Ach du liebes bisschen, das ist wieder Kunst mit Lebensmitteln. «Das sieht ja toll aus! Wie lange hast du dafür gebraucht?», frage ich.

«Ach, das ist schnell gemacht», sagt Pamela bescheiden und fügt hinzu: «Natürlich nur, wenn man Erfahrung und das nötige Geschick hat.»

Mit Vorfreude auf meinen schönen Salat klappe ich den Deckel meiner Schüssel auf. Und schnell wieder zu.

«Was ist?», fragt Pamela misstrauisch.

«Nichts», murmele ich und überlege fieberhaft, was ich tun soll, da taucht Georg neben mir auf und stellt drei Flaschen Sekt auf den Tisch. Ich stehe noch da und klammere den Deckel fest.

«Alles in Ordnung?», fragt er.

Ich nicke. «Alles bestens.»

«Was für einen Salat hast du mitgebracht?», fragt er.

Ich überlege noch ungefähr drei Sekunden, aber mir fällt beim besten Willen nichts ein, wie ich die Blamage umgehen könnte, also entschließe ich mich zu dem altbekannten Motto Augen zu und durch und lüfte den Deckel. «Das sollte laut Rezept ein Nudelsalat sein. Und heute Morgen sah er auch noch aus wie ein Nudelsalat. Aber jetzt hat er sich irgendwie in einen Waschlappensalat verwandelt.»

Pamela und Georg beugen sich über die Schüssel. Während Pamela noch verdutzt glotzt, sagt Georg: «Das trifft sich gut. Ich liebe Waschlappensalat!» Und dann zieht er mit der Gabel eine labbrige Muschelnudel aus dem Topf, die doppelt so groß ist wie heute Morgen. «Lecker», behauptet er. «Weich und fluffig, wie Waschlappen eben sein müssen.»

Und angesichts Georgs gespielter Begeisterung bleibt auch Pamela jeder Tadel im Halse stecken. Im Gegenteil, sie fängt an zu lachen. «Das ist mir auch mal passiert, vor vielen Jahren», behauptet sie. «Mit einer Nudelsuppe! Da waren die Nudeln nachher so dick wie Finger!»

Georg schenkt Sekt in die Plastiksektgläser ein und verteilt sie an die Eltern, heißt uns herzlich willkommen und stößt mit uns auf eine erfolgreiche Saison an.

«Erwartet nicht zu viel», sagt er. «Es dauert, eine gute Mannschaft zu formen, aber wir werden das schaffen. Das sind alles gute Jungs. Auf den FC Reschheim. Auf die F2!»

Dann geht er zu Fadime und ihrem Mann, die am Rand stehen und zusehen, wie die beiden kleinen Brüder von Erol mit den Großen kicken.

Luis kommt, um sich ein Glas Zitronenlimonade zu holen, doch kaum hat er den ersten Schluck getrunken, ruft er: «Da ist Papa!», und schießt an mir vorbei.

Mist. Er hatte wohl doch keinen Termin mit dem Papst oder Til Schweiger oder so. Da schreitet er über den Platz, in seinem Vintage-Mantel, drückt Luis an sich, kommt dann zu mir rüber und begrüßt mich mit einem Küsschen auf die Wange. Das hat er ewig nicht getan.

«Und wie ist der neue Trainer?», fragt er. Als Antwort deute ich mit der Hand in Georgs Richtung. «Der sieht nicht gerade aus, als hätte er viel Ahnung», befindet Konstantin.

Woran er das jetzt erkannt haben will, möchte ich echt mal wissen. «Hat er aber», sage ich.

«Der ist wirklich toll, Papa», schwärmt Luis.

«Na dann», sagt Konstantin. «Wo gibt es denn hier was zu essen?»

Luis schnappt Konstantins Hand und zieht ihn zum Büffet. «Mama hat einen Waschlappensalat gemacht», höre ich ihn noch sagen.

«Einen Waschlappensalat?», ruft Konstantin. «Na, das klingt ja ziemlich merkwürdig. Aber das wäre ja nicht das erste Mal, dass deine Mama was Merkwürdiges kocht, oder? Weißt du noch, die Mehlwürmer?»

Ich hatte mal Spätzle selbst gemacht, die nachher wirklich aussahen wie Mehlwürmer. Aber geschmeckt haben sie. Mit viel Soße jedenfalls. *Das* hätte er erwähnen können, anstatt wieder über mich herzuziehen. Grimmig beobachte ich Konstantin, wie er mit Luis zum Grill geht, sich ein Würstchen geben lässt und sich anschließend mit Luis über meinen Waschlappensalat lustig macht. Also wirklich. Dann geht Georg zu ihm und stellt sich vor, und ich versuche, nicht zu auffällig rüberzustarren, und werde prompt beim Beobachten ertappt, als Konstantin mit der Gabel auf mich zeigt und lacht. Möchte mal wissen, was er jetzt schon wieder über mich erzählt, denke ich düster. Um mich abzulenken, stelle ich mich zu Pamela, Dagmar und Holger, die sich ebenfalls angetan zeigen von unserem Trainer.

«Ich bin so beruhigt, dass es nicht wieder so ein aufgeblasener Wichtigtuer ist», sagt Dagmar.

«So wie dieser unfähige Bert», knötert Holger. «Und dass er dafür gesorgt hat, dass Cedric jetzt Torwarttraining bekommt, ist auch super.»

«Warum hatte er das bisher eigentlich nicht?», frage ich.

«Hat sich eben keiner drum gekümmert», sagt Dagmar. «Ja, wenn er in der F1 gewesen wäre, sähe die Sache natürlich anders aus.»

«Mit diesem Trainer bleibt Jarvis vielleicht die Saison doch noch in der F2. Der Lerneffekt dieses Trainings ist wirklich einzigartig», sagt Pamela beiläufig.

«Ach, die F1 ist vielleicht erfolgreich, aber um welchen Preis», sagt Dagmar. «Wie die Mütter ihre Kinder unter Druck setzen, ist doch furchtbar.» Genau in dem Moment glotzt Pamela genervt an uns vorbei. «Was will die denn hier? Die F1 hat doch gar kein Training.»

Es ist Sophia, die in ihren engen Jeans über den Platz stöckelt, die Pilotenbrille im blonden Haar. Sie steuert auf uns zu, und ich bekomme auf einmal Angst, dass sie mit mir sprechen will. Darüber, dass ich so abweisend zu ihr bin. Noch kann ich so tun, als hätte ich sie nicht gesehen, jetzt also schnell.

«Ich hole mir noch einen Sekt», murmele ich, drehe Sophia schnell den Rücken zu und verschanze mich hinter dem Büffet, wo Nadine gerade die Nachrichten in ihrem Handy checkt. «Hallo», sage ich aufdringlich. «Was machst du da?»

«WhatsApp», antwortet sie, ohne den Blick zu heben.

«Du musst dich jetzt sofort mit mir unterhalten», sage ich flehentlich.

Da schaut sie auf. «Über was?», fragt sie überrascht.

«Egal», sage ich, und dann lege ich ihr die Hand auf den Arm und lache, als hätte sie mir einen Witz erzählt.

«Was ist denn mit dir los?», fragt sie.

«Ein Notfall», gackere ich.

Nadine guckt mich seltsam an, dann wandert ihr Blick weiter. «Was will die Schlampe denn hier? Die gehört doch zu der Fi … Uargh.»

«Was ist?»

«Sie küsst diesen Kerl, der mit deinem Sohn rumhängt.» Sie verzieht angewidert das Gesicht. «Was für eine Dramaqueen.»

Ich kann nicht widerstehen. Ich drehe mich um und sehe, wie Sophia Konstantin küsst und dabei affektiert den Fuß nach hinten streckt. «Doofe Kuh», zische ich leise.

Dann fällt bei Nadine der Groschen. «Ach, das ist die Neue von deinem Ex!» Ich antworte nicht, aber muss ich auch gar nicht, denn mein Gesichtsausdruck verrät wohl alles. Nadine zündet sich eine Zigarette an, und mit dem Rauch stößt sie aus: «Also, ich weiß ja nicht, wie du so drauf bist. Aber ich könnte die Neue von meinem Ex klatschen, aber den ganzen Tag.» Und nach einer kurzen Pause fügt sie hinzu: «Sie war nämlich schon seine Neue, als er noch nicht mein Ex war. Wenn du verstehst, was ich meine.»

«O ja», grolle ich. «Bei mir genauso!» Und ich weiß nicht, wieso, schließlich ist sie ja nun gar nicht meine Freundin, aber vielleicht auch gerade deswegen, jedenfalls bricht plötzlich alles aus mir raus. Wie ich Konstantin und Sophia erwischt habe und wie sie in mein Haus eingezogen ist, das jetzt ihr Haus ist, und dass sie mir vorgeworfen hat, dass ich nicht nett genug zu ihr sei.

«Das hat sie *nicht*», ruft Nadine total empört. «Wer hat der denn ins Hirn geschissen?»

«Unfassbar, oder?»

«Total unfassbar krass. Und dann muss ihr Sohn auch noch in den gleichen Fußballverein gehen, sodass du ihr dauernd über den Weg läufst. Ich würde der was husten.» Nadine zieht kräftig an ihrer Zigarette.

«Das mache ich auch», sage ich grimmig. «Und deswegen habe ich fest vor, das Turnier zu gewinnen. Damit die eingebildeten Tussis mal sehen, wie es ist zu verlieren.»

«Haha», macht Nadine. «Guter Plan. Wir zeigen denen, was wir draufhaben. Dass wir keine Spastis sind.»

«Lasst uns doch in Ruhe spielen! Geschrei und Prügeleien im Kinderfußball: Die Fair-Play-Liga soll den Nachwuchs vor den Eltern schützen.»

Westfalen-Blatt, 21.10.2013

21

«Du kannst dir ruhig zu Hause die Fingernägel feilen», sagt Konstantin großzügig zu mir. «Ich gehe mit meinem Jungen zum Fußball.»

Es ist Samstag. Ein Auswärtsspiel steht an – und Papawochenende. Erstaunlicherweise hat Konstantin schon wieder nicht abgesagt. Im Gegenteil: Er ist sogar extrafrüh gekommen, um mit zum Spiel zu fahren.

Fingernägel feilen?

«Ich gehe natürlich auch!», knurre ich, aber er scheint meine Wut gar nicht zu bemerken.

«Seit wann interessierst *du* dich für Fußball?», fragt er und zieht die Augenbraue hoch.

«Seit unser Sohn in einer Fußballmannschaft spielt», gebe ich spitz zurück. Abgesehen davon, dass wir eine Wette laufen haben.

Als Luis seine Sachen gepackt hat, fragt Konstantin: «Willst du mit Mamas Auto fahren oder im Porsche?»

«Porsche!», ruft Luis. Welch Überraschung.

«Seit wann hast du einen Porsche?», frage ich.

«Ist Sophias. Aber ich bekomme auch bald einen.» Er zuckt mit den Schultern und fügt lässig hinzu: «911er, Cabriolet.»

«Echt?», ruft Luis. «Das ist ja der Hammer. Mama, das ist doch wohl super, oder?»

«Absolut», sage ich und zwinge mich zu einem Lächeln.

«Wir würden dich ja mitnehmen», sagt Konstantin zu mir und

tut so, als würde er es bedauern, «aber du musst ja hinterher auch wieder nach Hause kommen, deswegen ist es besser, wenn wir getrennt fahren.»

Also fahre ich mit meinem Opel hinter Sophias schwanenweißem Cayenne zum Sportplatz und komme mir vor wie das hässliche Entenküken. Auf dem Parkplatz schlägt Georg vor, dass wir Fahrgemeinschaften bilden, um zum TuS Sibbelrath zu fahren, und dirigiert die Eltern in die Autos, wobei er die Streithähne Artur und Jarvis und ihre Mütter zusammensteckt. Konstantin verkündet sofort, dass er niemanden mitnehmen könne, und verschanzt sich mit Luis im Porsche. Georg steckt Pamela und Nadine zusammen, und dann sehe ich, dass nur noch Georg und ich übriggeblieben sind, und plötzlich fängt mein Herz an zu pochen.

Er schaut mich an und grinst: «Zu dir oder zu mir?»

Ich muss plötzlich husten. «Mir egal», krächze ich.

Er zögert einen Moment, dann lockt er: «Wenn wir mit deinem Auto fahren, verrate ich dir ein Geheimnis.»

«In Ordnung», sage ich und deute auf den Opel.

Während wir die paar Schritte zu meinem Wagen gehen, sagt er: «Aber du darfst es keinem verraten, okay?»

Ich nicke, wir steigen ein, er schnallt sich an, macht ein feierliches Gesicht und sagt: «Ich bin einfach ein grottenschlechter Autofahrer. Und Einparken kann ich überhaupt nicht.» Ich werfe ihm einen überraschten Blick zu. «Ist dir das etwa noch nicht aufgefallen?», fragt er. «Ich stehe doch wirklich immer bescheuert da. Guck, heute hab ich es echt versucht, aber er steht immer noch schief. Keine Ahnung, wieso.»

Ein Mann, der zugibt, etwas nicht großartig zu können! Ich muss schmunzeln. «Wenn wir in allem perfekt wären, wäre das doch auch schlimm. Dann könnten wir uns gar nicht mehr verbessern.»

«Auch wieder wahr», sagt er.

Dann fahren wir los, und mir fällt plötzlich auf, dass wir zum ersten Mal allein sind. Ein seltsames Gefühl, denn ich bräuchte bloß den Arm auszustrecken, um ihn zu berühren, und auf einmal denke ich, vielleicht mag ich ihn doch. Und diese Erkenntnis ist genauso aufregend wie erschreckend. Keiner von uns sagt etwas, und ich überlege, ob er ebenfalls spürt, dass etwas in der Luft liegt, die vage Möglichkeit, etwas entstehen zu lassen. Eine Freundschaft. Eine Affäre. Eine Liebe. Ein Drama. Ich bin mir nicht sicher, ob ich überhaupt mitspielen will. Ganz ruhig, Caro. Bis jetzt gibt es keinen einzigen Hinweis darauf, dass er irgendein Interesse hätte, dich abseits vom Sportplatz näher kennenzulernen.

«Endlich mal wieder Fußball in einer Weltmetropole», sagt er, als wir von der Autobahn auf eine Schnellstraße Richtung Vorgebirge abbiegen.

«Ja, man lernt beim Fußball sein Land noch mal ganz neu kennen», sage ich.

Dann erzählt er, dass heute die beiden jüngeren Brüder von Erol mitspielen. Sie sind zwar erst sieben, aber seiner Meinung nach talentiert. Und weil er gute Kontakte hat, hat er ihnen schon Spielerpässe besorgt, sodass sie heute unsere Mannschaft verstärken können. Wir bleiben beim unverfänglichen Smalltalk über die Mannschaft und den Fußball, und bald sind wir auch schon auf dem Parkplatz des TuS Sibbelrath. Ich parke ein und hoffe, dass es gelingt, und obwohl ich gegen den Bordstein rolle und beim Kuppeln das Getriebe krachen lasse, befindet Georg, dass ich das super gemacht hätte, wobei ich ehrlich gesagt nicht weiß, ob er das ernst meint oder nicht.

«Warum hast du mich damals eigentlich ausgelacht, als du mich hast einparken sehen?», frage ich.

«Da habe ich dich doch nicht ausgelacht», ruft Georg. «Da habe ich *bewundernd* gelacht.»

«Nee, du hast mich ausgelacht.»

«Mist. Da muss ich an meinem bewundernden Lachen wohl noch arbeiten. Pass auf, wie wäre es so?» Er fängt an zu lachen, es klingt wie eine Kreuzung aus Nikolaus und heiserem Rentier. Dabei macht er so ein ulkiges Gesicht, dass ich angesteckt werde und noch lachen muss, als ich aussteige. Bis ich Konstantins Blick auffange, der mit Luis neben dem Porsche steht und zu mir rüberschaut. Er hebt dann spöttisch die Augenbrauen, als sei meine Freude allein schon wieder peinlich.

«Danke fürs Mitnehmen», sagt Georg und trommelt dann die Jungs zusammen, um mit ihnen in die Kabine zu gehen.

Konstantin schlendert zu mir rüber und fragt, ob ich einen Kaffee möchte. «Nein danke», sage ich. «Ich hatte schon.»

«Du wirst mit mir doch wohl noch einen Kaffee trinken», stellt er fest und wartet meine Antwort gar nicht ab, sondern geht einfach los zu der Kaffeebude, die neben dem Vereinsheim aufgebaut ist.

Ich glotze Konstantin hinterher, der über den Platz stolziert, als wäre er hier zu Hause, als läge ihm die Welt selbstverständlich zu Füßen, ein Mann ohne Skrupel und Gewissen.

«Was ist?», fragt Nadine, die meinen Blick aufgefangen hat.

«Hast du dich jemals gefragt, wieso du dich in einen Typen verliebt hast?», antworte ich. «Ich frage mich jedenfalls, was ich in meinem Ex eigentlich gesehen habe. Ich meine, wieso merkt man vorher nicht, wie rücksichtslos jemand ist?»

«Scheiß rosa Brille», sagt Nadine, «verarscht einen nur. Mein Ex ist auch so ein Arsch.»

Und dann kommt Konstantin an der Kaffeebude mit Bert ins Gespräch und vergisst mich offensichtlich, jedenfalls ist nichts mit Kaffee. Vielen Dank auch. Wir beziehen Stellung am Spielfeldrand. Uns Eltern hat Georg schon beim letzten Training gesagt, dass er Wünsche in Sachen Spieleinsatz nicht berücksichtigen könne, weil er die Erfahrung gemacht habe, dass es am besten sei, wenn der Trainer alleine die Entscheidungen treffe, wer wann wo wie lange spiele. Und dass es auch für die Stimmung unter den Eltern besser sei. Und weil er das so ruhig und souverän vorgetragen hat, hatten weder Dagmar noch Bert irgendwas dagegen einzuwenden. Die Atmosphäre unter den Fußballeltern ist jedenfalls deutlich entspannter als sonst.

Wir Frauen finden uns am Seitenrand ein, wo eine kleine Tribüne Sitzgelegenheiten bietet. Nadine wirft mir einen komplizenhaften Blick zu, als Konstantin vorbeigeht und sich zu Bert, Erols Vater und Holger gesellt. Die haben sich hinter unserem Tor aufgebaut, das heute wieder von Cedric bewacht wird.

«Fällt euch was auf?», fragt Hilli, als sich die Mannschaften aufstellen.

«Alle haben die Schuhe zu», sage ich.

«Hoffentlich bleibt das auch so», seufzt Pamela.

Es bleibt tatsächlich so. Und auch ansonsten läuft das Spiel gut. Die Zwillinge sind ein echter Gewinn für die Mannschaft, flinke Stürmer mit einem erstaunlichen Balltalent. Einen richtigen Überblick über das Spiel haben sie zwar noch nicht, aber dafür Ausdauer und Kampfgeist. Die Umstellung von Angriff und Verteidigung war eine wirklich gute Idee. Artur und Jarvis spielen auch schon besser zusammen, und insgesamt läuft alles viel ruhiger, was auch an Georgs bedächtigen Anweisungen von der Seitenlinie liegt.

Nur Konstantin und Erols Vater rufen Kommandos – *nach vorne, zurück!, hin, weg, ran, drauf, jetzt aber!, was soll das denn werden?* Luis schaut bei seinem Einsatz in der Verteidigung dauernd zu seinem Papa, auch Erol ist irritiert. Bis Georg zu den Vätern geht und auf sie einredet, dann sind auch sie ruhig. Auch von der gegnerischen Seite kommen heute keine Attacken, und so sitzen wir Frauen in erstaunlicher Harmonie auf der Bank und genießen die Septembersonne.

Zur Halbzeit liegen wir ein Tor zurück, aber Georg erklärt den Kindern, dass man auch bei einem Rückstand nicht aufgeben dürfe: «Ein Gegentor heißt noch lange nicht, dass man das ganze Spiel verliert! Und jeder macht Fehler, aber man muss bereit sein, sie wieder auszubügeln. Wenn man den Ball verloren hat, muss man ihn sich halt wiederholen, indem man noch schneller rennt!»

Optimistisch startet die Mannschaft in die zweite Hälfte. Auch Luis spielt schon deutlich besser, gewinnt sogar einige Zweikämpfe. Am Ende verlieren wir zwar, aber nur knapp mit sechs zu fünf. Georg ruft die Mannschaft zusammen, sie bilden einen Kreis, indem sie sich gegenseitig die Arme um die Schultern legen, Georg redet irgendwas, die Jungs rufen «Reschheim, Reschheim, Reschheim» – dann gehen sie Richtung Kabine.

«Es geht aufwärts», sagt Georg zu den Eltern. «Ihr könnt stolz auf eure Söhne sein, sie haben sich schon sehr verbessert!»

«Warum haben wir denn dann nicht gewonnen?», mault Bert.

«Sibbelrath war sehr stark. Es ist ein großer Erfolg, dass wir nicht höher verloren haben!», erklärt Georg.

Als wir Eltern vor der Kabine warten, sagt Konstantin zu mir: «So toll ist er aber nicht, der neue Trainer. So richtig weiß der nicht, was er tut.»

«Wenn du gesehen hättest, was vorher hier abging, würdest du das nicht sagen», gebe ich zurück. «Er hat das gut gemacht, und er tut den Kindern gut. Vielleicht wäre es mal an der Zeit, auch die Leistung von anderen anzuerkennen.» Konstantin zieht wieder spöttisch die Augenbraue hoch. Dann fragt er plötzlich: «Was findest du an dem Kerl?»

«An welchem Kerl?»

«Na, am Trainer. Diesem Blender.»

«Das ist doch kein Blender!», behaupte ich.

«Na klar ist er das. Das sehe ich sofort», behauptet er. «Ich hoffe nicht, dass du so dumm bist, auf den Typen reinzufallen.»

Ich will gerade wutschnaubend etwas erwidern, da kommen die Jungs aus der Kabine, und Konstantin stürzt sich auf Luis.

«Ah, da ist ja mein Großer! Toll gespielt hast du! Mit der Leistung kannst du bald in eine richtig gute Mannschaft wechseln!» Er hält Luis die Hand zum Highfive hin, und Luis klatscht ab. Dann nimmt er Luis' Tasche, legt den Arm um seine Schulter und will schon mit ihm los, sodass ich mich regelrecht aufdrängen muss, um mich von meinem Sohn zu verabschieden.

«Bis morgen, mein Spatz.» Ich drücke ihn an mich und flüstere ihm ins Ohr. «Ich werde dich vermissen und freue mich schon, wenn du wieder da bist.»

«Bis dann, Mama», sagt Luis, und Konstantin dirigiert ihn weg.

Ich glaube, ich werde mich nie an das Gefühl gewöhnen, meinen Sohn übers Wochenende gehen zu lassen. Es ist wie das Heimweh damals auf meiner ersten Klassenfahrt. Das dumpfe Ziehen in der Magengegend, das mich durch die Tage begleitete und nur kurz abflaute, wenn ich abgelenkt war, sich danach aber umso heftiger zurückmeldete.

Auf der Rückfahrt bin ich trotz der irritierenden Nähe zu Georg in Gedanken versunken, während der neben mir erklärt, was er am Spiel der Mannschaft und der einzelnen Spieler noch verbessern will.

«Luis ist ziemlich zurückhaltend», sagt er. «Aber er kann gut beobachten und hat Überblick über das Spiel, das ist klasse.» Als wir auf den Parkplatz des FC Reschheim einbiegen, fragt er: «Hast du später schon was vor?»

Ich werfe ihm einen überraschten Blick zu. Dann fängt mein Hirn an zu rattern, und ich gehe schnell meine Möglichkeiten durch, die Sehnsucht nach Luis mit Ablenkung zu übertünchen. Die WG hatte mich zu einer Star-Wars-Nacht eingeladen, aber erstens hat Yannik gesagt, dass er lange arbeiten müsse und frühestens zu Teil IV da sei, zweitens war Star-Wars noch nie mein Ding, deswegen habe ich abgesagt. Meine Mutter hat gesagt, ich könne zum Essen kommen, was sie automatisch macht an den Papawochenenden, weil sie weiß, dass ich dann nicht gut drauf bin. Aber die Stimmung bei meinen Eltern ist in letzter Zeit etwas angespannt, deswegen habe ich dazu auch keine Lust. Und dann fällt mir Konstantins miese Bemerkung über Georg, den angeblichen Blender, ein, und da weiß ich, was ich tun muss.

«Ja, ich habe was vor. Ich wollte ein bisschen Qigong machen und danach eine Packung Prinzenrolle essen», behaupte ich und lächle.

Er lacht leise. «Das klingt natürlich verlockend. Ich hätte nur japanisches Essen zu bieten. Ich kenne da ein hervorragendes Sushi-&-Grill-Restaurant.»

«Haben die Waschlappensalat?»

«Der Koch ist super, der kriegt alles hin», behauptet Georg, und dann ist es passiert. Ich habe ein Date, ein Rendezvous mit einem Mann, die erste richtige Verabredung seit Konstantin, und auf einmal bin ich so aufgeregt, dass ich zu Hause sofort anfange, meinen Kleiderschrank zu durchwühlen.

⚽

Um kurz vor halb acht stehe ich in meiner Diele und probiere das achte Paar Ohrringe an, laufe noch mal zurück ins Wohnzimmer, um die Terrassentür zu schließen, stolpere dabei über den Löwenteppich und kann mich gerade noch an dem Giraffentisch abstützen, bevor ich zu Boden gehe. Caro, beruhig dich. Ich atme tief durch, checke noch einmal mein Erscheinungsbild: Jeans, schwarzes Top, dezenter Schmuck, hohe Schuhe. Ich nehme meine Tasche und warte darauf, dass es klingelt. Es wird halb acht. Um nicht ständig auf die Uhr zu schielen, betrachte ich den Kronleuchter in der Diele, diese explodierte Schneeflocke, und wundere mich mal wieder, wie ich in dieser infernalisch eingerichteten Wohnung gelandet bin. Um fünf nach halb acht setze ich mich auf die Stuhlkante, bereit, jederzeit aufzuspringen. Konstantin war immer zu spät. *Immer.* Und ich habe mich jedes Mal von seinen Ausreden beschwichtigen lassen. Um neunzehn Minuten vor acht werde ich unruhig. Um sechzehn vor acht klingelt es endlich. Erleichtert sause ich nach unten.

«Tut mir echt leid», sagt Georg, der am Auto auf mich gewartet hat. «Zu spät kommen ist eigentlich nicht meine Art. Meine Mutter rief noch an mit einer ziemlichen Krise, die konnte ich nicht so schnell abwürgen.» Er schaut mich demütig an mit seinen meerblauen Augen und lächelt, und ich lächele zurück.

Natürlich. Die Ausrede mit der Mutter kenn ich. Soll zeigen, wie gut er sich um sie kümmert. Soll Verantwortungsgefühl vortäuschen und Verständnis wecken. Dann merke ich erschrocken, in welche Richtung meine Gedanken wandern, und ich ermahne mich, mit dem pessimistischen Quatsch aufzuhören und den Abend zu genießen. «Ist schon okay», sage ich.

Wir fahren zum Restaurant. Er befragt mich zu meinen gastronomischen Vorlieben und zeigt sich erfreut darüber, dass ich keinem dieser schwachsinnigen Ernährungstrends folge, vegan oder low carb oder detox.

«Der einzige Ernährungstrend, den ich wirklich gut finde, ist All you can eat», sage ich, und er lacht aus vollem Hals.

Er ist nett. Er ist lustig. Und ich bin auf der Hut. Dieser Blender, höre ich Konstantin in Gedanken sagen. Aber Konstantin ist ein gemeiner Arsch, der auch jetzt noch versucht, mir in mein Leben zu pfuschen. Und ich lasse mir nicht mehr von ihm ins Leben pfuschen. Schau dir einfach Georg an, dieses Profil, dieses Lächeln, was für ein schöner Mann.

Die Kellnerin begrüßt ihn mit Küsschen. Mich streift ihr Blick mit einer gewissen Routine, höflich, aber nicht so, als wäre es die Mühe wert, sich mein Gesicht zu merken. Vermutlich schleppt er alle seine Frauen hierher, schießt es mir durch den Kopf. Dann nimmt er mir den Mantel ab, und ich bin hingerissen von seiner Zuvorkommenheit. Die aber doch bestimmt auch nur eine Masche ist.

«Alles okay?», fragt Georg, als wir schließlich am Tisch sitzen und der Kerzenschein ihn noch schöner macht, während ich in die Speisekarte starre, um ihn nicht grenzdebil anzuglotzen. «Gefällt es dir nicht?»

«Doch.»

«Wir können auch woandershin», bietet er an.

«Nein. Schon gut.»

«Soll ich den Koch nach der Spezialitätenkarte fragen?» Er beugt sich näher zu mir und sagt verschwörerisch: «Krabbenhirn und Qualle heben die manchmal für die besonderen Gäste auf.»

«Ach, Krabbenhirn hatte ich schon zu Mittag», flachse ich, und dann schaffe ich es endlich, mich zu entspannen.

Am nächsten Morgen liege ich in meinem Bett und schaue an den blauen Satinhimmel und denke, da habe ich den Salat. Es war ein supernetter Abend. Richtig schön. Wir haben uns toll unterhalten, er hat sich nach meiner Arbeit erkundigt und nach meinen Interessen, er hat mich ausreden lassen und mir zugehört, und wir haben viel gelacht und sehr lecker gegessen. Und er sieht so gut aus, ich könnte ihn die ganze Zeit anstarren.

Also, wo ist das Problem, Caro? Ich meine, es ist ja nicht so, dass irgendjemand um meine Hand angehalten hätte. Ich weiß noch nicht mal, ob Georg überhaupt irgendein romantisches

Interesse an mir hat. Wir haben auch gar nicht über sein Privatleben gesprochen, ich weiß also absolut nichts über seine Beziehungen oder Exbeziehungen. Wir haben einfach rumgealbert und uns über Job und Bücher und Filme unterhalten. Es war ein freundschaftlicher Abend. Und wir haben uns auch freundschaftlich voneinander verabschiedet.

Er hielt vor der Haustür, stieg aus, öffnete mir die Tür und sagte: «Vielen Dank für den netten Abend.»

«Ich danke auch für das leckere Essen», sagte ich.

«Gern geschehen.»

«Bis Dienstag dann.»

«Ja, bis Dienstag. Ich freu mich.»

Dann lächelte er noch einmal und stand da, mit der Autotür in der Hand. Ich lächelte zurück und dachte gar nicht daran, wie es wäre, ihn zu küssen, sondern huschte zur Haustür, fingerte meinen Schlüssel raus, und erst als ich drin war, schaute ich mich noch einmal zu ihm um. Er hob die Hand zum Abschied, stieg wieder in sein Auto und fuhr davon, und ich stieg mit klopfendem Herzen die Treppe rauf und war froh, dass mir nicht zufällig einer von der WG über den Weg lief, sondern ich alleine sein konnte, mit diesem kleinen zarten Gefühl, das sich wohl Hoffnung nennt. Hoffnung, dass es vielleicht doch noch mal irgendwann anders werden würde. Dass ich vielleicht irgendwann wieder glücklich sein würde.

Aber heute Morgen sehe ich die Dinge schon wieder nüchterner. Es war so nett, dass ich es einfach nicht glauben kann. Er ist ganz einfach zu gut, um wahr zu sein. Abgesehen von der kleinen Verspätung hat er sich rein gar nichts zuschulden kommen lassen. Dabei ist er Ende dreißig und nicht verheiratet. Das ist doch wohl ein sicheres Zeichen dafür, dass er beziehungsgestört ist.

Aber was ist – und das ist das Entscheidende an der ganzen

Sache –, was ist, wenn ich mich wieder verliebe und doch wieder reinfalle, wenn er wieder jemand ist, der mich betrügt? Das werde ich nicht zulassen. Ich werde mich auf keinen Fall blödsinnig und blind in eine Beziehung stürzen. Nein. Wenn es sich herausstellen sollte, dass Georg wirklich Interesse an mir hat, werde ich das nicht gefühlsmäßig angehen, sondern systematisch und schlau. Wie beim Onlineshopping – da wird auch die Kreditwürdigkeit überprüft, wenn man was bestellt. Das Gleiche mache ich bei Georg. Ich überprüfe seine charakterliche Kreditwürdigkeit.

Als Luis an diesem Sonntagnachmittag heimkommt, ist er stolzer Besitzer eines iPhones.

«Guck mal, Mama», ruft er mir schon im Flur entgegen und wedelt mit dem Handy.

«Toll», presse ich heraus und kann gerade noch lange genug ein freundliches Gesicht machen, bis ich ihn in sein Zimmer geschickt habe. Ich bin supersauer. «Ich habe doch gesagt, dass wir das absprechen müssen», fauche ich Konstantin an.

«Haben wir doch», behauptet er.

«Nein, haben wir nicht.»

«Doch, haben wir», beharrt er.

Ich stoße genervt die Luft aus und gebe auf. Ich kann Luis das Handy sowieso nicht mehr wegnehmen. «Aber beim nächsten Mal sprechen wir solche Sachen ab, ist das klar?»

«Natürlich», sagt er und grinst süffisant.

Als er weg ist, zeigt mir Luis, was er alles für Spiele darauf hat, World Chef und Minecraft und Angry Birds. Er wischt über das Display wie ein Profi, dann ertönt plötzlich eine Melodie und zeigt den Eingang einer WhatsApp-Nachricht an. Er öffnet sie. Sie ist von Sophia.

«Am Mittwochnachmittag gehe ich mit Sophia und Johannes einkaufen», informiert er mich.

«Wieso das denn?»

«Na, für die Hochzeit. Da brauche ich doch einen Anzug.»

«Respekt vor seinen Mitmenschen und das Einhalten von Regeln sind anscheinend aus der Mode gekommen. Nicht nur auf dem Fußballplatz, sondern in der Gesellschaft insgesamt.»

Karin O., Jugendtrainerin

22

«O Gott, jetzt heiraten die auch noch!», jammere ich am nächsten Morgen in meinen Kaffee.

«Diese Hochzeit ist ein Bund des Teufels», sagt Wassily. «Das hält nicht lange.»

Ein Räuspern, ein entsetzter Blick. Olaf steht in der Tür der Teeküche und starrt uns an.

«Wir reden nicht von dir!», rufe ich schnell.

«Überhaupt kein bisschen», bekräftigt Wassily. «Kerstin und du, ihr seid doch ein Traumpaar!»

«Allerdings», sagt Olaf pikiert, stellt eine Familiendose Kartoffelsalat in den Kühlschrank, macht sich einen Kaffee und geht in den Verkaufsraum.

Wassily schaut ihm hinterher. «Irgendwas stimmt nicht mit ihm», sagt er. «Er ist so abweisend. Und er sieht gar nicht glücklich aus.»

«Er ist bestimmt nur gestresst von den Hochzeitsplanungen. Und von Dorothees Neuerungen», mutmaße ich.

«Kann sein», sagt Wassily. «Apropos Dorothee.» Er erzählt, dass er mit einem Arbeitsrechtler gesprochen hat und Dorothee keine Chance habe, mit dieser Änderung durchzukommen. Aber dass er es jetzt erst einmal ausprobieren wolle. Denn gestern habe ein bekannter Architekt angerufen. «Er hat wieder ein Projekt. Acht Einfamilienhäuser! Das gibt einen satten Auftrag. Er will heute vorbeikommen.» Wassily reibt sich die Hände. «Da werden wir doch mal sehen, was Dorothee sagt, wenn sie mir diese fette Provision auszahlen muss.» Tatendurstig geht er in den Verkaufsraum.

Ich bleibe noch eine Weile in der Teeküche stehen, schlürfe meinen Kaffee und überlege, wie ich damit umgehen soll, dass Konstantin schon wieder heiratet. Vielleicht ist das auch gar nicht so schlimm. Jedenfalls macht es die Sache nicht noch schlimmer, als sie jetzt schon ist. Die beiden wohnen zusammen, dann können sie auch heiraten. Doch dann fährt mir der Schreck in die Glieder: Wenn die beiden heiraten, haben Sophia und ich ja denselben Nachnamen! Oh, wie schrecklich. Aber ich will nicht wieder meinen Mädchennamen annehmen, weil ich dann anders hieße als Luis,. Und Konstantin wäre nie und nimmer damit einverstanden, dass Luis auch seinen Namen ändert und meinen Mädchennamen annimmt. Diese Gedanken schockieren mich so sehr, dass ich mich den ganzen Vormittag nicht richtig auf meine Arbeit konzentrieren kann.

Irgendwann schaut Olaf zu mir rein. «Caro, kommst du mal? Hier ist ein Kunde, der will zu dir.»

«Aber ich arbeite doch gar nicht im Verkauf», sage ich erstaunt.

«Er will trotzdem von dir beraten werden», sagt Olaf säuerlich. «Wie ist das eigentlich – würdest du auch Provision bekommen, wenn du etwas verkaufst?»

«Keine Ahnung.» Ich stehe auf und linse durch das Fenster in den Verkaufsraum. Wenn das Konstantin ist, der Schieferfliesen für das neue Haus von Anke Engelke oder Angela Merkel kaufen und nebenbei mit seinen Hochzeitsplänen prahlen will, dann kriege ich die Krise. Aber es ist gar nicht Konstantin. Es ist Georg! Meine Hände fangen unwillkürlich an zu schwitzen. «Den Mann in dem Anzug da meinst du?», frage ich dümmlich.

«Ja, genau, das Paar da drüben», antwortet Olaf.

Ich verstehe erst nicht, was er meint, aber dann sehe ich die Frau mit dem geblümten Sommermantel bei den Mosaiken stehen. Sie dreht sich um und winkt Georg zu sich, und sie turteln ganz vertraut. Sie legt ihm die Hand auf den Arm, er lacht und steht ganz nah neben ihr, und mir wird plötzlich heiß, denn ich habe ein Flashback: Konstantin und die Studentin, die ein Praktikum bei ihm gemacht hat. Konstantin und die Innenarchitektin mit der Vorliebe für Granitskulpturen. Konstantin und die Verkäuferin im Weinladen. Und da weiß ich, dass ich wirklich superdämlich wäre, wenn ich mich auf Georg einlassen würde. Um so einen netten, gutaussehenden Kerl schwirren die Frauen wie die Wespen um die Blutwurst. Natürlich bin ich enttäuscht. Auf der einen Seite. Auf der anderen Seite bin ich erleichtert. Jetzt weiß ich es wenigstens. Charakterliche Kreditwürdigkeitsprüfung abgeschlossen: Es ist zu gefährlich. Ich werde keinen Gedanken mehr an Georg verschwenden und aus dem Beziehungsroulette aussteigen, bevor es überhaupt richtig ins Rollen gekommen ist.

«Kommst du?», fragt Olaf.

«Äh. Ja klar.»

«Wenn du Hilfe brauchst bei irgendwas, Beratung, Lieferbedingungen oder *Auftragsbestätigung*, sag mir Bescheid.» Er lächelt freundlich. «Ich meine, wenn du sowieso keine Provision bekommst, wäre ja blöd, wenn die niemand kriegt, oder?»

«Na klar», sage ich abwesend. Innerlich bereite ich mich vor, dem flirtenden Georg gegenüberzutreten. Ich werde ihn mit der allergrößten Ich-bin-über-dich-hinweg-Souveränität begrüßen. Was umso leichter ist, weil ich ja noch nicht mal über ihn hinwegkommen muss, schließlich hatten wir gar nichts miteinander, außer ein paar Flirtnachmittagen und einem gemeinsamen Abendessen. Ich streiche meinen Rock glatt, kämme mir einmal mit den Fingern durch die Haare, dann gehe ich in den Verkaufsraum. «Hallo, Georg», sage ich betont gutgelaunt.

«Hi Caro.» Er lächelt mich an und deutet auf seine Begleiterin. «Das ist Nele. Wir ...»

«Ihr sucht also eine Schrankwand», unterbreche ich und lasse ein donnerndes «Hahahaha» folgen.

Georg antwortet schmunzelnd: «Schrankwände haben wir beide schon massenweise. Es geht eher um ein Badezimmer.»

«Aha! Ihr wollt also *Fliesen* kaufen. Erstaunlich, wo wir hier doch in einem *Fliesenfachgeschäft* sind!» Ich reiße dramatisch die Augen auf und füge noch einen Lacher hinzu, um zu zeigen, *wie* witzig und gut aufgelegt ich bin. «Dann habe ich etwas ganz Besonderes für euch. Ganz neu reingekommen. Die sind so neu, dass wir sie noch nicht mal ausgestellt haben.» Ich führe sie nach nebenan ins Lager, wo die Kartons mit Dorothees Spezialfliesen stehen. «Kroko-Optik. Ganz was Feines!»

Die beiden beugen sich über den Karton mit den buckeligen Fliesen in Stahlblau. Nele befühlt sie ehrfürchtig. «Interessant. Aber ich kann mir gar nicht vorstellen, wie das als ganze Wand aussieht.»

«Ja, den meisten Leuten fehlt die Phantasie dazu», kommentiere ich. «Man kann das auch nur als Akzent nehmen und mit einer anderen Fliese kombinieren. Wir haben hier auch noch Elefantenhaut und Schlangenlederoptik.»

«Das klingt ziemlich exzentrisch», bemerkt Georg skeptisch.

«Ja, das stimmt. Aber man will ja nicht den ewig gleichen Landhausstil, ich meine, phhh!, der ist doch total out. Und überall liegen diese Holzoptikfliesen herum, gääääähn! Nee, da darf es schon ein bisschen Pep sein!» Ich wedele mit den Händen und räume dabei fast das Regal mit den Silikontuben leer, das neben uns steht. «Upps», mache ich und kichere überdreht. Georg mustert mich irritiert. Aber davon lasse ich mich nicht beeinflussen.

Soll er mich ruhig für seltsam halten, umso besser. Dann laufe ich nicht Gefahr, dass er versucht, mich um den Finger zu wickeln mit seinen verdammten meerblauen Augen. «Metallicfliesen sind auch im Trend», behaupte ich und wende mich schnell ab. «Hier, bronzedurchwobenes Feinsteinzeug.» Ich klatsche mit der Hand auf eine grässliche massive Fliese, die an eine Tresorabdeckung erinnert. «Elegant und pflegeleicht, die ideale Kombination. Verleiht jedem Raum eine unvergleichliche Atmosphäre», zitiere ich den Katalog. «Sie sind kalibriert, und dadurch kann man sie optisch fugenlos verlegen.»

«Hmmm, ich weiß nicht», sagt Nele. «Ich hatte mir eher etwas Klassisches vorgestellt. Die Fliesen können schon farbig sein, aber nicht so überkandidelt.»

«Klassisch, farbig, nicht überkandidelt, also doch eher die Spießerabteilung, wer hätte das gedacht?», sage ich und lache schon wieder affig – du meine Güte, das wird langsam anstrengend. «Ach, da habe ich was für euch!» Ich laufe weiter nach hinten, wo ich neulich diese Kiste mit unglaublich orangefarbenen Fliesen erspäht habe. «Kleinformatige Wandkacheln, handbemalt und glasiert, ein echter Hingucker.» Ich klaube eine aus dem Karton und strahle Georg und Nele an, die ihrerseits eher sparsam aus der Wäsche gucken. «Ist das nicht ein tolles Orange? Fast wie …» Der Himmel über Hiroshima im August 1945. «Ein Apfelsinenhain in Andalusien!», fabuliere ich und bekomme langsam Spaß an der Sache. Vielleicht sollte ich immer im Verkauf arbeiten. Ich greife in den angestaubten Karton neben dem atomaren Orange. «Und dann haben wir da noch diese sch…», ich muss mich kurz sammeln angesichts des omafarbenen Reliefs in Grün-Schleim-Braun, «schö-höne geflammte Fliese, ein Art-decó-Modell», behaupte ich einfach, um der monströsen Scheußlichkeit ein bisschen Flair zu verpassen. Möchte mal wissen, was sich Dorothee dabei gedacht hat. Ich meine, die Pfauenaugen sind ja schon schlimm, aber das hier? «Mal sehen, was wir hier noch für Schätze versteckt haben», gurre ich und wühle weiter in den staubigen Kartons. «Oh, das sind natürlich auch wirklich bezaubernde …» Ich drehe mich mit einem Paar gleißend gelber Kacheln um, die man auch als Leuchtbojen benutzen könnte. Aber Nele und Georg sind plötzlich verschwunden, stattdessen steht Wassily hinter mir.

«Was machst du denn da?», fragt er entgeistert.

«Ich verkaufe Fliesen», sage ich glühend. «An dieses reizende Paar Nele und Georg, das Schwein.» Die sind ein bisschen von der Tour abgekommen, merke ich gerade, und schauen sich am anderen Ende des Lagers turtelnd die weißen Bodenkacheln an. Ich wusste es doch. Menschen, die nicht an Monogamie glauben, sind in Sachen Einrichtung Puritaner! Siehe Konstantin.

«Das ist *dein* Georg?», fragt Wassily.

«Das war nie *mein* Georg, und er wird es auch offensichtlich nie werden», sage ich, und dann schaue ich auf die scheußlichen Kacheln, die aussehen wie mit zitroniger Neonglasur überzogen, und plötzlich ist mir ganz elend zumute.

«Das ist Hans-Joachims Resterampe», sagt Wassily und deutet auf die staubigen Kartons. «Manchmal brauchen alte Kunden so was, wenn ihnen eine Fliese von 1978 zersprungen ist.»

Ich schiebe die Kacheln zurück in den labberigen Karton. «Ach so», sage ich trotzig. «Konnte ich ja nicht wissen.»

«Und warum bist du eigentlich so aufgebracht?», will er wissen.

«Na, weil er genauso ist wie Konstantin», flüstere ich aufgebracht. «Er wirkt unheimlich charmant, ist aber doch nur ein Schürzenjäger und Frauenheld.»

«Aber …», fängt Wassily an.

«Selbst wenn sie *noch* nicht oder nicht *mehr* zusammen sind, will sie was von ihm, und er genießt es, und damit hat sich die

Sache erledigt. Ich verliebe mich nicht mehr in Typen, die auf Frauen stehen.»

«Äh …»

«Auf *andere* Frauen außer mir, meine ich natürlich.»

«Ooookay.»

«Und all die gutaussehenden Typen haben einfach zu viele Chancen», plappere ich weiter. «Dauernd hängen irgendwelche Frauen an ihnen rum, und da lasse ich mich nicht mehr drauf ein. Nein, nicht mit Carolin Zimmerl, offizielle Gutachterin in Sachen charakterliche Kreditwürdigkeit.» Zufrieden verschränke ich die Arme vor der Brust und schaue Wassily herausfordernd an, der auf einmal seufzt.

«Aber du weißt schon, dass Nele lesbisch ist?»

«Was?» Diese Information reißt mich jäh aus meiner Selbstzufriedenheit. «Nein. Das wusste ich nicht. Aber das … Wirklich, sie ist lesbisch?»

«Ich kenne sie über ein paar Ecken, sie hat gerade ihre Freundin geheiratet.»

«Na und?», sage ich patzig. «Das ändert nichts an der Tatsache, dass … dass … er gut aussieht und …» Auf einmal fängt mein Kinn an zu zittern, und ich komme mir unglaublich blöd vor. «O Gott», stöhne ich und mir schießen auf einmal die Tränen in die Augen, ohne dass ich es verhindern kann. «Und ich habe mich aufgeführt wie eine Irre. Er muss denken, dass ich verrückt bin.»

Wassily seufzt. «Kindchen», sagt er. «Da reden wir noch mal drüber, okay? Ich muss jetzt nach meinem Kunden sehen.»

«Aber Georg ist so nett, und ich bin so gestört und jetzt …»

«Schschsch», macht Wassily. «Caro, es ist alles halb so wild. Aber vor allem hör auf zu weinen. Ich kann doch keine Frauen weinen sehen.» Er zieht Taschentücher aus seinem Jackett, reicht mir eines und tupft sich auch ein Tränchen aus dem Augenwinkel.

«Danke», presse ich hervor und schnäuze mich einmal kräftig. «Wassily, könntest du die beiden übernehmen?», frage ich und blinzele ihn aus verquollenen Augen an. «Ich kann da nicht noch mal hingehen.»

«Geht klar», sagt er. «Muss nur noch den Freymann fertig machen. Der ist mal wieder sehr schnell in seinen Entscheidungen. Das liebe ich so an dem Mann!»

Als ich von der Toilette wiederkomme, wo ich zwecks Restaurierung meines Make-ups und meiner Contenance eine Weile verbracht habe, sind sie alle weg. Georg und Nele. Und dieser Freymann auch. Aber dafür herrscht jetzt total dicke Luft.

«Ich fasse es nicht», schreit Wassily, einen Zettel in der Hand, der sich als Auftragsbestätigung entpuppt. «Da bin ich einen Moment nicht da, und du klaust mir meinen Kunden?»

«Der Freymann wollte abschließen, also habe ich das Geschäft abgeschlossen», hält Olaf dagegen. Seine Wangen sind flammend rot, aber seine Stimme ist fest.

«Tja», sagt Dorothee. «Da kann man nichts machen. Die Provision bekommt der, der die Auftragsbestätigung unterschreibt.»

Wassilys Blick ist mörderisch. Und ich falle in ein richtig tiefes Loch, weil ich mit meinem Irrsinnsauftritt nicht nur Georg in die Flucht geschlagen, sondern auch noch Wassily um seine Provision gebracht habe.

«**Spielabbruch: B-Jugend Fußballspiel endet in Schlägerei.** Nach einem Foulspiel gerieten die Mannschaften – aber auch Zuschauer – derart aneinander, dass es zu einer Schlägerei kam. [...] Das Spiel musste abgebrochen werden. Die Stimmung war so erhitzt, dass die Polizei erst abrücken konnte, nachdem die Spieler sich geduscht und den Sportplatz verlassen hatten.»

wirsiegen.de, 21.5.2011

23

Am nächsten Dienstag ist wieder Training. Ich will Georg am liebsten gar nicht mehr sehen, weil ich mir so blöd vorkomme. Und wenn ich mich einfach für mein unmögliches Verhalten entschuldige? Aber was sollte ich als Begründung anführen: Du hast mit einer anderen Frau geflirtet, da bin ich durchgedreht? Ich meine, wir waren *ein* einziges Mal miteinander essen, da klingt ein Geständnis in Sachen Eifersucht doch reichlich neurotisch. Wenn er nur einigermaßen bei Verstand ist, würde er danach nie wieder ein Wort mit mir reden. Da könnte ich ihm ja gleich sagen, meine Hobbys sind Lesen und Stalken.

Ich könnte ihm natürlich erklären, dass ich gar nicht im Fliesenverkauf tätig bin und mich deswegen in unserem Geschäft verlaufen habe. Oder dass ich einfach unter angeborener Geschmacksverirrung leide, was er sofort sehen würde, wenn er mal in meine Wohnung käme, die vollgestopft ist mit grässlichen Einrichtungsgegenständen. Aber ich weiß nicht, ob das wirklich hilft, den schlechten Eindruck zu korrigieren.

Nein, ich muss einfach locker bleiben und ganz normal mit ihm reden. Das ist die beste Methode, um ihm zu zeigen, dass ich nicht durchgeknallt bin. Jedenfalls nicht in dem Maße, dass es nicht liebenswürdig wäre. Deswegen habe ich mir fest vorgenommen, heute einen erwachsenen, ganz und gar nicht durchgedrehten Eindruck zu machen. Wobei mir natürlich hilft, dass ich Georg so oder so abgeschrieben habe. Selbst wenn er ein netter Kerl ist, muss ich mir doch eingestehen, dass ich einfach noch nicht so weit bin. Die Wunden sind nicht verheilt. Ich muss die Scheidung richtig auskurieren. Nach einer Lungenentzündung besteigt man ja auch nicht sofort wieder irgendwelche Berggipfel. Das wäre ja geradezu idiotisch!

Luis und ich sind extra früh zum Training gefahren. Dann ist die Gefahr geringer, dass ich Georg auf dem Parkplatz über den Weg laufe, wo wir möglicherweise alleine wären und er mich eventuell nach unserer Begegnung der dritten Art im Fliesengeschäft fragen würde.

Hilli ist schon da. Sie ist richtig aufgekratzt und begrüßt mich mit einer flüchtigen Umarmung. Auch als die anderen eintreffen, sind sie richtig nett. Es ist, als sei eine Last von den Fußballmüttern genommen. Es wird auch gar nicht mehr rumgezickt. Im Gegenteil. Erstaunt höre ich, wie Nadine zu Dagmar sagt: «Habe auf dich gehört. Keine Pepsi light mehr für Dario-Devin!»

«Toll!», ruft Dagmar. «Das ist viel gesünd...»

«Dafür habe ich jetzt das hier. Ist extra für Sport!» Nadine zieht eine Flasche mit grellblauem Inhalt raus, und Dagmar sackt ein bisschen in sich zusammen, hält sich aber trotz des zweifelhaften Energydrinks mit Belehrungen zurück.

Und dann kommt Georg. Er schleppt die Bälle und die Hütchen auf den Platz. Ein paar der Jungs laufen zu ihm und helfen ihm.

«Was hat er nur mit den Kindern gemacht?», fragt Dagmar verwundert.

«Er ist einfach ein guter Trainer. Pädagogisch und menschlich gesehen. Eine seltene Kombination.» Pamela spricht wie ein Juwelier, der einen lupenreinen Diamanten betrachtet.

Das jedenfalls ist gut gelaufen, denke ich erleichtert. Da

sind emotionale Verwicklungen doch wirklich zweitrangig und vor allem hinderlich. Jetzt geht es einfach darum, dass Georg die Kinder fit macht für den Cookie-Cup. Während Georg die Hüpfekästchen-Leiter aufbaut und die Hütchen auf dem Platz verteilt, geht Nadine an den Rand des Spielfelds, um zu rauchen.

«Weißt du, wen ich gesehen habe?», ruft sie zu mir herüber.

«Äh. Nein?»

«Diese Schlampe. Die Neue von deinem Ex.» Da ich kein Interesse daran habe, dass sie diese Dinge hier quer über den Platz brüllt, gehe ich ein paar Schritte näher. «Im Golfclub», erklärt sie, «da bin ich Kellnerin im Restaurant. Sie war da mit ihrem Vater und noch ein paar Wichtigtuern.»

Ich zucke mit den Schultern. «Ja, der Vater ist anscheinend so ein reicher Bauunternehmer.»

«Die Rechnung, ey, Alter.» Nadine reißt die Augen auf. «Sechshundert Euro für ein Mittagessen! Da hat dein Ex ja eine gute Partie gemacht. Dieser Sack.»

«Ja», seufze ich. «Hat er wohl. Die beiden heiraten jetzt.»

«Ist nicht wahr», ruft sie. «Also echt. Da will man doch mit dem Hammer draufschlagen.» Sie zieht einmal tief an der Zigarette und fragt: «Aber was ist denn jetzt mit dir und dem Coach?»

«Was?» Ich bekomme einen Hustenanfall. «Nichts ist.» Sie mustert mich, und ich bemühe mich, nicht rot zu werden.

«Nee, ist klar», sagt sie dann. «Verarschen kann ich mich selbst.»

«Nein, wirklich nicht», rufe ich. «Da läuft nichts.»

Aber sie zwinkert mir zu und sagt einfach: «Doch.»

Also wirklich. Sollte ich mich *so* offensichtlich verhalten haben? Dann wäre mein Auftritt im Fliesengeschäft gestern ja noch peinlicher. Im selben Moment kommt Georg auf uns Eltern zu, vermutlich, um uns per Handschlag zu begrüßen. Auf einmal schwitzen meine Hände schon wieder, und ich habe die

Befürchtung, dass ich gleich wieder was unfassbar Dämliches anstelle. Also mache ich das, was ich am besten kann: mich verdünnisieren. Bevor er so nah dran ist, dass meine Flucht auffällig wäre, gehe ich schnell zu Luis und täusche ein dringendes Mutter-Sohn-Gespräch vor, bevor ich dann in weitem Abstand zu Georg quer über den Platz zum Klo gehe.

Ich wasche mir ausgiebig die Hände mit dem Seifenpulver, das vermutlich noch von 1986 stammt, als das Gebäude erbaut wurde; trockne mir mit einem von diesen grauen Reibeisen-Papiertüchern die Hände ab; fahre mir durch die Haare und nehme mir vor, total souverän und kein bisschen durchgeknallt zu sein – und da kommt Sophia in den Waschraum gestöckelt, und *paff*, bin ich auf zehn nach Klostein stinkenden Quadratmetern mit meiner Rivalin eingesperrt. Das hat man nun davon, wenn man Leuten aus dem Weg gehen möchte. Kann passieren, dass man jemand anderem in die Arme läuft, dem man auch nicht begegnen will. Ausweichen ist nicht, denn sie steht im Eingang und schiebt sich die Sonnenbrille in die blonden Haare.

«Hallo», krächze ich.

«Ach, Caro», fängt Sophia in geschäftsmäßigem Ton an. «Gut, dass ich dich persönlich treffe. Wir müssen was besprechen.»

«Luis kann morgen nicht mitkommen, er muss Hausaufgaben machen», beeile ich mich zu sagen.

«Oh. Gut. Dann müssen wir das ein anderes Mal machen.» Sie zieht ihr Smartphone raus und blättert durch ihre Termine. «Samstagmittag hätte der Schneider noch Zeit. Es ist wichtig, dass Luis mit zum Maßnehmen kommt, er soll den gleichen Cut anziehen wie Johannes und Konni. Meine drei Jungs sollen doch auf der Hochzeit alle gleich hübsch sein.»

Ich starre sie an. Ich meine, natürlich will ich keine Aussprache mit ihr. Aber dass sie derart geschäftsmäßig mit mir spricht und völlig meine Situation außer Acht lässt, finde ich schon ein starkes Stück. Und da höre ich mich sagen: «Hast du eigentlich jemals daran gedacht, wie es mir bei der ganzen Sache geht?»

«Welche Sache?», fragt sie mit Blick auf ihr Smartphone.

«Na, du und Konstantin. *Die Sache.*»

«Wieso?» Jetzt guckt sie mich an und wirkt aufrichtig verblüfft. «Das zwischen euch hat doch nun mal einfach nicht gepasst. Konstantin war so unglücklich!»

Ich starre sie an, kann aber weder Arglist noch Boshaftigkeit in ihrem Blick entdecken. Und da merke ich: Sie meint es tatsächlich nicht böse, sie *rafft* es einfach nicht. Sie kann sich gar nicht in meine Situation versetzen, weil sie auch nur an sich denkt. Genau wie Konstantin. Und in dem Moment wird mir klar, dass die beiden einfach perfekt zueinander passen. Ich atme tief durch, was wegen des Klostein-Gestanks weniger angenehm ist, als es sich anhört, und merke, wie ich ein Stück von dem Schmerz loslassen kann. «Stimmt», sage ich. «Du hast recht. Vergiss es.» Und ich gebe mir einen Ruck: «Gut, dann bringe ich Luis am Samstag zum Schneider.»

«Prima», sagt sie erleichtert. «Es muss halt alles passen. Wie sieht das denn sonst nachher aus auf den Fotos?» Sie zieht ihren Lipgloss nach und prüft die Frisur.

Und ich, ich bin plötzlich erleichtert und auch ein bisschen stolz auf mich. So als hätte ich eine schwere Prüfung bestanden. Und dann denke ich, wenn ich es geschafft habe, meine Eifersucht auf Sophia zu überwinden (oder zumindest zu minimieren, man muss ja nicht gleich übertreiben!), kann ich auch mit Georg reden. *Vernünftig* reden, meine ich.

An diesem Nachmittag ergibt sich jedoch leider keine Gelegenheit mehr, denn dauernd ist er von Fußballmüttern oder seinen Spielern belagert, und langsam bekomme ich den Eindruck, dass er vielleicht gar nicht mit mir reden will. Es gibt mir einen Stich, aber ich könnte es auch verstehen. Dann hatte es also nicht sein sollen. Und das hat auch sein Gutes. Vielleicht sollte ich erst mal sehen, dass ich mit mir selbst klarkomme, bevor ich mich in das nächste Gefühlschaos stürze.

⚽

Als ich an diesem Abend in Luis' Bett liege, unterhalten wir uns über die bevorstehende Hochzeit.

«Ich finde das komisch, dass er Sophia heiratet, aber Papa hat es mir erklärt», sagt Luis.

«Was hat er denn gesagt?»

«Dass man manchmal eben zwei Familien hat, eine alte und eine neue. Man würde sich ja auch ein neues Auto kaufen, wenn das alte kaputt gegangen ist.»

Um Luis, der das einfach so hingenommen hat, nicht zu verunsichern, bleibe ich erst mal still.

«Aber Mama, gerade das finde ich so komisch», sagt er. «Weil, man kann doch das alte Auto auch reparieren.»

Ich bin mal wieder sehr beeindruckt von der Klugheit meines Sohnes und drücke ihn an mich. «Das stimmt, mein Spatz. Aber manchmal ist es eben so, dass ein Auto so kaputt ist, dass man es nicht mehr reparieren kann. Das nennt man Totalschaden.»

«Und dann kauft man ein neues.»

«Genau», seufze ich.

Luis holt das Buch, das ich ihm gerade vorlese, aus der Büchererecke und drückt es mir in die Hand. Während ich das Kapitel suche, bei dem wir sind, sagt er plötzlich: «Ich mag unseren Opel.»

«Echt?», frage ich überrascht.

«Ja», nickt er. «Da ist es nicht schlimm, wenn man mal krümelt. In dem Porsche darf man überhaupt nichts essen!»

«Nein?»

«Absolut nicht. Papa stellt sich total an.»

Ich muss grinsen. «Weißt du was? Wenn es das nächste Mal regnet, machen wir ein Autopicknick und essen haufenweise Brötchen, während der Regen auf das Dach prasselt.»

«Super Idee, Mama. Und jetzt lies endlich!»

«Manchmal habe ich richtig Angst vor den Fußballeltern. Und wenn ich schon Angst habe, wie soll es dann den Kindern gehen?»

Siggi P., Schiedsrichter

24

Es ist Samstag. Ich habe mich entschlossen, nicht zum letzten Ligaspiel vor dem Cookie-Cup mitzugehen, sondern zu Hause meine neue Großherzigkeit gegenüber Sophia zu üben – und das Loslassen von Luis. Was mir deutlich schwerer fällt. Es ist eine Sache, dem Mann, der mich sowieso schlecht behandelt hat, nicht mehr hinterherzutrauern. Ihm meinen Sohn zu überlassen, ist eine ganz andere. Nach dem Spiel wollen sie zu diesem Schneider fahren wegen der Anzüge für die Hochzeit. Und weil sie morgen in ein Abenteuermuseum gehen wollen, bleibt Luis auch über Nacht bei Konstantin. Ich finde es richtig blöd, aber ich muss lernen, damit zurechtzukommen, und versuche mich mit Luis' reiner Freude über diese tollen Pläne fürs Wochenende zu trösten, als er wie ein Flummi durch die Wohnung titscht.

«Hast du alles?», frage ich Luis. «Jacke, Flasche, Trikot, Schuhe?»

«Die Schuhe!», fällt Luis ein, und er rennt zum Schuhschrank und holt sie raus.

«Sag mir Bescheid, wie das Spiel gelaufen ist», bitte ich.

«Na klar. Ich schicke dir eine Nachricht von meinem Handy!», verspricht Luis, und ich schaue ihm hinterher, wie er in seinem Trainingsanzug die Treppe runtergeht. Dann dreht er sich noch mal um und gibt mir einen dicken Schmatzer. «Bis morgen, Mama. Sollen wir, wenn ich zurück bin, Mensch ärger dich nicht spielen?»

«Unbedingt», sage ich. «Da freue ich mich schon drauf.» Dann ist er weg.

Ich gehe in die Küche, nehme mir einen Lappen und wische über die Arbeitsplatte, versuche, stolz auf mich zu sein, dass ich über meinen Schatten gesprungen bin und Luis erlaubt habe, bei seinem Papa zu übernachten, obwohl kein Papawochenende ist. Ich merke ja, wie gut ihm das tut, nach der langen Zeit, in der er ihn kaum gesehen hat.

«Aber doch nur, weil er ihn dauernd mit so teuren Superspitzenaktionen ködert, die ich mir nicht leisten kann», schreie ich auf einmal und schleudere den Lappen weg. «Dieser blöde Arsch!» Ich stehe in der Küche und bin auf einmal doch wieder unfassbar sauer. Was für ein unfairer Wettbewerb! Verdammt, was könnte ich denn anbieten, was Luis dazu bringt, seinem Papa eine Absage zu erteilen? Irgendwas, was großartig und nicht so teuer ist.

Yannik fällt mir ein. Der ist als Sportreporter doch dauernd im Stadion. Vielleicht können wir da mal mitkommen zu einem richtigen Bundesligaspiel. Das wäre für Luis doch wohl total aufregend. Ja, das ist die Idee! Bevor ich anfange, Gegenargumente zu sammeln oder wieder in Unentschlossenheit rumzueiern, springe ich schon die Treppe runter und klingele kurz entschlossen bei der WG. Yannik öffnet höchstpersönlich, in Jeans und zerschlissenem T-Shirt, die Haare verwuschelt.

«Hey», sagt er. «Komm rein. Möchtest du einen Kaffee?»

Ich nicke und sage schon im Reingehen: «Ich wollte dich was fragen.»

«Schieß los.»

«Könntest du Luis und mich mal mitnehmen ins Fußballstadion? Ich meine, in ein richtiges großes?» Ich breite die Arme aus, als ob ich so die Dimensionen eines Fußballstadions nachahmen könnte.

Yannik lacht. «Also nicht in die Arena von TuS Schneckheim?» Dann überlegt er einen Moment. «Ich habe nicht immer Karten übrig. Heute hätte ich zufällig eine.»

«Oh, schade», sage ich. «Luis ist gar nicht da, der ist bei seinem Papa.»

«Dann komm du doch mit. Kannst es dir ja mal ansehen, ob das überhaupt was für ihn wäre. Ist halt schon groß und voll und unübersichtlich manchmal.»

Ich überlege. Eigentlich sollte es ja eine Unternehmung mit Luis sein. Andererseits wäre es ziemlich cool, wenn ich ihm nachher davon erzählen könnte, was *ich* Fabelhaftes unternommen habe. Und wenn es gut ist, dann gehen wir beim nächsten Mal zusammen, und ich kenne mich schon aus. «Okay», sage ich aufgeregt. «Dann komme ich mit.»

«Aber ich muss arbeiten und kann mich nicht wirklich um dich kümmern», gibt Yannik zu bedenken.

«Kein Problem», sage ich leichthin. Da werde ich mit den Spielerfrauen plaudern und mir die Spieler mal aus der Nähe anschauen und ein paar schicke Clips drehen, damit ich Luis nachher zeigen kann, wie super alles war. Hach, wie aufregend!

Plötzlich bin ich mit der Frage konfrontiert, was man in so einem Fall anzieht. Ich meine, bei solchen Ereignissen wimmelt es bekanntlich von schönen Spielerfrauen, die in Designerklamotten rumlaufen, da möchte ich nicht ganz so mauerblümchenhaft aufschlagen. Deswegen ziehe ich eines meiner schöneren Kleider an, rot mit weißen Tupfen, schwarzer Cardigan über die Schulter, Ballerinas dazu, fertig.

Eine Stunde später fahren wir los, mit Yanniks Auto, einem alten Volvo. Auch hier ist wieder die Situation – alleine auf engstem Raum mit einem fremden Mann – seltsam. Aber anders als bei Georg. Der Raum kommt mir … *größer* vor. Oder vielleicht fühlt sich die Nähe zu Yannik einfach nur natürlicher an. Entspannter. Weil es gar nicht in Frage kommt, dass zwischen uns was läuft. Dafür ist der Unterschied in Sachen Alter und Lebensumstände viel zu groß. Während Yannik von der Star-Wars-Nacht in der WG erzählt, klingelt mein Handy.

Es ist Luis. «Wir haben gewonnen, Mama!», ruft er aufgeregt ins Telefon. «6:4!»

«Ha!», schreie ich vor Begeisterung. «Wie cool ist das denn? Herzlichen Glückwunsch, mein Spatz! Du musst mir morgen alles ganz genau erzählen!» Erst dann muss ich schlucken, weil ich nicht dabei war.

«Wir gehen jetzt feiern. Georg hat die ganze Mannschaft zum Eis eingeladen.»

«Toll», sage ich und freue mich für ihn. Ich hätte Georg gerne gratuliert. Und natürlich auch gerne Konstantins Gesicht gesehen. Spätestens jetzt muss er einsehen, dass ich recht hatte und die F2 keine Losermannschaft ist!

«Und weißt du, was ich mache?», sage ich zu Luis. «Ich fahre in ein echtes großes Fußballstadion nach Düsseldorf. Zu einem echten Bundesligaspiel.»

«O cool, Mama!»

«Vielleicht kannst du das nächste Mal mitkommen, hat Yannik gesagt.»

«Au ja. Ich muss jetzt auflegen. Tschüs, Mama. Bis morgen!»

Wir hören irgendeine Musik, während Yannik mir die wichtigsten Informationen zum Spiel Fortuna Düsseldorf gegen Union Berlin gibt: Wo die beiden Zweitligisten in der Tabelle stehen und dass Fortuna in einer Krise ist, seit ihr Starspieler Tim Berger eine Torblockade hat; und dass die Mannschaft dringend einen Sieg braucht, weil sonst der Abstieg droht. Aber ich höre nur mit halbem Ohr zu, weil ich vor meinem geistigen Auge Konstantin sehe, wie er mir zerknirscht die Kaffeemaschine aushändigt und zugibt, dass er sich geirrt hat. O ja! Ich werde ihn besiegen, aber so was von.

Ein Ordner winkt Yanniks Wagen an den wartenden Autos vorbei auf den Presse- und VIP-Parkplatz. Ich fühle mich schon jetzt total wichtig. Gleich werde ich entspannt in einer Loge über dem Rasen stehen, einen Prosecco in der Hand, und mit ein paar Spielerfrauen parlieren, die trotz ihres Glamours total auf dem Boden geblieben sind und mir ein paar tolle Tipps geben, mit denen ich Luis' Talent fördern kann.

Im Clubhaus herrscht dichtes Gedränge von Wichtigtuern aller Art. Ich werde ziemlich herumgeschoben, bis Yannik mich in einen Raum mit Resopaltischen schickt, wo ich mir was zu trinken holen kann. Er geht kurz weg und kommt mit einem grünen Leibchen wieder, das er mir in die Hand drückt.

Dann sagt er: «Ich muss gleich zur Pressekonferenz. Du bleibst am besten beim Kamerateam, ich komme dann gleich wieder zu euch.»

Oh! Ich darf mit dem Kamerateam mitgehen! Das klingt großartig. Und wichtig. Und aufregend. Er zeigt mir die beiden Männer, die mit allerlei Equipment hereinkommen und Yannik mit einem Nicken begrüßen.

Er sagt: «Das Wichtigste heute ist der O-Ton von Berger. Den brauchen wir unbedingt. Am besten exklusiv! Da wir nicht die Einzigen sind, die Berger im Visier haben, schnappt ihn euch, sobald ihr ihn seht!»

Der Kameramann nickt. Er trägt eine Lederjacke, kaut Kaugummi und wirkt alles in allem so enthusiastisch wie ein Nilpferd bei der Siesta. Der Tonmann ist ein langhaariger Zausel mit Kopfhörer, einem Mikrophon, das aussieht wie eine puschelige Angel, und einem Gürtel mit verschiedenen Geräten und Kabeln dran. Auch sein Energielevel dümpelt auf Napfschneckenniveau. Die beiden bemühen sich kein bisschen, so was wie Freundlichkeit vorzutäuschen, die Kontaktaufnahme zu mir besteht aus einem gelangweilten Blick. Also bitte. Wozu habe ich mich eigentlich in Schale geschmissen? Die beiden bedienen sich am Kaffeeautomaten und schlürfen aus den Pappbechern.

«Schmeckt scheiße», sagt der Kameramann zum Tonmann, der achselzuckend kommentiert: «Düsseldorf halt.» Auf irgendein unsichtbares Zeichen hin packen sie ihre Sachen.

«Soll ich mitkommen?», frage ich aufgeregt. Keine Antwort. Sie schieben sich aus dem Raum, hinein in einen Strom von Menschen, die einen breiten Gang hinunterlaufen. «Yannik hat gesagt, ich soll bei euch bleiben», sage ich zu der Kapuze, die unter den langen Haaren des Tonmanns hervorlugt.

Er geht weiter, ohne mich zu beachten, also beeile ich mich, ihnen zu folgen. Wenn ich jetzt den Anschluss verpasse, finde ich nachher die Loge nicht. Sie schlurfen durch einen schmucklosen Gang, biegen noch einmal rechts ab, ich höre Sprechchöre und Tröten und Fangesänge, und dann sehe ich durch ein großes Tor den Rasen und die Tribünen – und da wird mir klar, dass wir nicht in eine Loge gehen, sondern aufs Spielfeld! Das ist natürlich noch aufregender! Luis wird Augen machen, wenn ich ihm das erzähle. Das Kamerateam zieht grüne Leibchen hervor und wirft sie über – PRESSE steht hinten groß drauf. Jetzt raffe ich, warum mir Yannik ebenfalls so was gegeben hat. Also streife ich mir das grüne XL-Teil über, was meinen Look nicht unbedingt verbessert, und stolpere dem Kamerateam hinterher.

Der Lärm wird lauter, und dann gehen wir ein paar Stufen hoch, der Himmel öffnet sich über uns, und wir sind auf einmal im Stadion! Die Energie der wogenden Menschenmengen ist enorm, sie türmt sich um mich herum, schwappt von der Süd- bis in die Nordkurve und wieder zurück. Überall auf der Tribüne stehen Leute mit Schals und Fahnen, die Bier aus Plastikbechern trinken und singen und schreien und sich offenbar pudelwohl fühlen, während ich mir vorkomme wie auf einem fremden Planeten. Ich darf auf keinen Fall den Anschluss an mein Kamerateam verlieren, sonst bin ich total aufgeschmissen … Zündet dort etwa einer von den Berliner Fans ein Bengalisches Feuer an? *Paff.* Ich bin gegen den Tonmann geprallt, der plötzlich stehengeblieben ist.

«Pass doch auf», herrscht er mich an.

«Schuldigung», murmele ich kleinlaut.

Plötzlich setzt sich das Team wieder in Bewegung, es geht weiter am Spielfeldrand entlang, ich stolpere ihnen hinterher, vorbei an den Ersatzbänken, wo gleich die Profispieler von Fortuna Düsseldorf sitzen werden. Kurz vor der Eckfahne macht das Team halt, der Kameramann stellt seine Kamera auf das Stativ, die beiden wurschteln an ihren Geräten herum. Hoffentlich kommt Yannik gleich. Ich drücke mich so weit an den Rand wie möglich, bin direkt an der Bande und schaue mich ehrfürchtig um, da schreit jemand: «Ey, willste da Wurzeln schlagen, oder was?»

«Hau ab!», brüllt ein zweiter. Mist. Ich entdecke ein paar Rollstuhlfahrer, die direkt hinter der Bande sitzen und denen ich gerade die Sicht versperre. Sie fuchteln wütend mit den Händen, um mich zu verscheuchen.

Ich schiebe mich weiter an den Rand, worauf ein Ordner sagt: «Hier müssen Sie den Weg freilassen.»

«Wo soll ich denn hin?», jammere ich. Er deutet auf eine Stelle etwa fünf Meter weiter, also stelle ich mich dorthin und bete, dass ich niemanden störe. Dann braust ein Sturm durch die Menge, wie auf Kommando legen die Tröten los, ein brodelndes Konzert mit wenig Melodie, aber umso mehr Dezibel. Die Mannschaften laufen ein. Wie lange dauert noch mal ein Spiel?

Um eines klarzustellen: Ein Fußballspiel dauert entschieden zu lange. Schon bei Weltmeisterschaften frage ich mich, ob man die ganze Sache nicht ein bisschen kompakter gestalten könnte, zweimal dreißig Minuten würden es doch auch tun. Aber wenn man nicht auf einem Sofa sitzt oder in einer Loge bei Prosecco und Lachsschnittchen weilt, sondern in einem hässlichen Leibchen verloren hinter der Eckfahne rumlungert, dann zieht sich ein Fußballspiel wie ein durchgekautes, von jedem Geschmack befreites Kaugummi. Es ist ein Epos in unendlichen neunzig Akten.

Ich stehe mir die Beine in den Bauch, wobei ich mich aber wie auf heißen Kohlen fühle, weil ich so eine Ahnung habe, dass gleich noch was Schlimmes passieren wird. Und die ganze Zeit frage ich mich: Wie bin ich eigentlich auf die Schnapsidee gekommen mitzugehen? Wieso habe ich nicht nein gesagt? Wo ist Yannik eigentlich? Ich will hier weg! Diese brüllenden Fans machen mir Angst, sie sind wie eine Herde wilder Tiere kurz vor dem Ausbruch. Nach einem Treffer für Berlin flippen die Düsseldorfer Fans hinter mir fast aus vor Wut. Ich mache mir wirklich Sorgen, dass sie die kleine Mauer überspringen und das Spielfeld stürmen. Bang schiele ich zu ihnen, deswegen bemerke ich auch zu spät, dass mir der Ball direkt vor die Füße kullert. Ein Düsseldorfer Spieler mit der Nummer 8 kommt angerannt, fordert mit der Hand den Ball. Ich soll ihn ihm also zuspielen. Kacke. Na gut. Ich hole aus und schieße richtig feste, verreiße aber den Schuss und verfehle den Ball um Haaresbreite, und das einzige, was in hohem Bogen davonfliegt, ist mein Schuh. Er segelt auf die Tribüne. Das kommt eben davon, wenn man *nicht* in Cowboystiefeln Fußball spielt. Der Ball liegt dagegen immer noch vor mir auf dem Boden. Der Spieler kommt, ich bücke mich schnell, hebe den Ball auf und gebe ihn Nummer 8, der sich jetzt umdreht und mir seinen Namen präsentiert: Berger.

Berger wirft den Ball ein, sein Mitspieler passt zurück, Berger nimmt Maß und zirkelt den Ball in die lange Ecke vom Berliner Tor – und es steht 1:1! Berger rennt los, rennt mit ausgebreiteten Armen eine Kurve in Richtung der Düsseldorfer Fans, und als er in meine Richtung guckt, zeigt er mit dem Finger auf mich. Hä? Er rennt weiter, ich bin für einen Moment verwirrt, bis ich beschließe, dass ich mir das nur eingebildet habe. Seine Mitspieler flippen aus und umarmen ihn, und er wird für ein paar Sekunden unter einem Berg Fußballern begraben. Die Menge hinter mir skandiert: Berger! Berger! Und irgendjemand dazwischen brüllt: «Gut gemacht, Cinderella!» Ich kann es nicht genau sagen, aber vielleicht meint er mich. Ich habe nur noch einen Schuh an. Verlegen grabe ich die nackten Zehen in den grünen Kunstrasenteppich, der hier ausgelegt ist (und sich kein bisschen kuschelig anfühlt!).

Berger erzielt kurz darauf noch ein Tor, und Fortuna Düsseldorf gewinnt 2:1. Und dann kommt er nach Abpfiff wieder in unsere Richtung gelaufen, um sich bei den Fans hinter mir zu bedanken, und der Kameramann kriegt auf einmal einen richtigen Energieschub, ratscht die Kamera vom Stativ, nimmt sie auf die Schulter und kommandiert: «Den schnappen wir uns!» Der Tonmann ist jetzt auch total munter und drückt mir flink ein Mikrophon in die Hand.

«Aber …», sage ich verdutzt. «Sollen wir nicht auf Yannik warten?»

«Wenn wir nicht sofort loslegen, ist Berger wieder weg. Also los, frag ihn», sagt der Tonmann hektisch, und die beiden drängen auf Tim Berger zu, der seinen Fans applaudiert.

«Aber was soll ich ihn fragen?», stammele ich.

«Na, zu den Gerüchten!», herrscht mich der Tonmann an, der Kameramann sagt: «Kamera läuft.»

Welche Gerüchte, will ich schreien, aber da schaut Berger zu mir, und tatsächlich, er bleibt stehen. Der Kameramann stellt sich dicht neben mich, das Objektiv auf den Spieler gerichtet.

«Äh, hallo. Darf ich Sie kurz was fragen?», fange ich an. Berger schaut zur Seite, wo seine Kameraden schon in die Kabine gehen, nickt aber. Schweißtropfen glitzern auf seiner Stirn.

«Also. Die Gerüchte um Sie», fange ich an. «Da hört man ja so einiges. Was ist denn da dran?»

Er lacht. «Ja, das war ein tolles Spiel. Ich bin froh, dass es bei mir endlich wieder klappt mit dem Toreschießen und dass die Mannschaft verdient gewonnen hat.»

«Lass ihn nicht entkommen», knurrt der Kameramann leise.

«Aber», sage ich und beiße mir auf die Lippen. «Haben Sie es denn nun gemacht oder nicht?»

Er schaut auf den Boden, vielleicht irritiert ihn, dass mir ein Schuh fehlt, oder einfach nur, dass ich die schlechteste Reporterin aller Zeiten bin, jedenfalls fragt er zurück: «Sie meinen unterschrieben?»

«Ja, genau», sage ich dankbar. «Haben Sie unterschrieben?»

Er verzieht den Mund, überlegt, sein Blick wandert zurück zu meinem nackten Fuß, und dann grinst er plötzlich, zuckt mit den Schultern und sagt: «Ja, hab ich. In der Winterpause wechsele ich in die erste Bundesliga. Genauer zum VfL Wolfsburg. Ich weiß, dass das viele Fans enttäuschen wird, aber für mich ist das ein großer und wichtiger Schritt. Bis dahin werde ich alles für die Fortuna geben. Ich hoffe, sie verzeihen mir.» Damit zischt er ab.

Der Tonmann nimmt mir kommentarlos das Mikro aus der Hand, aber ich stehe immer noch fassungslos da. Ich habe gerade mein erstes Fernsehinterview gemacht. Die beiden Griesgrame sind immer noch ziemlich flink, ziehen mit ihrer Ausrüstung Richtung Kabineneingang, und ich habe schon Sorge, dass ich gleich noch mal einspringen muss, aber dann treffen wir endlich Yannik wieder, der erzählt, dass er wegen einiger Fankrawalle vor dem Stadion habe drehen müssen und deswegen das Spiel im Innenraum verpasst habe.

«Wir haben den Berger-O-Ton», sagt der Kameramann.

«Wie das denn?», fragt Yannik erstaunt. Der Kameramann deutet mit dem Kopf auf mich. «Cinderella war's», sagt er humorlos.

«Cinderella … hab ich was verpasst?»

Und da muss ich grinsen, und mein Herz klopft, so aufgeregt bin ich noch, so voller Adrenalin, von dem kalten Wasser, in das ich hineingeschubst worden bin, und sage: «Habe einen Schuh verloren, aber es war ja wohl für einen guten Zweck.»

Der Kamermann zeigt Yannik die Aufnahme in der Kamera, Yannik schüttelt verwirrt den Kopf. «Das ist ja der Hammer», sagt er. «Ich wusste schon, warum ich dich mitgenommen habe.» Er verschwindet noch mal mit dem Kamerateam, während ich im Presseraum warte und mich fast schon wie ein alter Hase fühle.

Eine Stunde später sitzen wir im Auto auf dem Weg zurück, ich plappere begeistert von meinem Erlebnis und dem Wechselbad der Gefühle, und da legt er seine Hand auf mein Bein und sagt: «Danke. Das war ziemlich cool.»

«Das war kein bisschen cool», sage ich und schaue auf seine Hand. «Ich hatte keine Ahnung, was ich da tue.»

«Dafür hast du es aber super hingekriegt.»

Und dann stehen wir an einer roten Ampel, und er beugt sich zu mir rüber und küsst mich. Sanft und warm sind seine Lippen, und mir wird ganz schwindelig, ein kleiner Sturm in meinem Inneren, ich überlege, ob ich das darf, aber dann komme ich zu dem Schluss, warum nicht? Es fühlt sich gut an. Nicht richtig, aber gut. Und allein das zählt. Und für diesen einen Moment bin ich wieder die Caro von früher, Caro, die Unversehrte. Die, die Spaß hat und nicht immer an andere denkt. Also schließe ich die Augen und lasse mich küssen, und es ist wie eine Wiederbelebungsmaßnahme für Nervenzellen, deren Existenz ich schon lange vergessen hatte. Dann mache ich die Augen auf und denke auf einmal an Georg. Aber ich will nicht an ihn denken, deswegen küsse ich Yannik zurück, bis der Autofahrer hinter uns hupt. Wir fahren weiter.

Yannik fragt: «Darf ich dich als kleines Dankeschön für die großartige Hilfe zum Essen einladen? Ich könnte Spaghetti kochen.»

Irgendwie fallen mir keine Gründe ein, die dagegensprächen, also entscheide ich mich dafür, es zu wagen. «Okay», sage ich heiser.

Als wir zu Hause ankommen, gehe ich nur schnell mal nach oben. Offiziell mit der Begründung, dort eine Flasche Wein zu holen. Inoffiziell muss ich mein Outfit überprüfen und kurz durchatmen. Du meine Güte! Das läuft ja auf einmal alles so … *gut.* Ich wurde geküsst. Ich bekomme bald meine alte Kaffeemaschine zurück. Und nicht nur das. Es fühlt sich an, als bekäme ich *mein Leben* wieder. Das Leben, in dem ich einfach auch mal das tue, was ich möchte. Und nicht erst lange überlege, welche Vor- und welche Nachteile das für alle anderen haben könnte. Ein Liedchen summend korrigiere ich meine Frisur und pudere mir die Nase. Eine kribbelige Vorfreude durchfährt mich, da klingelt es, und ich denke, nanu, der ist aber ungeduldig. Es ist jedoch nicht Yannik. Sondern meine Mutter.

«Überraschung», ruft sie durch die Gegensprechanlage. «Komm mal runter. Du musst mir helfen.»

Ich laufe also die Treppe runter zur Haustür, und da steht sie. Mit einem breiten Grinsen im Gesicht. Und einem Koffer. Der mich, ehrlich gesagt, weitaus mehr irritiert.

Meine Mutter stützt die Hände in die Hüften und sagt kokett: «Rat mal, wer jetzt auch wieder Single ist.»

«Äh … Keine Ahnung. George Clooney?»

«Na, ich!», verkündet sie. «Ich habe mich von deinem Vater getrennt. Ist das nicht toll?»

Meine Kinnlade klappt runter. «Hä? Wieso sollte das toll sein?»

Sie verzieht eingeschnappt den Mund. «Ich dachte, du freust dich!»

«Wieso sollte ich mich *freuen*, wenn ihr euch trennt?»

Sie schaut mich an, als wäre ich begriffsstutzig. «Weil wir beide jetzt im selben Boot sitzen natürlich, was denn sonst. Das ist doch toll!»

«Und was ist mit Papa?»

«Dein Vater rudert schon sein ganzes Leben sein eigenes Boot. Also los, hilf mir den Koffer hochtragen.»

Irgendwie bin ich so perplex, dass ich gar nicht weiß, was ich sagen soll. Ich hebe den Koffer probehalber hoch, und er wiegt ungefähr eine Tonne. «Was hast du da drin?», keuche ich. «Einen erlegten Elefanten?»

Sie kichert.

«Und wofür brauchst du denn den Koffer überhaupt?», frage ich, dabei ahne ich die Antwort schon längst, nur ist die so erschreckend, dass ich sie in meinem Schockzustand verdränge.

Kaum sind wir oben angekommen, bestimmt sie auch schon: «Das Wohnzimmer nehme dann ich.» Und ehe ich protestieren kann, ist meine Mutter bei uns eingezogen. «So, dann stoßen wir erst mal auf mein neues Leben an», sagt sie, klappt den Koffer auf und holt eine Flasche Sekt heraus. «Wo sind die Gläser?», fragt sie, und ich stehe da wie angewurzelt, deute matt auf den Schrank mit den Gläsern. Meine Mutter trippelt summend los und holt zwei Sektkelche raus. «Oh, der Teppich ist so schön weich», sagt sie, streift Schuhe und Strümpfe ab und läuft kichernd auf dem Löwenteppich hin und her. «Das kitzelt richtig!»

Was ist nur mit ihr los? «Willst du drüber reden?», biete ich ihr vorsichtig an.

«Ach was», sagt sie und entkorkt die Flasche. «Da gibt es nichts zu reden. Ich bin einfach nur erleichtert, dass ich es endlich gemacht habe. Er ging mir schon seit Monaten unglaublich auf die Nerven. Prost!» Sie reicht mir ein Glas und stößt mit mir an.

«Hast du denn *mit ihm* darüber geredet?», frage ich immer noch fassungslos.

Sie winkt ab. «Mit deinem Vater kann man nicht reden, das weißt du doch. So, und jetzt komm, wir machen uns ein schönes Mädelswochenende. Du hast doch von dieser Serie erzählt, die du auf DVD hast. Wie hieß sie noch? Downton Abbey?» Sie pflanzt sich aufs Sofa und legt die nackten Füße auf den Couchtisch.

Ich bin immer noch in einer Art Schockzustand und weiß nichts anderes zu tun, als die DVD rauszukramen und Staffel 1 in den Player zu schieben. Während also das Schicksal in Downton Abbey (und in meinem Wohnzimmer) Einzug hält, versuche ich, noch irgendwas über ihren Gemütszustand herauszufinden, und hebe ein paarmal an, sie was zu fragen, aber sie macht jedes Mal «Schschsch!» und starrt mit Tunnelblick auf die Mattscheibe.

«Das ist ja viel besser als *Sturm der Liebe*», sagt sie nach Folge eins und startet sofort die nächste. «Wie viele Staffeln gibt es davon?»

«Sechs», sage ich, da fällt mir etwas ein: «Aber es hat keiner von euch einen ... Neuen, oder?»

«I wo», sagt meine Mutter fröhlich, und dann ist der Vorspann vorbei, und sie konzentriert sich wieder auf den Bildschirm.

Ich beginne, mir ernsthaft Sorgen zu machen. Abgesehen von ihrer unheimlichen Fröhlichkeit schüttet sie den Sekt geradezu in sich hinein. «Ich mach uns mal einen Tee», sage ich etwas ratlos und gehe in die Küche, da klingelt es wieder.

«Wenn es dein Vater ist, sag ihm, ich bin nicht da», ruft meine Mutter.

Noch bevor ich die Gegensprechanlage aktivieren kann, klopft es an der Wohnungstür. Es ist Yannik. Den hatte ich glatt vergessen.

«Hey», sagt er. «Wo bleibst du denn? Die Nudeln sind gleich fertig.»

Ich schlüpfe in den Hausflur und lehne die Wohnungstür hinter mir an. «Meine Mutter ist gerade eben bei uns eingezogen», flüstere ich.

«Oh», sagt er. «Warum?»

«Sie hat sich entschieden, sich von meinem Vater zu trennen.»

«Oh!», macht Yannik und mustert mich mit seinen schokoglasurfarbenen Augen. «Schade. Das tut mir leid.» Er legt den Kopf ein bisschen schief. «Dann wird es nichts mit unserem Essen?»

«Leider nicht», sage ich. «Ich möchte sie nicht alleine lassen. Sie ist so … seltsam.»

«Schade.»

«Finde ich auch.» Und dann schaue ich ihm seufzend hinter, wie er die Treppe runtergeht.

«Trainer und Betreuer äußern Kritik in positiver und konstruktiver Form. Auf die Spieler / -innen wird lobend und motivierend Einfluss genommen. Der Ton macht die Musik. Die Trainer und Betreuer sind sich ihrer Vorbildfunktion bewusst.»

Aus dem Leitfaden Jugendfußball des TSV Maulbronn

25

Als ich am Sonntagmorgen aufwache, brauche ich einige Minuten, um den gestrigen Tag zu rekapitulieren. Es hat einige spektakuläre Wendungen in meinem Leben gegeben: Luis' Mannschaft hat endlich gezeigt, dass sie keine Losertruppe ist. Ich bin Sportreporterin gewesen. Yannik hat mich geküsst. Mein Leben fühlt sich an wie mit Schokoglasur überzogen.

Dann höre ich das Wasser rauschen, und mir fällt meine neue Mitbewohnerin ein. Das allerdings ist eine Wendung, auf die ich lieber verzichtet hätte. Wobei ich wirklich hoffe, dass meine Eltern es noch auf die Reihe kriegen. So geht das ja nicht. Ich kann nicht noch eine Scheidung in meiner Familie verkraften. Ich werde heute mal ein ernstes Wörtchen mit ihr und meinem Vater sprechen. Gestern habe ich nur kurz mit ihm telefoniert und ihm gesagt, dass sie bei mir ist.

«Deine Mutter ist völlig verrückt geworden», sagte mein Vater. «Sie mochte meinen Sauerbraten nicht. Hat gesagt, sie isst kein Pferd und dass ich das genau wüsste. Aber echter Sauerbraten ist nun mal aus Pferd, basta.»

«Willst du nicht herkommen und mit ihr reden?»

«Auf keinen Fall. Nicht bevor sie sich nicht entschuldigt, mich hier mit meinem Essen sitzengelassen zu haben.»

Davon wollte meine Mutter nichts wissen, aber ich hoffe, sie ist heute in der Lage, wieder etwas vernünftiger zu denken.

Ich stehe auf und ziehe mich an. In der Küche steht die leere Flasche Sekt, von der ich genau ein Glas getrunken habe. Im Kühlschrank liegen noch drei Flaschen. Kein Wunder, dass der Koffer meiner Mutter so schwer war. Ich mache einen Kaffee und schaue aus dem Fenster. Als meine Mutter in ihrem roten Hausanzug zum Frühstück erscheint, ist von Trennungskater immer noch nichts zu spüren.

«Nutella», ruft sie vergnügt. «Hatte ich ja ewig nicht! Dein Vater hat in letzter Zeit dauernd Brotaufstrich selbstgemacht, lauter gesunde Sachen wie Rote-Bete-Meerrettich. Oder Curry-Karotte-Apfel.» Sie schüttelt sich. «Aber wenn ich gewagt habe zu sagen, das schmeckt nicht, wurde er fuchsteufelswild und nannte mich undankbar.»

Ich schmiere mir Honig auf mein Brot, trinke einen Schluck Kaffee, und eine Weile sind wir mit essen beschäftigt. «Meinst du denn», frage ich dann, «das Auto hat einen Totalschaden, oder kann man es noch reparieren?»

«Wie bitte?»

«Ob du meinst, dass du und Papa noch eine Chance habt, euch wieder zu vertragen?»

Sie wischt mit ihrem Finger das Nutella-Messer ab und leckt ihn ab. Dann sagt sie strahlend: «Stell dir vor, ich habe gestern die ganze erste Staffel Downton Abbey gesehen. Und die Weihnachtssendung!» Sie nippt an ihrer Tasse. «Wenn ich gewusst hätte, was es für tolle Fernsehserien gibt, hätte ich viel früher damit angefangen. Aber dein Vater meint ja, so was wäre Zeitverschwendung. Ha! Heute gucke ich die zweite Staffel.» Und damit steht sie auf und bezieht wieder Stellung auf dem Sofa.

Ich lege die Füße auf einen Stuhl, trinke noch eine Tasse Kaffee und überlege, wie ich weiter vorgehe. Wobei ich erstaunlicherweise zum ersten Mal seit langer Zeit nicht in Panik oder einen Zustand der totalen Entscheidungsunfähigkeit verfalle. Ich fühle mich, als hätte ich die Zügel wieder selbst in der Hand. Als könne ich mein Leben eigenständig lenken. Jetzt geht es darum, die richtige Richtung einzuhalten. Also. Das mit meinen Eltern wird sich einrenken, da bin ich sicher. Sobald die beiden sich mal in Ruhe an einen Tisch setzen und vernünftig miteinander reden. Dafür werde ich sorgen.

In Sachen «Wette mit Konstantin» bin ich auch ein ganzes Stück weitergekommen. Ich bin sehr gespannt, wie er den Sieg von Luis' Mannschaft gestern aufgenommen hat. Es wird jedenfalls Zeit, dass der Herr Superarchitekt mal etwas kleinere Brötchen backt. Er mag heiraten, aber ich bin auch begehrt. Das mit Yannik und mir kann zwar nie was Ernstes werden. Er ist zu jung, führt ein ganz anderes Leben als ich. Aber für einen Flirt, ein Techtelmechtel oder eventuell sogar eine kleine Affäre kommt er definitiv in Frage. Ich meine, ich bin zwar Mutter, aber ich bin auch noch Frau. Ja, ich könnte ein kleines zufälliges Zusammentreffen von Yannik und Konstantin arrangieren, wenn er Luis nach Hause bringt. Luis wird sich nichts dabei denken, wenn Yannik hier ist, die beiden kennen sich. Nur Konstantin ein bisschen Kopfzerbrechen machen. Ich habe gesehen, wie er auf Georg reagiert hat. Natürlich hat er sofort sein Revier markiert.

So, der Plan steht. Ich ziehe mich sorgfältig an – lässiger Schick, ein rotes Wickelkleid mit schwarzen Blumen. Dann laufe ich zum Bäcker, Kuchen holen, und auf dem Rückweg klingele ich bei Yannik, um ihn zum Kaffeetrinken einzuladen. Abgesehen von meiner Absicht, Konstantin meine Attraktivität vor Augen zu führen, tut meiner Mutter die Ablenkung vielleicht auch gut.

Mit dieser Begründung tarne ich auch meine Einladung: «Du musst mir helfen, sie aus ihrer Fernsehstarre zu reißen», sage ich zu Yannik. «Ich alleine kann da nichts ausrichten. Aber wenn du dazukommst, dann muss sie ja mal vom Sofa aufstehen. Ich mache mir nämlich langsam Sorgen um sie. Es ist doch seltsam, dass sie gar nicht über die Trennung sprechen möchte, oder nicht?»

Aber Yannik zuckt mit den Schulter und antwortet: «Du bist übrigens jetzt eine Berühmtheit.»

«Wieso das denn?»

«Auf einer Fanseite von Tim Berger wird Cinderellas Schuh als Torblockadenlöser gefeiert. Es gibt sogar einen Clip von dir, deinem Schuh und Tim Berger auf YouTube.»

«Ist nicht wahr!», rufe ich. «Die Leute sind ja verrückt geworden.»

«Ich weiß nicht», sagt er lächelnd. «Du verdrehst den Leuten halt den Kopf.»

«Ha, ha», mache ich, freue mich aber über das Kompliment. «Also dann, in einer Stunde bei mir oben?»

Das dürfte meiner Mutter genug Zeit geben, sich anzuziehen und gesellschaftstauglich zu machen. Meine Mutter ist nicht gerade begeistert, aber als ich ihr erkläre, dass später ja auch Luis kommt, reißt sie sich zusammen und tauscht zumindest den roten Hausanzug gegen normale Kleidung. Eine Stunde später klopft Yannik an die Tür.

Meine Mutter begrüßt ihn: «Hallo, Herr Brugger.»

«Yannik», sagt Yannik und gibt ihr artig die Hand. «Sie können ruhig Yannik zu mir sagen.»

«Gut, Yannik», sagt sie kichernd, «darauf sollten wir anstoßen, was meinen Sie?»

«Es ist Sonntag, und am Sonntag trinkt man einen Frühschoppen.»

Yannik zwinkert mir zu, und noch ehe ich protestieren kann, hat meine Mutter den Sekt aus dem Kühlschrank geholt und drei Gläser eingeschenkt.

«Ein Gläschen in Ehren kann niemand verwehren», sagt sie und drückt mir eines in die Hand.

«Nicht lang schnacken, Kopf in den Nacken», bekräftigt Yannik, und meine Mutter lacht schon wieder so überkandidelt.

Ich überlege, ob das wirklich eine gute Idee war mit dem Besuch. Aber nun gut. Vielleicht ist es gerade das, was meine Mutter jetzt braucht. Außerdem kann Konstantin ruhig sehen, dass ich es mir auch gutgehen lasse. Also rufe ich übermütig: «Nüchtern bin ich schüchtern, aber voll bin ich toll.» Wir lachen.

Yannik erzählt meiner Mutter die Geschichte *Wie Caro als Sportreporterin berühmt wurde* und schmückt sie reichlich aus, und meine Mutter ruft immer wieder: «Nein! Also so was!», und ich sage bescheiden, na ja, ganz so war es auch nicht, aber dann zeigt er uns den Clip im Internet, und ich bin erleichtert, dass mein Gesicht nicht wirklich zu erkennen ist. Man sieht nur, wie ich neben den Ball ziele und mein Schuh im hohen Bogen davonfliegt, und es ist mir ein bisschen peinlich, aber wir haben trotzdem viel Spaß, und als es an der Wohnungstür klingelt, drücke ich einfach den Türöffner und lehne die Tür an, damit Konstantin und Luis in unsere lustige Runde reinplatzen.

Doch es klopft ein paar Sekunden später an der Wohnungstür, was ich seltsam finde, weil Luis ja einfach reinkommen würde. Aber es ist nicht Luis. Und auch nicht Konstantin. Es ist eine fremde Stimme, die in eine Lachpause von uns «Hallo» ruft. Verwirrt gehe ich in den Flur, und da steht Georg in meiner Tür. Damit habe ich ja nun gar nicht gerechnet.

«Hallo», sagt er noch mal und schaut auf das Sektglas, das ich in der Hand halte. «Störe ich?»

«Äh, nein», sage ich und bleibe wie angewurzelt stehen. In der Küche fragt meine Mutter Yannik nach weiteren lustigen Begebenheiten in seinem Job, und ich schließe schnell die Tür.

«Du hast Besuch», stellt Georg fest. «Ich glaube, ich gehe wieder.»

«Nein!», platzt es aus mir heraus. Es ist schön, dich zu sehen, denke ich, aber anstatt es zu sagen, lächele ich zaghaft.

In die Stille sagt er: «Nele hat sich übrigens für die cremeweißen Kacheln entschieden.»

«Schön», sage ich. «Das ist sicher eine gute Entscheidung.»

«Ja, Neles Lebensgefährtin ist sehr puristisch veranlagt. Für meine Wohnung, die ich im Übrigen *ganz alleine* bewohne, hätte ich ja lieber die Kroko-Fliesen genommen. Die waren so schön höckrig», fügt er schmunzelnd hinzu. «Vielleicht baue ich nur wegen dieser Fliesen mein Badezimmer um. Da habe ich im Moment noch so beige Kacheln drin, was ja ziemlich langweilig ist. Oder wie meine Fliesenfachverkäuferin es nennt: *gähn*!» Er grinst süffisant.

Ich beeile mich zu sagen: «Ach, hör auf. Ich weiß echt nicht, was an dem Tag mit mir los war.» Natürlich weiß ich es, aber ich sage es nicht. Ich schaue ihn nur an, und mich überkommt das Bedürfnis, ihn zu berühren, nur ganz kurz.

Da sagt er: «Und ich bin natürlich überhaupt nicht gekommen, um über Fliesen zu sprechen, sondern …»

In dem Moment schaut Georg an mir vorbei, sein Blick verändert sich, und da wird mir bewusst, dass die Küchentür aufgegangen ist.

«Hey, Süße, alles klar?», sagt Yannik. Er bleibt neben mir stehen und reicht Georg die Hand. «Hi», sagt er. «Ich bin Yannik.»

«Georg», sagt Georg automatisch. «Ich bin der Fußballtrainer von Luis.»

«Glückwunsch zum Sieg gestern», sagt Yannik. «Luis hat sich so gefreut. Das wurde aber auch echt mal Zeit, dass die Jungs einen raushauen, was?»

«Ja», sagt Georg und schaut von Yannik zu mir, und Yannik sagt: «Caro, komm doch gleich mal in die Küche, deine Mutter hat gerade einen kleinen … nun ja … sie braucht dich.»

Georg wendet sich ab und beeilt sich zu sagen: «Tut mir leid für die Störung. Wir sehen uns dann beim Training am Dienstag. Da machen wir ein Testspiel gegen die F1.»

Damit dreht er sich um und geht die Treppe runter, und ich würde am liebsten hinterherrennen und fragen, weswegen er eigentlich gekommen ist und was er mit mir besprechen wollte, und ihm sagen, dass ich dauernd an ihn denken muss und Yannik nur mein Nachbar ist, aber dann höre ich aus der Küche auf einmal deutlich das Schluchzen meiner Mutter. Der Damm ist also gebrochen.

«Wieso?», heult sie. «Wieso muss Burkhard Schulz so ein verdammter sturer Bock sein?»

«Mama», beruhige ich sie. «Ihr kriegt das schon wieder hin. In jeder Ehe gibt es mal eine Krise. Ihr müsst euch einfach mal richtig aussprechen. Ihr seid so lange zusammen, das könnt ihr doch nicht einfach wegwerfen.»

«Aber wir haben noch nie gestritten», schluchzt sie und lässt den Kopf auf den Tisch sinken.

«Ja, und genau das ist das Problem», sage ich.

Yannik bedeutet mir pantomimisch, dass er uns alleine lässt, ich nicke stumm und begleite ihn hinaus, wobei ich die Flasche Sekt verstohlen mitnehme, um sie außer Reichweite meiner Mutter zu bringen. Und gerade als Yannik die Tür öffnet, drängen Konstantin und Luis herein, und dann wird es auf einmal knubbelvoll in meiner Diele.

Luis begrüßt mich, schmeißt seine Tasche in die Ecke und sagt: «Hey, Yannik!»

«Na, Sportsfreund», sagt Yannik und klatscht mit Luis ab, während Konstantin Yannik mit seinem spöttischen Gesichtsausdruck mustert, den er für Geschmacksdefekte wie Übergewicht, Strickpullover und Kleinwagen reserviert hat. Dann schaut er irritiert auf die halbvolle Sektflasche, die ich nach wie vor in der Hand halte. Aus der Küche dringt ein ersticktes Schluchzen meiner Mutter.

«Ist das Oma?», fragt Luis und geht in die Küche.

Konstantin steht nach wie vor im Eingang, sodass Yannik nicht an ihm vorbeikann, die beiden geben sich die Hand, und ich sage: «Das ist Yannik, mein Nachbar, er wollte gerade gehen.» Konstantin gibt den Weg frei, und Yannik sucht das Weite. «Das war mein Nachbar», wiederhole ich. «Er hat mich gestern mit ins Fußballstadion genommen.»

«*Gestern*? Und was macht er dann heute hier? Hat er etwa hier *übernachtet*?»

«Das geht dich ja wohl gar nichts an!», entfährt es mir.

«Doch», behauptet Konstantin streng, «es geht mich sehr wohl was an. Schließlich wohnt mein Sohn auch hier. Da muss ich doch wissen, was für Typen hier ein und aus gehen.»

«Wie bitte?» Überrascht schnappe ich nach Luft.

«Na, offensichtlich hast du ihn schon deiner Mutter vorgestellt», sagt Konstantin spitz. «Also sag mir nicht, da läuft nichts.»

«Die kannten sich schon», sage ich und ärgere mich, weil ich doch die begehrenswerte Frau sein wollte und nicht die Trulla, die sich schon wieder rechtfertigt. «Und du weißt, dass ich nie etwas tun würde, was für Luis nicht gut wäre.» Im Gegensatz zu dir, würde ich gerne hinzufügen.

Konstantin schaut mich an, seufzt. Dann sagt er auf einmal mit seiner Balsamstimme: «Das weiß ich doch. Aber ich kann eben nicht einfach aufhören, mir um dich Sorgen zu machen.» Dann streicht er mir eine Strähne hinters Ohr, wie er es früher immer gemacht hat, und ich bin wie hypnotisiert und nicke. «Ich weiß, dass es im Moment schwierig ist, aber ich bin immer für dich da, das weißt du doch. Zusammen finden wir schon eine Lösung», säuselt er mit Blick auf die Flasche in meiner Hand, und seine Miene bekommt was Besorgt-Mitleidiges.

Ich fange an zu lachen, weil ich ihm ansehe, was er denkt, und da liegt er ja nun mal total daneben. Aber bevor ich das erklären kann, platzt meine Mutter mit verheultem Gesicht dazwischen und drängt sich an uns vorbei zur Toilette.

«Und was macht sie hier?», fragt Konstantin.

Da er es sowieso rauskriegen wird, sage ich ihm, dass sie bei uns wohnt. «Aber nur ein paar Tage. Bis das mit meinem Vater wieder eingerenkt ist.»

Konstantin atmet tief ein, schüttelt leicht den Kopf und sagt: «Mann, Mann, Mann. Hier ist ja was los.»

«Bei dir doch auch», sage ich. «Ihr heiratet, hat Luis erzählt.»

«Ja, aber nur im kleinen Rahmen», sagt er. «Nur die hundert engsten Freunde.»

Die hundert engsten Freunde! Wo die waren, als wir geheiratet haben, möchte ich mal wissen.

Vor dem Einschlafen erzählt mir Luis von seinem Besuch beim Maßschneider. «Dieser Mann hat mich mit einem Zentimetermaß vermessen. Auch die Armlänge!», kichert Luis. «Und Papa hat mir gezeigt, wie man Walzer tanzt.»

«Papa hat dir …» Da bleibt mir doch einen Moment die Spucke weg. «… gezeigt, wie man *tanzt*?»

«Er meinte, auf einer Hochzeit muss man tanzen, das soll ich mir schon mal merken. Für die Frauen ist das unheimlich wichtig.»

«Allerdings», sage ich und denke mal wieder, warum ist er nicht bei unserer Hochzeit auf die Idee gekommen? Vermutlich, weil Sophia ihn dazu zwingt, damit es nur ja schön auf den Bildern aussieht. Aber dann lenke ich schnell vom Thema ab: «Und ihr habt gestern euer Spiel gewonnen!»

«Das war so cool.» Luis berichtet mit leuchtenden Augen von den Ereignissen auf dem Spielfeld und dass die beiden Brüder von Erol wirklich klasse waren und Dario-Devin schon wieder ein Tor geschossen hat.

«Ich wusste, dass ihr eine gute Mannschaft seid», sage ich und drücke ihn an mich. «Hoffentlich zeigt ihr beim Cookie-Cup auch, was ihr draufhabt.»

«Papa sagt, ein einziger Sieg ist nur Glück, nichts weiter.»

«Quatsch», sage ich. «Ein Sieg ist ein Anfang.»

«Papa meint, ich soll lieber in die F1 gehen. Er hat schon mit dem Trainer alles geklärt.»

«Wie bitte?» Ich richte mich alarmiert auf. «Aber … warum?»

«Weil ich mit der Mannschaft gewinne! Und wenn man die Chance hat zu gewinnen, dann soll man sie auch nutzen.»

«Aber vielleicht spielst du dann gar nicht. Die haben so viele gute Leute.»

«Lieber auf der Bank gewinnen, als auf dem Platz verlieren, hat Papa gesagt.»

Ich schnaube verärgert. Und endlich sage ich auch mal was: «Also, da bin ich anderer Meinung. Mitspielen ist doch das Wichtigste. Und dein Team! Das lässt du doch sonst im Stich.»

Er zuckt mit den Schultern. «Man darf nicht immer auf alle Rücksicht nehmen, sagt Papa. Sonst kommt man nie zu was.»

«Ich finde aber, wenn man zu seiner Mannschaft steht, dann kommt man sehr wohl zu was. Zu Freunden. Und weißt du, Luis, manchmal ist Gewinnen nicht das Wichtigste. Manchmal ist es wichtiger, zu den Leuten zu halten, die immer für einen da waren und immer für einen da sind.»

Er zieht nachdenklich die Nase kraus. «Ich überleg's mir.»

«Mach das.»

«Aber solange Georg Trainer ist, bleibe ich sowieso in der F2. Mir gefällt das Training bei ihm sehr.»

Mir fällt ein Stein vom Herzen. Trotzdem habe ich das Gefühl, dass mit Konstantin irgendwas kolossal schiefläuft. Ich weiß nur noch nicht genau, was. Über eine andere Sache, die definitiv kolossal schiefgelaufen ist, muss ich gar nicht lange nachdenken: Georgs Gesicht, als er Yannik gesehen hat, geht mir nicht aus dem Kopf. Was habe ich mir nur dabei gedacht? Überhaupt darüber *nachzudenken*, eine Affäre mit meinem Nachbarn einzugehen! Schokoglasur alleine reicht einfach nicht. Damit kann man Risse überdecken, aber nicht heilen.

«**Prügelei im Jugendfußball: ‹Das nächste Mal brech ich ihm die Nase!›** Kopfnussattacken, ein Trainer in Handschellen, ein bedrohter Schiedsrichter: In der Frankfurter C-Jugend eskalierte ein Spiel. Bei der Suche nach den Tätern kommt heraus, dass der Beschuldigte keinen gültigen Spielerpass besitzt. Der Fall offenbart die Wildwest-Zustände im deutschen Jugendfußball.»

spiegel.de, 4.11.2013

26

Als ich an diesem Montag zur Arbeit komme, herrscht in der Teeküche der Fliesenboutique Günther eisiges Schweigen. Das Kauen von Olaf hallt von den Wänden wider. «Na, Leute», grüße ich. Keiner antwortet. «Äh. Alles okay?»

«Hallo, Carolin», sagt Wassily in eigentümlich hoher Stimme. «Nein, es ist nicht alles okay.» Wassily starrt an die Wand und verkündet: «Mit Kollegen, die Kollegen die Provision klauen, in einem Raum zusammen zu sein, ist nie okay.»

«Und mit Kollegen zusammenarbeiten zu müssen, die die Verlobte eines Kollegen gegen ihren Verlobten aufhetzen, ist auch nicht in Ordnung», bläut Olaf dem Wasserkocher ein.

«Aufhetzen? Ha!», sagt Wassily zum Kühlschrank.

«War ja klar», seufzt Olaf in seine Tasse. «Nie einsehen, dass man mal einen Fehler gemacht hat.»

«Das sagt der Richtige», keift Wassily zurück und donnert die Kühlschranktür zu, sodass Dorothees Chiasamen-Drink klirrt.

«Wer hat denn meiner Verlobten den Floh ins Ohr gesetzt mit dem Hochzeitskleid für tausendzweihundert Euro?», motzt Olaf sein Butterbrot an.

«Da hat sie aber ein Schnäppchen gemacht!», sagt Wassily zu mir, «normalerweise kostet es zweitausend!»

«Tausendzweihundert sind kein Schnäppchen, egal wie viel

das Kleid sonst kostet.» Olaf zieht eine angewiderte Grimasse und klaubt sich noch ein Butterbrot aus seiner Dose.

«Aber es ist ein *Hochzeitskleid*!», ruft Wassily.

«Ja, genau», giftet Olaf. «Sie zieht es genau *einmal* an!»

«So, Leute. Feierabend», rufe ich da entnervt. «Ich bin nicht euer Punchingball. Redet endlich *miteinander*!»

Wassily seufzt und wendet sich dann doch an Olaf: «Aber denk doch nur, wie glücklich sie sein wird. Und eine *glückliche* Braut ist eine *gute* Braut. Vor allem eine *friedliche* Braut. Wie sagt man in Russland: Es ist leichter, neben einem hungrigen Tiger zu leben, als neben einer enttäuschten Frau.»

Für einen kurzen Moment denke ich, die Stimmung beruhigt sich ein wenig, doch da schreit Olaf los: «Aber ein ruinierter Bräutigam ist kein guter Bräutigam! Und vor allem kein *friedlicher*!»

«Das ist noch lange kein Grund, mir meine Provision zu klauen!», brüllt Wassily.

«Und jetzt kauft sie noch passende Schuhe für dreihundert und ein Diadem für zweihundertachtzig Euro! Alles nur wegen dir!»

«Ich bin nicht schuld daran, dass deine Verlobte nicht mit Geld umgehen kann! Oder daran, dass du ihr nicht sagst, dass du das Geld nicht hast!»

«Ja, ja», schnaubt Olaf. «Schieb nur die Schuld auf die anderen. So seid ihr Russen nämlich.»

«Was hat das denn jetzt damit zu tun?», fragt Wassily irritiert.

«Dieser ganze Quatsch, von wegen wir Deutschen hätten immer ein schlechtes Gewissen wegen Hitler», donnert Olaf. «Aber ihr Russen! Kein bisschen schlechtes Gewissen! Dabei würde euch das auch guttun. Ich sag nur: Stalin!»

«Äh, Leute», versuche ich dazwischenzugehen, denn ich habe die Türglocke im Verkaufsraum läuten hören. «Da ist gerade ein Kunde gekommen …»

«Bist du denn jetzt völlig durchgedreht?», sagt Wassily. «Was haben denn Hitler und Stalin damit zu tun, dass du mir die Provision geklaut hast?»

Olaf verzieht eingeschnappt den Mund und hebt das Kinn, das in den letzten Wochen langsam die Form eines prallen Beutels angenommen hat. «Ja, das kannst du nicht vertragen, wenn man dich mit deinen eigenen Waffen schlägt», sagt er und spaziert in den Verkaufsraum.

«Also wirklich», sagt Wassily entgeistert. «Der dreht doch völlig durch, oder nicht? Caro, sag, dass er durchdreht!»

«Na ja», sage ich. «Olaf wirkt schon ein bisschen gestresst. Und durch den Wind.»

«Diese Dorothee», zischt Wassily. «Ich hab's gewusst. Sie bringt mit ihrer Hektik hier eine ganz komische Stimmung rein. Das mit den Provisionen war die beknackteste Idee aller Zeiten. Mit ihren seltsamen Methoden spielt sie uns gegeneinander aus. So kann man doch nicht arbeiten.»

Ich schaue betreten in meinen Kaffee. «Vielleicht würde es helfen, wenn du dich trotzdem bei Olaf entschuldigst. So als ersten Schritt.»

«*Ich*? Ich muss mich doch nicht bei ihm entschuldigen! Also wirklich. Wenn sich einer entschuldigen muss, dann er!» Er starrt mich aufgebracht an. «Jetzt fang du nicht auch noch an!»

«Ach, ich meine ja nur. Wenn man sich vertragen möchte, dann muss man einfach einen Schritt aufeinander zu machen, egal, ob man nun im Recht ist oder nicht.»

Er verschränkt die Arme vor der Brust. «Ich habe langsam wirklich die Nase voll. Und es wird Zeit, dass sich was ändert.»

«Wie meinst du das?», frage ich alarmiert.

Er zögert einen Moment, dann sagt er: «Ich habe ein Angebot von Casa Superiore, so.»

«Waaaas?»

Er nickt. «Die können noch einen Fachberater gebrauchen und sind auf mich zugekommen.»

«Aber ... willst du wirklich, ich meine ...», stammele ich. «Du darfst nicht gehen!»

«Für dich täte es mir natürlich leid, hier in dem Irrenhaus. Aber ich muss auch an mich denken.» Er zuckt mit den Schultern und sagt eingeschnappt: «So wie das jetzt hier läuft, will ich nämlich nicht bleiben.»

Ich muss schlucken. «Weiß Dorothee schon davon?»

Er schüttelt den Kopf. «Nein. Mit der rede ich nur noch das Nötigste. Und zwar sage ich ihr jetzt, dass ich Kopfschmerzen habe und nach Hause gehe.» Er schnappt sich seine Jacke und zieht ab.

Ich schaue ihm hinterher, wie er durch den Verkaufsraum stapft. Olaf redet gerade mit einem Paar, das sich durch Mosaik-Muster wühlt.

Als der Kunde Wassily bemerkt, hebt er die Hand, als wolle er einen Kellner herbeirufen. «Ach, vielleicht könnte mir Herr Antonow ...», fängt er an, aber Wassily winkt einfach brüsk ab und geht schnurstracks an den beiden vorbei.

«Diese Mosaike sind aus echtem Glas», sagt Olaf lauter, um die Kunden von der unfreundlichen Reaktion Wassilys abzulenken. «Die feine Körnung der Siliziumeinschlüsse sorgt in der Oberfläche für einen besonderen Glanz.»

Bedrückt kehre ich an meinen Schreibtisch zurück. Ich sortiere die Rechnungen, als Olaf zu mir reinschaut. «Wie sind im Moment die Lieferzeiten von Azulejo Azul?»

«Muss ich anrufen», sage ich. «Um welche Fliese geht's denn?»

«Finca D87.»

Ich greife zum Telefonhörer, suche mir gleichzeitig die Nummer der spanischen Fliesenfirma raus und setze seufzend hinzu: «Wassily wüsste das jetzt aus dem Stand.» Ich lasse es klingeln, aber niemand nimmt ab. Olaf zieht patzig von dannen, als ob es meine Schuld wäre, dass ich keinen erreicht habe, und kurz darauf verlässt auch der Kunde den Laden, ohne etwas gekauft oder eine konkrete Kaufabsicht bekundet zu haben. Wassily hat recht: So kann das nicht weitergehen. Mit einem Stapel Rechnungen, die abgezeichnet werden müssen, klopfe ich an Dorothees Tür.

Sie sitzt schmal hinter ihrem Schreibtisch und ist total vergraben in Katalogen. «Diese Werbung von Kloppstock ist auch nicht schlecht. Siehst du hier? Hinterglasfotografie, großformatig. Tolle Bilder, ein echter Hingucker im Bad. Das wird der neue Trend.» Sie zeigt mir Bilder im Katalog, wo Fotos von Bambus und Wasserfällen eine Wand in der Dusche zieren.

«Sieht wirklich toll aus», sage ich. «Aber Wassily sagt, mit diesen Dingern gibt es nur Probleme. Die sind sehr schwer anzubringen, selbst von erfahrenen Fliesenlegern. Und wenn sich nur ein bisschen Feuchtigkeit dahinter sammelt, geht das ganze Bild kaputt. Er empfiehlt die nie.»

«Hmmm», macht Dorothee. «Aber sie sind so schön.»

Ich hole tief Luft, und dann sage ich es einfach: «Dorothee, hast du schon gehört, dass Casa Superiore Wassily abwerben will?»

Sie stutzt einen Moment und fängt dann wieder an, in einem Katalog zu blättern. «Na und?», sagt sie. «Wir kriegen das auch ohne ihn hin. Wir sparen ein Gehalt, und Olaf ist ein sehr tüchtiger Bursche, außerdem kannst du ja auch im Verkauf unterstützen.»

Ich sehe die Hiroshima-orangefarbenen Fliesen vor mir und mein Gestammel – und Wassily, wie er gelassen den Kunden die Vorzüge verschiedener Fliesen erklärt, immer mit der festen Absicht, das Beste für die Kunden herauszufinden. Und an ihre Dankbarkeit, mit der viele später Bilder von fertigen Badezimmern schicken. «Willst du nicht lieber noch mal mit ihm reden?», frage ich.

«Mit dem kann man doch nicht reden», befindet Dorothee. «Außerdem sind im Geschäftsleben manchmal harte Schnitte nötig.»

Ich lege ihr die Abrechnungen zum Abhaken hin. «Überleg's dir noch mal», bitte ich.

«Da gibt es nichts zu überlegen. Wenn er wirklich meint, woanders würde es ihm bessergehen, bitte. Dann werde ich ihn nicht aufhalten.»

Ich stehe noch einen Moment unschlüssig vor ihrem Schreibtisch, aber sie beachtet mich nicht mehr.

Als am Nachmittag mal gerade kein Kunde da ist, gehe ich zu Olaf, der an seinem Schreibtisch verschiedene Bestellungen bearbeitet. Ich nehme mir Wassilys leeren Stuhl und rolle zu ihm heran. Er tippt weiter in seinen Computer, ohne auf mich zu reagieren.

«Hast du das schon gehört?», frage ich. «Wassily hat ein Angebot von Casa Superiore.»

«Was?» Er hält erschrocken inne. «Was für eine Stelle? Etwa eine *Leitungsposition*?»

«Ist doch egal», sage ich. «Der Punkt ist: Wenn er geht, dann geht hier alles den Bach runter.»

«Das ist nicht gesagt», behauptet Olaf trotzig.

«Vielleicht wirst du am Anfang mehr verdienen, weil du seine Kunden auch noch übernimmst. Aber irgendwann werden die Leute abwandern, er wird sie anziehen. Du weißt, wie gut er ist.»

Olaf zieht eine Grimasse, widerspricht aber nicht.

«Ich weiß, dass du dich geärgert hast wegen des Kleids, aber das ist doch nun wirklich nicht Wassilys Schuld, dass Kerstin es sich gekauft hat.»

«Aber er hat …», gibt er eingeschnappt zurück.

«Olaf», sage ich scharf. «Das ist Blödsinn. Und überhaupt – sich wegen eines Hochzeitskleids in die Haare zu kriegen, ist doch wirklich kindisch.»

Er schiebt eingeschnappt die Unterlippe vor.

«Überleg mal, wie das wird, wenn er nicht mehr da ist», sage ich eindringlich. «Wenn niemand mehr Dorothee Paroli bietet. Wenn niemand mehr da ist, der sämtliche Ansprechpartner von italienischen und spanischen Firmen kennt. Und für wen wirst du dann Kuchen mitbringen? Nur für mich und die Chefin?» Während ich rede, verändert sich Olafs Miene, und ich merke, dass er ins Grübeln kommt. «Wir müssen unbedingt verhindern, dass Wassily kündigt», schließe ich.

Endlich verliert sich sein starrer Gesichtsausdruck. «Und wie willst du das anstellen?»

⚽

Mein Yin und Yang ist im Moment ein bisschen durcheinandergeraten. Abgesehen davon, dass ich die Wette mit Konstantin gewinnen muss, muss ich die Ehe meiner Eltern retten, Wassily zum Bleiben überreden, mich mit Yannik aussprechen und die Sache mit Georg klären. Der Fall Yannik scheint mir am einfachsten zu sein. Deswegen versuche ich, das gleich nach der Arbeit zu regeln. Mit seinen unregelmäßigen Arbeitszeiten habe ich gute Chancen, dass er da ist. Also klingele ich bei der WG.

Pascal öffnet. «Was läuft?» Er hat ziemlich rote Augen, und aus der Bude müffelt es nach Gras.

«Hey», sage ich. «Ich wollte eigentlich kurz Yannik sprechen.»

«Komm rein.» Er führt mich ins Wohnzimmer. «Vinnie und ich haben heute Vormittag eine Klausur geschrieben», informiert er mich. «Jetzt arbeiten wir an einer Geschäftsidee.»

«Äh. Schön», sage ich. «Wofür?»

«Wissen wir noch nicht. Deswegen sagte ich ja auch, wir arbeiten dran.»

Vinnie sitzt auf dem Omasessel, ein Tablet liegt auf seinem Schoß, der Rauch eines Joints hängt tranig über ihm. «Guten Tag, Eure Durchlaucht», sagt er zu mir.

Pascal prustet los, als wäre das irgendwie ein Superwitz, und zerrt einen Stapel Computermagazine vom Sofa. «Setz dich. Was können wir dir anbieten?»

«Nichts, danke. Ich wollte nur kurz mit Yannik ...»

«Hier», ruft Vinnie und liest vom Tablet ab, «das Geschäft mit dem Geschäft. Versand von Elefantenkot an missliebige Personen.»

«Genial», ruft Pascal.

«Das ist eure Geschäftsidee?», frage ich ungläubig.

«Nee, leider nicht», sagt Vinnie. «Die Idee hatte schon ein Typ aus Tschechien. Steht zumindest im Internet. Er hat angeblich schon vier Mitarbeiter.» Er blättert weiter. «Mann, die Leute haben so coole Ideen. Rezept-Tattoos zum Aufkleben auf den Unterarm. Affen gestalten T-Shirts. Scheidungsfotograf ...»

«Scheidungsfotograf?» Da horche ich natürlich auf. Vinnie liest vor, dass es Fotografen gibt, die der Hochzeitsfotografie die Trennungsfotografie entgegensetzen, um den Neuanfang zu zelebrieren. «Das finde ich gut», sage ich. «Wo ist denn Yannik eigentlich?»

«Yannik?», fragt Pascal, als höre er das Wort zum ersten Mal. «Nee, der ist nicht da.»

«Aber ... ich habe doch gesagt, ich wollte ihn sprechen.»

«Ja. Und ich habe gesagt, komm rein.» Pascal lächelt mich unverwandt an.

«Wann kommt er denn wieder?», frage ich.

«Heute auf jeden Fall nicht mehr. Anna ist wieder da.»

«Wer?»

«Seine Freundin. Die hat ein paar Monate in Madrid studiert.»

Er hat eine *Freundin* in Madrid? Aber … aber er hat mich *geküsst*! Was ist nur mit den Männern los? Ist das Treue-Gen auf ihrem verkümmerten Y-Chromosom irgendwie abgerutscht? Na ja. Zum Glück habe ich in diese Bad-Boy-Bank emotional gesehen kaum was investiert, sonst wäre ich jetzt mal wieder bankrott. «Ach so.» Ich stehe auf. «Na, dann. Alles klar.»

Das Gute ist: Da hat sich eine Aussprache ja wohl erübrigt. Punkt eins meiner To-do-Liste erledigt. Wenn sich die Sache mit meinen Eltern auch noch so leicht klären ließe, hätte ich das nächste Durcheinander geordnet.

Ich muss feststellen, dass meine Wohnung viel zu klein ist. Für mich und meine Mutter. Sie ist zwar erst zwei Tage hier, aber trotzdem kann ich den roten Hausanzug nicht mehr sehen.

«Wo ist eigentlich mein Sekt hin?», fragt meine Mutter.

«Den habe ich weggebracht», sage ich. Er steht im Keller. «Anstatt hier nämlich Sekt zu trinken, solltest du lieber mal mit Papa reden, wie ihr das wieder hinbekommt.»

Sie schiebt das Kinn vor.

«Keine Widerrede mehr», sage ich. «Wir fahren jetzt nach Hause, und dann sprichst du mit ihm.»

«Das hat doch keinen Zweck», protestiert sie.

«Das sehen wir, wenn wir es versucht haben», bestimme ich und fange an, ihre Sachen in den Koffer zu werfen.

«Aber ich will nicht nach Hause.» Sie stampft störrisch mit dem Fuß auf.

«Wenn du wirklich vorgehabt hättest, länger hierzubleiben, dann hättest du viel mehr Klamotten mitgebracht, Mama, und das weißt du ganz genau.»

Sie seufzt, gibt aber endlich nach. Eine halbe Stunde später sind wir schon bei meinen Eltern zu Hause. Mein Vater sieht müde aus, der Bart ist stoppelig. Er wirkt wie ein verschrobener Professor, der nicht mehr weiß, wo er seine Instrumente hingelegt hat. In der Küche herrscht das totale Chaos.

«So», sage ich nach ein paar einleitenden Worten über die untragbare Situation. «Jetzt los. Was stört dich an ihm?», frage ich meine Mutter streng.

Sie ziert sich einen Moment, aber dann stößt sie hervor: «Du hörst mir nie zu!»

«Doch», widerspricht er patzig. «Natürlich, ich bin ein hervorragender Zuhörer!»

Meine Mutter stöhnt und wirft mir einen Hab-ich's-dir-nicht-gesagt-Blick zu.

«Bist du nicht, Papa», sage ich ärgerlich. «Genauso wenig wie ein Stürmer, der nie den Ball abgibt und immer versucht, alleine das Tor zu machen. Der denkt auch, er ist der beste Spieler auf dem Platz. Ist er aber nicht. Weil ihm der Überblick für seine Mitspieler fehlt!»

Mein Vater zieht irritiert die Augenbraue hoch.

«Und wenn du jetzt von irgendwelchen Hattricks anfängst, schreie ich», warnt meine Mutter.

«Wollte ich ja gar nicht», brummt mein Vater. Und dann sagt er: «Ich habe Tafelspitz gemacht.»

«Wirklich?», fragt meine Mutter überrascht.

«Mit Petersilienkartoffeln und Apfel-Meerrettichsoße.»

Das Gesicht meiner Mutter wird weicher. «Mein Lieblingsessen», haucht sie.

Mein Vater nickt. «Ich mach auch keinen Sauerbraten mehr», sagt er. «Versprochen.»

«Gut», sagt sie. «Und ich hau auch nicht mehr einfach ab. Versprochen.»

«Gut», seufzt er erleichtert.

Nachdem ich ihnen noch mal eingebläut habe, dass sie miteinander reden müssen, verabschiede ich mich. Immerhin, hier ist ein Anfang gemacht.

«**Schlägerei bei F-Jugend-Spiel: 15 Verletzte.** Bei einem Kinderturnier gingen zahlreiche Erwachsene mit Fäusten und Flaschen aufeinander los.»

Augsburger Allgemeine, 1. 7. 2013

27

Nur noch fünf Tage bis zum Cookie-Cup. Wenn ich jetzt auch noch Georg die Wahrheit sage, ist mein Leben wieder im Lot. Was danach zwischen uns passiert – das weiß ich natürlich nicht. Aber zumindest stehen dann keine Missverständnisse mehr zwischen uns. Und ich fand es so nett von ihm, am Sonntag vorbeizukommen, um die Sache mit Nele aufzuklären. Das kann doch nur bedeuten, dass er mich mag. Und dass er nach meiner Erklärung genauso erleichtert sein wird. Diesen Gedanken finde ich schön. Das Wörtchen vielleicht, man sagt es so oft, so leichthin, dabei ist es ein Wort der Hoffnung. *Vielleicht* wird es was mit uns. Vielleicht werde ich ja doch noch glücklich. Mit ihm. Ein warmes Gefühl breitet sich in meinem Inneren aus.

Auch Luis ist auf dem Weg zum Training guter Dinge und schwärmt mir vor, wie gerne er Fußball spielt. Und ich, ich freue mich auch auf das Training. Nicht nur weil ich Georg wiedersehen werde, sondern auch die anderen Mütter. Die sind bei unserer Ankunft schon an der Seitenlinie versammelt. Dagmar hält einen Vortrag über die beste Ernährung für Sportler, warum wir den Kindern am Abend vor dem Turnier Nudeln kochen sollen (Kohlenhydrate für die Ausdauer) und warum sie zwischen den Spielen kleine Proteinsnacks zu sich nehmen sollten (Muskelaufbau). «Und Schüßler-Salze», sagt sie. «Kalium Phosphoricum!»

«Wat für'n Zeug?», fragt Nadine.

«Schüßler-Salze. Homöopathische Mineralsalze. Cedric bekommt das immer», erklärt sie. «Es hilft gegen die Schulangst.»

«Warum hat er Angst vor Schule?», fragt Iwanka.

«Nicht vor der Schule an sich», druckst Dagmar, «aber da ist dieser eine Junge, der hat es irgendwie auf Cedric abgesehen.»

«Da muss er ihm eine knallen», sagt Nadine.

«Aber Gewalt ist doch keine Lösung», ruft Dagmar. «Calcium Fluoratum dagegen hilft. Ist auch sehr gut gegen Minderwertigkeitskomplexe.»

Iwanka stöhnt und verdreht die Augen.

«Ich sag dir, was gut ist gegen Minderwertigkeitskomplexe», sagt Nadine. «Kickboxen. Oder Bodybuilding.»

«Gegen diesen Viertklässler kann man nichts ausrichten», widerspricht Dagmar.

«Lass mich raten. Heißt er Lukas?», fragt Nadine.

Dagmar nickt. Nadine und Iwanka werfen sich einen verschwörerischen Blick zu. Währenddessen hat Pamela angefangen, von ihrem bezaubernden Urlaub in den Masuren zu schwärmen, und will von Iwanka wissen, ob sie es dort nicht auch wunderschön findet.

Woraufhin Iwanka ihr sagt, dass sie noch nicht da war. «Komme aus Krakau. Ist weit weg.»

«Aber das musst du doch kennen!», ruft Pamela. «So eine schöne Landschaft.»

Iwankas Oberlippe zuckt kämpferisch. «Kennst du Bodensee?»

«Äh. Nein. Also, ja, natürlich *kenne* ich den Bodensee. Aber ich war noch nicht da.»

«Warum nicht?», knurrt Iwanka und imitiert dann Pamelas Schwärmen: «Ist so schöne Landschaft!»

Pamela guckt verdutzt, eine Falte auf ihrer Stirn erscheint, und für einen Moment sieht es so aus, als ob die beiden sich gleich wieder zoffen würden, aber da fängt Iwanka an zu lachen.

«Siehst du», sagt sie und stößt Pamela leicht mit dem Ellenbogen in die Seite. «Haben wir Sache gemeinsam: machen lieber Urlaub in andere Länder als in unsere Heimat.»

Wir lachen alle erleichtert, und dann sehe ich Georg, der mit einer großen Tasche und dem Netz mit Bällen aus dem Vereinsheim kommt. Ich will es schnell hinter mich bringen und gehe auf ihn zu, um mit ihm alleine zu reden.

«Hallo», sage ich freundlich.

«Hallo», murmelt er und sieht mich kaum an.

«Das war vielleicht eine Überraschung, dass du am Sonntag vorbeigekommen bist», fange ich an.

«Ja.» Er holt die Trainingsleibchen aus der Tasche und guckt nach den Größen.

«Es … ich wollte sagen, dass … Also wenn da ein falscher Eindruck entstanden sein sollte …» Caro, red wie ein vernünftiger Mensch. «Also, das tut mir leid. Es ist nämlich so …»

«Hey», unterbricht er in geschäftigem Ton. «Du brauchst dich nicht zu rechtfertigen. Alles in Ordnung. Jarvis, komm mal her.» Er winkt dem Jungen. Jarvis kommt angetrabt und bekommt die Leibchen in die Hand gedrückt. «Zieht die über. Wir machen gleich das Spiel gegen die F1.»

«Warum?», fragt Jarvis.

«Weil deren Trainer heute nicht da ist und sonst für sie das Training ausfällt, aber auch weil es eine gute Übung ist für uns für das Turnier am Samstag.»

Dann versammelt er sein Team um sich, und ich stehe da und denke, verdammter Mist. Da bin ich ja mal voll abgeblitzt. Ich kehre zu den Müttern zurück. Nadine empfängt mich mit einem wissenden Grinsen, aber ich lasse mir nichts anmerken. Schon gar nicht meine Enttäuschung. Na gut. Endgültig abhaken.

Nicht mehr dran denken. Ist sowieso besser, bevor ich nachher wieder mein Herz verschenke und es in tausend Stücke zerbrochen zurückbekomme.

Kurz darauf stehen sich unsere Jungs und die F1 gegenüber. Die Mütter der F1 beziehen Stellung auf der anderen Seite des Platzes. Sie sitzen ganz entspannt und plaudern. Luis und Johannes klatschen sich ab. Sophia winkt mir zu.

Dagmar wundert sich. «Kennst du die?»

«Flüchtig», sage ich und bin froh, dass Nadine das nicht gehört hat, weil sie sonst bestimmt meine Verbindung zu der gletscherblonden Tussi ausposaunt hätte.

Der Jugendwart Heinz Riedel eilt aus dem Vereinsheim zu den Damen der F1 und wird gleich von ihnen umringt. Was wir natürlich skeptisch beobachten.

«Bestimmt sagt er ihnen, dass sie ins Trainingslager fahren dürfen und der Verein das bezahlt», ätzt Hilli.

«Oder dass sie eine neue Ausrüstung gestellt bekommen», giftet Dagmar.

Pamela schnaubt verächtlich. Wir starren neidisch zu ihnen rüber. Riedel ist gut drauf und lächelt, als werde er dafür bezahlt. Dann winkt er uns zu und geht zurück zum Vereinsheim.

«Ich kriege raus, was da los war», sagt Hilli und läuft ihm hinterher. Fünf Minuten später kommt sie aufgeregt angeschossen. «Wisst ihr, was ich gerade erfahren habe? Der Talentscout vom DFB-Stützpunkt kommt zum Cookie-Cup! Und der Riedel war offensichtlich nicht der Meinung, dass er uns das sagen muss. Wenn ich nicht hingegangen wäre, hätten wir das nicht erfahren. Dabei haben wir doch auch talentierte Spieler!»

«Ha! Da bin ich ja mal gespannt, wen er sich ausgucken wird», meint Pamela.

«Solange es nicht Dario-Devin ist, ist mir alles recht», sagt Nadine.

Das Trainingsspiel geht los. Der Starspieler der anderen Mannschaft ist Simon, jedenfalls glaubt er das von sich selbst. Sein Seitenscheitel ist so gerade wie die Mittellinie. Johannes ist auch gut, allerdings lässt er sich nach einem Zusammenstoß mit Ruben auswechseln und humpelt theatralisch an die Seitenlinie, wo er schon von Sophia empfangen wird, die gleich eine von den Müttern losscheucht, ein Kühlpack zu holen. Ansonsten sieht man der F1 an, dass sie schon viel länger zusammenspielt. Sie sind sowohl technisch als auch taktisch einfach besser und spielen viel strukturierter als wir. Bei uns läuft es zwar deutlich besser als früher, aber trotzdem gelingt vieles eher aus geglückten Einzelaktionen, denn aus einem gezielten Spielaufbau. Cem und Can, die beiden kleinen Brüder von Erol, wirbeln die Abwehr der F1 ziemlich durcheinander. Artur geht auch dahin, wo es weh tut, eine echte Kampfmaschine. Und er und Jarvis harmonieren plötzlich ganz vortrefflich. Jarvis wirkt eher träge, hat aber ein Talent dafür, sich im richtigen Moment freizulaufen, was ihn für die F1 gefährlich macht. Auch Luis hat sich wirklich verbessert. Er hat ein Auge für Laufwege entwickelt. Natürlich ist er noch Anfänger, natürlich merkt man ihm an, dass er erst ein paar Monate spielt, aber es wird. Und Cedric ist ebenfalls sicherer geworden im Tor und hält ein paar tolle Schüsse.

«Wir sind definitiv kein Kanonenfutter mehr», stelle ich fest, als es nach zwanzig Minuten unentschieden steht. Wir schauen uns ungläubig an.

«Ja, da staunen die Bratzen von gegenüber», sagt Nadine zufrieden.

Von der Gelassenheit auf der anderen Seite ist wenig übriggeblieben. Im Gegenteil: Die F1-Mütter sind ziemlich aufgebracht. Die Diäthasserin peitscht ihren Joel nach vorne, auch die Mutter von Simon brüllt immer wieder «Nach vorne, nach vorne!». Als Bogdan dem F1-Spieler Simon beim Spurt auf das Tor im vollen Lauf auf den Fuß tritt, geht Simon zu Boden und windet sich schreiend, als wäre Bogdan mit einem Beil auf ihn losgegangen. Die F1-Mütter regen sich fürchterlich auf. «Das war doch ein absichtlicher Anschlag», schreit die Mutter von Simon. «Immer habt ihr es auf meinen Jungen abgesehen!» Georg ruft die beiden Kontrahenten zusammen. Bogdan reicht Simon die Hand zur Entschuldigung, aber der nimmt sie nicht an.

«Habt ihr das gesehen?», regt sich Hilli auf. «Habt ihr das gesehen?»

Wir sind ebenfalls richtig empört über die Unsportlichkeit, aber erst als Georg der F1 einen Elfmeter zugesteht, regen wir uns richtig auf.

«Jetzt kriecht er denen auch schon in den Hintern», stöhnt Nadine.

Wegen des Foulelfmeters ist unsere Mannschaft ziemlich aus dem Konzept geraten, weswegen der F1 direkt noch ein Tor gelingt und sie am Ende gewinnt. Die Siegermannschaft will schon vom Platz gehen, aber Georg zwingt die Jungs, sich gegenseitig abzuklatschen, wie man sich eben als Mannschaften voneinander verabschiedet.

«Das war aber nicht nötig mit dem Elfmeter», sagt Dagmar spitz, als Georg zu uns rüberkommt.

Aber er sagt ganz lässig: «Lasst die mal ruhig gewinnen heute. Am Samstag zeigen wir es denen.» Und dann schwört Georg auch noch die Jungs ein: «Ihr habt gesehen, es geht. Wir können das schaffen. Selbst gegen so eine gute Mannschaft wie die F1! Am Donnerstag ist das letzte Training, Samstag geht es um die Wurst.» Er bittet ein paar der Jungs, beim Einsammeln der Bälle und der Hütchen zu helfen.

«Wir gewinnen den Cookie-Cup, das werden die schon sehen», ruft Pamela in ungewohntem Übermut.

Voll Begeisterung darüber, dass wir nicht mehr die Losertruppe sind, schauen wir aufmüpfig zu den F1-Müttern hinüber, die aus irgendeinem Grund immer noch neben dem Spielfeldrand stehen und so eine Art Kriegsrat halten. Sophie redet gerade aufgeregt auf die anderen ein.

«Ja, jetzt sind sie nervös», sagt Hilli zufrieden. «Jetzt haben sie Konkurrenz aus dem eigenen Haus.»

«Da können sie sich ihre blöde Überheblichkeit sonst wohin hinschieben», fügt Nadine hinzu.

Dann passiert etwas Merkwürdiges. Eine der Mütter hat offensichtlich Riedel herbeigeholt, denn sie führt ihn aus dem Vereinsheim zu den tratschenden Frauen. Sie gestikulieren und schauen immer wieder zu Georg, der das Netz mit den Bällen zuknotet und damit zum Geräteraum marschiert.

«Was wollen die?», fragt Iwanka.

Und dann macht sich eine fürchterliche Sorge unter uns breit, als Hilli erschrocken ausstößt: «Die wollen uns den Trainer wegnehmen!»

«O nein», ruft Pamela entsetzt.

«Können sie nicht», sagt Dagmar. «Oder? Das können die doch nicht.»

Hilli schüttelt verbissen den Kopf. «Nein. Können sie nicht. Andererseits ist denen alles zuzutrauen. Ich werde gleich mal mit Riedel sprechen.»

Der Jugendwart geht jetzt zum Vereinsheim und plaudert dort mit Georg, bis der sich verabschiedet und Richtung Parkplatz geht. Ich verspüre den Impuls, ihm hinterherzulaufen, aber dann halte ich mir seine distanzierte Reaktion vor Augen und lasse es. Wir stehen immer noch zusammen, als Hilli zehn Minuten später zurückkommt. An ihrem erleichterten Lächeln sehe ich, dass es falscher Alarm war.

«Sie haben es tatsächlich versucht», sagt sie grimmig. «Aber

Riedel hat ihnen gesagt, in dieser Saison gäbe es keine Trainerwechsel, er ist froh, dass im Moment alles so gut läuft.»

Wir atmen alle auf und fahren endlich nach Hause.

«Äußerst bedenklich ist, dass die Verursacher von Spielabbrüchen in den Verhandlungen die Meinung vertraten, dass Beleidigungen zum Fußball dazugehörten und dass der Schiedsrichter solche Vergehen mit dem Verteilen von Strafen selbst provoziere.»

Erwin G., Vorsitzender der Kreisjugendspruchkammer Kramm

28

Am Donnerstag treffen wir uns auf dem Sportplatz. Es ist das letzte Training vor dem Turnier. Dagmar hat die Zeitung mitgebracht. Darin steht eine große Ankündigung für den Cookie-Cup: *Kekse für den guten Zweck – Sponsor des Jugendturniers lockt mit Treffen der Nationalelf.* Dazu gibt es Fotos passend zu dem Text: *Seine guten Kontakte zum Fußball machen sich bezahlt.* Auf ihnen sieht man den Chef von Kinko-Kekse mit Thomas Müller bei einem Event; den Kinko-Chef mit Joachim Löw.

«Ist da auch Mats Hummels zu sehen?», frage ich. Aber Dagmar schüttelt den Kopf. «Ich glaube nicht.»

«Wieso interessiert dich Mats Hummels», sagt Nadine zu mir und flüstert: «Du hast doch den Trainer.»

Ich muss husten. «Äh. Was? Wie kommst du darauf?»

«Ach nee», sagt sie und mustert mich skeptisch, «und ich dachte doch schon, da ist was komisch. Er guckt dich gar nicht mehr an wie vorher. Was ist denn passiert?»

«Ja, äh.» Ich zucke mit den Schultern. «Da war nie was.»

«Schade.» Sie zuckt mit den Achseln. «Ich finde, ihr hättet gut zusammengepasst.»

Und dann kommt er langen Schrittes über den Vorplatz, noch im Anzug und gar nicht in Sportklamotten. Er lockert sich gerade die Krawatte und stopft sie in seine Sporttasche.

«Der guckt aber komisch aus der Wäsche», stellt Hilli fest. «Welche Laus ist dem denn über die Leber gelaufen?»

«Vielleicht hat er eine Katze überfahren», schlägt Pamela vor.

«O nein, wie furchtbar», ruft Dagmar. «Doch keine Katze!»

«Dann einen Hund», meint Pamela.

Dagmar schreit noch lauter auf. «Das ist ja noch schlimmer.»

«Wie kommt ihr auf die Idee, dass er überhaupt was überfahren hat?», sage ich.

«Kann natürlich auch sein, dass er nur den neuesten Weltklimabericht gelesen hat und deswegen mies drauf ist», seufzt Pamela. «Es gibt ja so viele gute Gründe für schlechte Laune.»

«Hey, Georg», schreit Ruben und schießt ihm einen Ball entgegen, den Georg mit seinen Lederschuhen lässig zurückkickt, sich aber nicht vom Weg zu uns abbringen lässt. Als er vor uns steht, sieht man ihm an, dass er keine guten Nachrichten mitbringt.

«Es ist was richtig Doofes passiert heute, und ich ärgere mich so sehr darüber, das kann ich gar nicht sagen», fängt er an. «Und es tut mir auch sehr leid.» Er macht eine Pause und verkündet: «Ich kann nicht mehr euer Trainer sein.»

«Was?», kreischt Hilli.

Wir starren ihn entsetzt an.

Pamela hebt die Arme, lässt sie kraftlos wieder sinken und ruft: «Ich wusste es!»

Eine Faust drückt meinen Magen zusammen, und mir wird ganz plötzlich übel.

«Das waren diese Bratzen von der F1, oder?», schreit Nadine. «Die können es nicht ertragen, dass wir jetzt auch gut sind.»

«Nein», sagt Georg. «Da liegst du falsch. Mein Chef hat es mir verboten. Er meint, als Mitarbeiter des Sponsors darf ich nicht beim Cookie-Cup als Trainer vertreten sein. Wenn ich gewinnen würde, würde es nachher heißen: Schiebung. Und negative PR können sie nicht gebrauchen.» Er seufzt. «Das kann ich ja irgendwo nachvollziehen. Dann hat er aber leider auch noch meine Arbeitszeiten so geändert, dass ich die Trainingszeiten nicht mehr einhalten kann. Es tut mir leid. Ich denke, wir hätten hier wirklich was aufbauen können.» Sein Blick streift meinen, wandert dann aber sofort weiter. «Ich mache heute zum Abschied noch mal ein Trainingsspiel mit den Jungs. Und tja, dann müsst ihr euch irgendwas überlegen. Aber ich bin leider raus.»

Die Fußballmütter schnattern aufgebracht durcheinander. Georg kann nichts weiter dazu sagen, er ist ja selbst total sauer, das sieht man ihm an. Schließlich geht er sich im Vereinsheim umziehen, und wir stehen immer noch völlig verdattert da.

«Das gibt's doch gar nicht.»

«Das darf ja nicht wahr sein.»

«Wieso so plötzlich?», quasseln wir durcheinander.

Nadine schaut mich scharf an. Für einen Moment bekomme ich Sorge, dass sie mir vielleicht die Schuld daran gibt. Als ob er Schluss machen würde als Trainer, weil das mit uns nicht geklappt hat. Lächerlich! Ich brauche Georg! Als Trainer. Ich habe eine Wette laufen, die ich gewinnen will. Gewinnen *muss.* Konstantin darf nicht schon wieder triumphieren, das geht nicht. Ein einziges Mal muss ich ihn besiegen! Aber wie soll das gehen – ohne unseren Trainer?

Da sagt Hilli zu Dagmar: «Zeig noch mal dieses A… diesen *Chef.*»

Dagmar gibt ihr die Zeitung. Wir umringen sie alle und starren auf die Fotos, als ob wir ihm die Gemeinheit ansehen könnten. Plötzlich grabscht Nadine nach der Zeitung, reißt sie an sich und betrachtet die Fotos genau. Dann ruft sie entsetzt: «Den kenne ich doch! Der war neulich im Golfclub. Und zwar mit einer der F1-Mütter.» Sie wendet sich an mich. «Genauer gesagt mit der neuen Schlampe von deinem Ex.»

«Hä?», macht Pamela. «Was ist los?»

«Ja, die neue Schlampe von ihrem Ex, dem Vater von Luis, war mit dem Chef von Kinko im Golfclub essen. Das heißt, die kennen sich.»

Jetzt gucken mich alle an, und ich werde rot. «Ich kann nichts dafür», stammele ich.

«Das sagt doch auch keiner», beruhigt mich Nadine. «Aber diese Schlampe kann vielleicht was dafür. Ich meine, sie ist eine von den F1-Müttern. Und wie die drauf sind, das wissen wir alle!»

Hilli, Fadime, Iwanka, Bogdans Schwester und Dagmar nicken eifrig.

Und wie Nadine das sagt, fällt bei mir der Groschen. Natürlich kann sie was dafür. Sophia «Miststück» Funke hat da ihre goldberingten Finger im Spiel! Es passt alles zusammen. «Na klar!», rufe ich. «Beim Trainingsspiel am Dienstag haben die F1-Mütter gesehen, dass wir sie schlagen können. Sie wollten unseren Trainer haben, und weil sie ihn nicht bekommen haben, hat Sophia mit ihren Kontakten dafür gesorgt, dass ihn keiner hat!»

«Das ist schon eine reichlich heftige Anschuldigung», sagt Dagmar. «Caro, traust du ihr das wirklich zu?»

Mir entfährt ein verächtlicher Schnauber. «Aber klar doch.»

«Ey», sagt Nadine. «Diese Schlampe …»

«Sie heißt Sophia», werfe ich ein.

«Diese Sophia-Schlampe hat Caro den Mann ausgespannt», ruft Nadine. «Und zwar in flagranti. Also Caro hat die beiden erwischt. In ihrem Haus! Sie in Strapsen und er … na ja, ihr wisst schon.»

Ich muss schlucken und werde knallrot. Verdammt, ich hätte ihr *doch* sagen sollen, dass sie das nicht ausplaudern soll.

«Das gibt's doch nicht», ruft Hilli entrüstet.

«Eine Unverschämtheit!», sagt Fadime. «Du Arme!»

«Männer», stoßen Iwanka und Pamela gleichzeitig aus.

«Wisst ihr, was das bedeutet?», fragt Nadine. «Die hat uns schon mal einen Mann ausgespannt. Und tut es jetzt wieder!» Ich werfe ihr einen verwirrten Blick zu, weil sie *uns* gesagt hat. Nadine knufft mich in die Seite und ruft kämpferisch: «Lassen wir uns das etwa gefallen?»

«Nein», schreien Dagmar und Hilli und Pamela im Chor. Auch Fadime schüttelt den Kopf.

«Auf gar keinen Fall», stimme ich sofort zu. «Natürlich lassen wir uns das nicht gefallen! Wir werden zurückschlagen. Mit allen Mitteln.» Ich recke die Faust siegesgewiss nach oben und erwarte Triumphgeheul. Stattdessen fragt Dagmar: «Aber wie sollen wir das anstellen?»

Ich lasse die Faust sinken. «Tja. Das weiß ich noch nicht. Aber ich lasse mir was einfallen.»

Nadine: «Ich bin dabei.»

Iwanka nickt zustimmend. «Ich mache auch mit.»

«Wir haben doch alle einen Hals auf die Mütter der F1», bestätigt Hilli. «Außer du vielleicht», sagt sie zu Pamela.

Aber die schaut verlegen zu Boden, dann wieder nach oben und sagt geknickt: «Nein. Ich finde die doch auch doof.»

«Wieso das denn?», ruft Dagmar. «Ich dachte, du willst so dringend zu denen?»

«Das habe ich doch nur gesagt, weil ich dachte, ihr könnt mich nicht leiden», gibt Pamela kleinlaut zu.

«Also willst du gar nicht mehr in die F1?», fragt Hilli.

Sie schüttelt den Kopf. «Auf keinen Fall.»

Hilli knufft sie freundschaftlich in die Seite. «Finde ich gut.» Auch Iwanka und Dagmar freuen sich. Auf Pamelas Gesicht erscheint ein zaghaftes Lächeln.

«Dann ist die Sache also geritzt. Wir machen die fertig», sagt Nadine. «Nur wie?»

Jetzt schauen alle mich an, als ob ich eine Lösung aus dem Hut zaubern könnte. «Wir gewinnen einfach trotzdem», sage ich. «Auch ohne Georg.»

«Aber wer ist dann der Trainer? Bert sollten wir nicht ranlassen, dann geht sofort das Gezanke wieder los», sagt Dagmar.

«Und wir kennen uns nicht gut genug aus», gibt Pamela zu, was uns alle erstaunt. «Was denn?», fragt sie. «Zu wissen, wann man etwas nicht kann, ist der Gipfel der Emanzipation.»

«Okay, Mädels», sage ich. «Wir brauchen einen Plan.» Die anderen schauen mich unverwandt an, und ich höre mich sagen: «Los, wir treffen uns alle bei mir. Bei Pizza und Rotwein lässt es sich besser denken.»

«Es gibt tatsächlich Trainer und Betreuer, die ihre Mannschaft vom Platz nehmen, wenn sie sich ungerecht behandelt fühlen. Es ist ihnen völlig egal, dass sie damit die Kinder um ihr Fußballspiel bringen!»

Peter D., Jugendwart

29

Am nächsten Morgen brummt mir der Schädel, dennoch bin ich zufrieden: Wir haben mit vereintem Optimismus einen Plan geschmiedet. Und was für einen! Ich bin ziemlich stolz auf uns. Natürlich ist dieser Plan für den Cookie-Cup äußerst gewagt. Aber er ist nach Abwägung aller Risiken eindeutig der beste. Und er muss einfach klappen, damit ich endlich meine Kaffeemaschine wiederbekomme, Konstantin seine verdiente Niederlage einsteckt und wir uns an Sophia rächen. Natürlich hat es allerlei Vorschläge gegeben, wie man ihr anderweitig persönlich heimzahlen könnte, dass sie uns den Trainer ausgespannt hat – vor allem Nadine war da sehr erfinderisch (von Shitstorm auf Facebook bis roter Nagellack auf ihrem cremeweißen Porsche-SUV). Aber dann haben wir uns darauf geeinigt, dass Erfolg die beste Rache ist. Was ich ziemlich erwachsen und cool finde. Jetzt muss es morgen nur noch klappen.

Bei der Arbeit ist an diesem Freitag die Stimmung unterirdisch. Wassily hat sich krank gemeldet, Dorothee hat sich in ihrem Büro verschanzt, und Olaf macht ein miesepetriges Gesicht, als wäre er auf Diät.

Dennoch stutzt er, als ich reinkomme: «Wie siehst du denn aus?»

«Nicht so laut», sage ich. «Ich habe einen Kater vom Pläneschmieden.»

Er sieht mich fragend an.

«Na gut», gebe ich widerwillig zu. «Vielleicht lag es auch am Rotwein.» Ich erkläre ihm, es gebe gerade mehrere Baustellen in meinem Leben, unter anderem ein Kinderfußballturnier, das wir gewinnen müssen.

«Bist du etwa auch eine von diesen verrückten Fußballmüttern, die immer so laut kreischen?», fragt er. «Meine Schwester», fügt er hinzu, «die flippt regelrecht aus, wenn ihr Sohn spielt.»

«Nein», widerspreche ich vehement. «Ich flippe nicht aus, wenn mein Sohn spielt. Höchstens wenn er morgen verliert.»

«Äh …», macht er verwirrt.

«Ach», sage ich und presse die Finger gegen die Schläfen. «Ist jetzt zu kompliziert.» Dann schaue ich in Richtung Chefbüro und seufze. «Gibt es irgendwelche Anzeichen, dass sie zur Vernunft gekommen ist?»

Olaf schüttelt den Kopf.

Dabei hat sie doch gestern selbst gemerkt, was passiert, wenn Wassily fehlt. Er ist nämlich nicht nur der beste Verkäufer, er ist für uns anderen auch der wichtigste Ratgeber hier. Selbst Olaf, der immer noch sauer ist wegen des Hochzeitskleids, wünscht ihn sich zurück. Und ich sowieso.

«Bleiben wir bei unserem Plan?», frage ich.

Er nickt entschlossen.

«Also dann», sage ich, «auf in die Höhle der Löwin.»

Als Olaf und ich zu Dorothee ins Büro kommen, hackt sie fieberhaft auf ihren Computer ein. Sie hat Ringe unter den Augen und sieht ziemlich gestresst aus, doch als sie uns bemerkt, setzt sie wieder ihr siegessicheres Lächeln auf.

Ich habe mich entschlossen, diesmal nicht lange um den heißen Brei herumzureden: «Nein. Wir kriegen das nicht hin», eröffne ich das Gespräch.

Dorothee hält überrascht inne. «Was kriegt ihr nicht hin?», fragt sie verständnislos.

«Wir kriegen es nicht hin ohne Wassily. Er ist der beste Verkäufer, den ich mir vorstellen kann. Ich bin nun mal keine Fliesenfachkraft, weil ich viel zu wenig Erfahrung habe. Olaf ist gut, aber er schafft das nicht alleine.»

Olaf schüttelt den Kopf. «Auf keinen Fall», bestätigt er.

«Wir brauchen viel zu lange, um Kundenanfragen zu beantworten, weil wir alle nicht die Ahnung haben wie Wassily. Und abgesehen davon gefällt es uns auch atmosphärisch nicht, wenn Wassily nicht hier ist.»

Dorothees Augen sind nur noch kleine Schlitze, als sie ihre Finger unters Kinn legt und uns mürrisch mustert. Ich atme tief durch. «Und ich habe einen Entschluss gefasst. Wenn Wassily geht, gehe ich auch.»

«Und ich auch», bestätigt Olaf.

Nur für einen Moment lässt sich Dorothee ihre Verblüffung anmerken, dann schiebt sie das Kinn vor und sagt patzig wie ein kleines Kind: «Dann haut doch alle ab!»

Olafs Wangen sind feuerrot. «Du hast immer gesagt, wir wären ein Team. Aber das sind wir überhaupt nicht», stößt er hervor, «du machst nur, was du willst.»

«Zu deiner Information: Ich bin die Chefin. Und als Chefin muss ich mich nun mal durchsetzen!»

«Ein Trainer ist auch der Chef», argumentiere ich. «Aber trotzdem kann er ohne sein Team nicht gewinnen.»

Dorothee trommelt mit ihren dünnen Fingern auf der Schreibtischplatte herum, trinkt einen Schluck aus ihrer Kaffeetasse und verzieht den Mund, weil er schon abgestanden ist.

Olaf und ich nicken uns zu zum Zeichen, dass wir jetzt gehen. «Also dann», sage ich zu Dorothee, und in dem Moment sackt sie in sich zusammen.

«Wartet», sagt sie kleinlaut. Sie starrt uns mit hohlem Blick an, dann gesteht sie: «O Gott. Ich halte das nicht mehr aus.»

In ihren Augen sammeln sich Tränen, und ich reiche ihr ein Taschentuch, während sie schniefend berichtet, dass sie sich total überfordert fühlt und dass sie gar nicht gewusst hat, wie schwierig es ist, die Verantwortung alleine zu haben und Chefin zu sein. Und dass ihr Vater sie unter Druck setzt, indem er ihr nur ein halbes Jahr gegeben hat, um zu gucken, wie es unter ihrer Führung läuft. Ansonsten erwäge er nämlich den ganzen Laden zu verkaufen, weil er «sein Lebenswerk in guten Händen wissen will», bevor er vor seinen Schöpfer tritt.

«Und dann habe ich die ganze Zeit Angst um ihn und will das hier besonders gut machen, damit er nicht enttäuscht ist und sich aufregt in seiner gesundheitlichen Verfassung, und ich dann vielleicht schuld bin an seinem …» Sie schnäuzt sich in das Taschentuch, und auf einmal tut sie mir sehr leid. Ich kann verstehen, dass sie wirklich unter Druck steht. «Dabei habe ich mich wohl ein bisschen verrannt», schnieft sie. «Und jetzt wollt ihr alle gehen, und was soll ich denn dann machen?»

«Dorothee», tröste ich sie. «Wir kriegen das hin. Aber nur, wenn wir zusammenhalten. Und wenn es einen gibt, auf den du in dieser schwierigen Situation nicht verzichten solltest, dann ist das Wassily.» Ich nehme den Telefonhörer und reiche ihn ihr an. «Ruf ihn an.»

«Aber was soll ich denn sagen?», jammert sie.

«Sag ihm: Mit nur einer Hand lässt sich kein Knoten binden. Das versteht er dann schon.» Weil sie mich so zweifelnd ansieht, erkläre ich: «Das ist eines der Sprichwörter seiner Oma.»

«Also gut», brummt sie und ruft ihn an. Wassily ist zu Hause, und sie erzählt ihm ungefähr das Gleiche, was sie uns gesagt hat. Erst ziert er sich anscheinend, aber nur kurz – und nach einer Stunde kommt er höchstpersönlich in den Laden.

«Spontangenesung», sagt er grinsend.

Wir setzen uns ins Besprechungszimmer, wo Dorothee ihm

noch mal versichert, dass er ein sehr wichtiger Bestandteil des Teams sei und dass sie ihn nicht gehen lassen, sondern ihn mehr einbinden wolle. Und nach kurzer Zeit haben wir uns schon geeinigt: Das Provisionsvergütungssystem ist vom Tisch, die Neuausrichtung und die Umgestaltung der Ausstellung werden wir fortan zusammen entwickeln.

Wassily seufzt erleichtert. «Ich bin sehr froh. Ich hatte nämlich wirklich keine Lust, bei Casa Superiore anzufangen. Die haben zwar eine Riesenausstellung, aber keine Teeküche. Und ich glaube, von denen backt keiner auch nur einen Krümel.»

Und wie auf Kommando packt Olaf einen Kuchen aus. «Ich hatte gehofft, dass du heute kommst», sagt er verlegen. «Den habe ich für dich gebacken. Als Entschuldigung dafür, dass ich dich wegen des Kleids so angemotzt habe.»

«Ich möchte mich auch entschuldigen», sagt Wassily. «Ich wollte mich wirklich nicht in deine Angelegenheiten einmischen.»

«Ach, du wolltest helfen, ich verstehe schon. Abgesehen davon habe ich mit Kerstin gesprochen. Wir machen ein paar Abstriche bei der Feier. Fahren wir eben nicht mit dem Rolls-Royce von der Kirche zum Gartenrestaurant.» Er zuckt mit den Schultern, während er den Kuchen anschneidet und verteilt.

«Im Übrigen», sagt Wassily. «Habe ich eine Idee. Falls du sie hören willst.»

«Schieß los», sagt Olaf.

«Ein Freund von mir betreibt sehr professionell einen Secondhand-Onlineshop. Er meinte, er kriegt das Kleid bestimmt für tausend Euro verkauft! Auch die anderen Hochzeitsaccessoires. Und ich habe schon mit ihm ausgemacht, dass er in eurem Fall weniger Provision nimmt, okay?»

«Echt jetzt?» Olaf hat beinahe Tränen in den Augen vor Freude. «Du bist der Beste, Wassily. Danke.»

«Das wusste ich doch schon», sagt Wassily süffisant. «Aber es ist immer wieder schön, es zu hören.» Dann schaut er auf seinen Kuchen, den er schon halb aufgegessen hat. «Der ist echt lecker. Was ist das für einer?» Da grinst Olaf wieder sein schelmisches Grinsen, und Wassily fängt an zu schreien. «Nein! Das darf doch nicht wahr sein!»

Und Olaf verkündet voller Stolz: «Blumenkohlkuchen.»

«Ich werde verrückt», sagt Wassily. «Aber wie sagte schon der alte Dostojewski: Am fröhlichsten lebt der, der sich selber am besten betrügen kann.» Und schiebt sich voller Genuss die nächste Gabel in den Mund.

Und so ist wenigstens hier alles wieder klar.

Meine Kopfschmerzen haben inzwischen nachgelassen, und mit einem guten Gefühl mache ich mich auf zur Schule, um Luis abzuholen. Morgen beginnen die Herbstferien, und es ist Tradition, dass wir am letzten Schultag mittags essen gehen und feiern.

Zu meiner Überraschung wartet auch Konstantin vor dem Schultor. «Hi», sagt er. «Du auch hier?»

«Natürlich», sage ich und erwäge kurz, eine Bemerkung darüber zu machen, dass ja wohl *seine* Anwesenheit viel überraschender ist.

«Wir gehen doch immer essen am letzten Schultag», sagt er.

Ich runzele die Stirn vor Verwunderung, aber dann muss ich unwillkürlich lächeln.

«Was ist?», fragt er.

«Ich finde es schön, wie viel Mühe du dir gibst in letzter Zeit. Luis tut das gut. Er hat dich ganz schön vermisst.»

«Ich ihn ja auch», sagt Konstantin und lächelt ebenfalls – und für einen kurzen Augenblick kann ich mich wieder daran erinnern, warum ich mich in ihn verliebt habe.

Dann warten wir nebeneinander unter den Kastanienbäumen, deren Blätter langsam gelb werden. Die ersten Kinder strömen aus dem Schulgebäude und fangen an, den Boden nach Kastanien abzusuchen. Natürlich ist es immer noch ungewohnt, dass Konstantin und ich als geschiedene Leute hier stehen. Aber wir sind trotzdem immer noch dieselben Eltern. Und plötzlich merke ich, dass ich mir tatsächlich vorstellen kann, mit ihm und Luis essen zu gehen, ohne kurz vor einem Heulanfall zu stehen.

«Ach», sagt Konstantin da. «Wir fahren übrigens nach Mauritius.»

«In die Flitterwochen?», frage ich.

«Nein. In den Weihnachtsferien.»

«Nach …» Mir bleibt die Luft weg. *«Mauritius?»*

«Ja. Ich weiß, so was ist für dich natürlich unerschwinglich. Ich meine, du hast ja ganz offensichtlich auch ohne Luxusurlaub schon Geldprobleme.»

«Geldprobleme?», stutze ich. «Wie kommst du denn darauf?»

«Na, warum solltest du sonst Pfandflaschen aus dem Müll holen!»

O nein! Die Sache hatte ich ja schon ganz vergessen. «Das war doch alles ganz anders», fange ich an, aber Konstantin unterbricht mich einfach.

«Und dann diese vielen Männerbekanntschaften, diese zwielichtigen Typen, mit denen du dich einlässt. Der Trainer. Dieser Nachbar, der fast noch minderjährig ist. Wer noch? Der Postbote? Und dann wohnt deine Mutter bei euch in der kleinen Bude. Und dazu der viele Alkohol …»

«Was redest du denn da für einen Unsinn?», fahre ich ihn verblüfft an.

«Kurzum», fasst Konstantin zusammen, ohne sich von meinen

Einwänden aus der Ruhe bringen zu lassen. «Dein Lebenswandel und dein Umfeld sind absolut nicht förderlich für die Erziehung eines Achtjährigen. Im Gegenteil. Ich mache mir große Sorgen um meinen Sohn.» Jetzt steht mir wirklich der Mund offen. Aber das dicke Ende kommt noch, als Konstantin sagt: «Deswegen möchte ich, dass Luis zu mir zieht. Zumindest, bis du psychisch und finanziell wieder auf den Beinen bist.»

Panik breitet sich in mir aus, in hektischen kleinen, schmerzhaften Stößen, mir schnürt es fast die Luft ab, sodass ich überhaupt nichts erwidern kann.

«Ich habe auch schon mit meinem Anwalt gesprochen, der auch der Ansicht ist, dass du unter den Umständen keine Chance hast vor Gericht. Denn die Sache liegt auf der Hand: Luis hat es bei mir besser. Ein stabileres Umfeld, eine liebevolle Familie, genug Geld, dass es ihm an nichts fehlen wird.»

Plötzlich fühle ich mich wie in einer Raumkapsel, die mich in ein Schwarzes Loch katapultiert, weit weg von der Erde und all dem, was mir wichtig ist und Halt gibt. Aus der Schule strömen fröhliche Kinder, mit ihren bunten, selbstgebastelten Martinslaternen gehen sie an mir vorbei, während mein Exmann gerade mit wenigen Sätzen mein Leben auseinanderpflückt – mein Leben, das ich mir doch gerade so mühsam neu zusammengesetzt habe.

«Nein», sage ich mit erstickter Stimme zu Konstantin. «*Niemals.* Niemals bin ich damit einverstanden. Ich war acht Jahre lang immer für Luis da, während du dich nur um dich und deine Angelegenheiten gekümmert hast. Und nur weil es dir auf einmal in den Kram passt, werde ich ihn nicht zu dir ziehen lassen. Ende der Durchsage.»

Konstantin beugt sich näher zu mir und sagt mit dieser ruhigen Stimme, die sich so leise anschleicht wie eine tödlich giftige Schlange: «Wollen wir mal sehen, was Luis möchte.»

«Luis will bei mir bleiben», sage ich mit aller Überzeugung, die ich aufbringen kann.

«Wirklich? Bist du dir da ganz sicher? Na, das wird sich zeigen. Und du wärst echt eine schlechte Mutter, wenn du dich gegen deinen Sohn stellen würdest und aus purem Egoismus verhinderst, dass er glücklich wird.»

«Aber …», stammele ich, dann bleibt mir die Luft weg vor lauter Schreck, und genau in dem Moment spaziert Luis aus dem Schultor, neben seinem besten Freund Fritz. Er strahlt, wie man eben strahlt vor den Ferien. Während ich das Gefühl habe, dass sich mein Magen in einer Säureattacke auflöst.

«Papa!», ruft er begeistert und begrüßt Konstantin zuerst.

«Na, mein Großer», sagt er und drückt ihn an sich.

Ich habe auf einmal einen ganz schlechten Geschmack im Mund und fast das Gefühl, ich müsse mich übergeben.

«Hi Mama!», ruft Luis. «Wir haben Ferien! Endlich!»

«Hallo, Schatz. Toll», presse ich hervor.

«So, jetzt gehen wir zusammen essen», schlägt Konstantin vor. «Italienisch? Oder lieber ins Bamboo Garden? Ich lade euch ein.»

«Jaaa, Bamboo Garden!», ruft Luis mit leuchtendem Gesicht. Er liebt die Frühlingsrollen und die gebratenen Reisnudeln mit Shrimps in dem Restaurant, das mal *unser Restaurant* war. Aber die Vorstellung, dort gleich gute Miene zum bösen Spiel machen zu müssen, ist zu grässlich.

«Ich … ich kann nicht», stammele ich und merke, wie mir die Tränen kommen.

«Schade», lügt Konstantin. «Wir treffen Sophia und Johannes dort.»

«Los, Mama, du musst mitkommen!», ruft Luis.

«Nein.» Ich kratze meinen letzten Rest Selbstbeherrschung zusammen. «Geht ihr nur. Ich muss zu Hause noch was erledigen.»

Damit drehe ich mich um und stakse davon, und erst als ich um die Ecke bin, wische ich mir die Tränen von der Wange. So schrecklich habe ich mich nicht mehr gefühlt, seit ich Konstantin und Sophia erwischt habe.

«**Massenschlägerei nach Jugendspiel**: Bei einer Partie der D-Jugend (11/12 Jahre) in Wiesbaden haben sich Eltern und Betreuer am Samstag eine Schlägerei geliefert. Nach dem Abpfiff hatten sich die Erwachsenen zunächst beschimpft, dann prügelten sich Eltern und Betreuer sowie Kinder. Zwölf Beteiligte wurden verletzt.»

Die Welt, 17.5.2010

30

An diesem Samstag stehe ich auf und fühle mich, als wäre ein Lastwagen über mich gerollt. Die ganze Nacht habe ich mir Sorgen gemacht. Konstantins Anschuldigungen sind wirklich furchtbar, unfair und ungerecht. Ich fasse es nicht, dass er mit solchen Methoden ankommt! Ich meine, ich weiß natürlich, dass es nicht stimmt, was er sagt. Aber es ist trotzdem furchtbar, wenn einem jemand so was Ungeheuerliches unterstellt, um einem den Sohn wegzunehmen. Und das ist das Schlimmste, was ich mir vorstellen kann: wenn Luis nicht mehr bei mir wohnen würde. Mein Herz wird schwer, wenn ich nur daran denke. Ich meine, Weihnachten ohne ihn wäre schon schlimm genug, aber mein ganzer Alltag ohne ihn? Schrecklich!

Andererseits darf ich ja nicht nur an mich denken. Ich muss auch an Luis denken. Und da ist diese leise Stimme in mir, die flüstert, vielleicht hat er es bei Konstantin tatsächlich besser. Er bemüht sich wirklich um ihn, sie haben viel Geld, sie können sich alles leisten. Vielleicht ist es gut für ihn, einen Mann im Haus und einen Bruder zu haben.

Ich habe gestern natürlich sofort im Internet recherchiert: Vor Gericht stünden meine Chancen nicht schlecht. Aber ich habe auch gelesen, dass schon Fünfjährige befragt werden, bei welchem Elternteil sie leben wollen. Und wenn Luis klar sagt, dass er lieber bei seinem Vater wohnen möchte, könnte ich vielleicht gar nichts dagegen unternehmen. Und wenn er das wirklich will, dann muss ich ihn gehen lassen. Alleine der Gedanke zerreißt mir das Herz. Aber ich würde niemals seinem Glück im Weg stehen. Gestern Abend habe ich nicht gewagt, Luis danach zu fragen. Wenn man zu viel Angst hat vor einer Antwort, kann man nicht einfach fragen.

Unsere Wohnung kommt mir an diesem Morgen noch kleiner und jämmerlicher vor als sonst. Noch nicht mal eine Kaffeemaschine habe ich. Und bei meinem Glück wird sich daran auch erst einmal nichts ändern, denke ich verzagt.

«Mama, was ist los?», fragt Luis beim Frühstück.

«Nichts», behaupte ich schnell.

Dann legt er mir die Hand auf den Arm und sagt: «Ich bin auch sauer, dass Georg nicht mehr unser Trainer ist.»

«Ja, das ist richtig blöd», sage ich. «Aber wir kriegen das schon hin.» Ich atme tief ein. Ein Kampf nach dem anderen, denke ich. Heute geht es erst einmal um den Cookie-Cup. Und um Weihnachten mit Luis. Um alles andere kümmere ich mich später. «Ihr seid ein tolles Team. Ihr habt es drauf. Und das werden wir heute allen zeigen», sage ich so kämpferisch, wie es mir möglich ist.

«Genau», ruft Luis. «Wir lassen uns doch nicht davon unterkriegen, dass es mal schwierig wird.»

Jetzt muss ich wirklich lächeln. Das hat Georg ihnen beigebracht. «Nein, davon lassen wir uns ganz und gar nicht unterkriegen», sage ich mit grimmiger Entschlossenheit. «Also los. Gehen wir gewinnen.»

Ich klatsche mit Luis ab, wir packen unsere Sachen zusammen und fahren zum Vereinsheim.

Der Platz rund um die Fußballfelder sieht anders aus als sonst – mit Getränkewagen, einigen Ständen, an denen man kleine Pokale, Trikots und Süßigkeiten kaufen kann, und einer Pommesbude. Musik dröhnt aus Lautsprechern. Als ich unsere Truppe vor dem Vereinsheim stehen sehe, kribbelt die Aufregung durch mich hindurch. Wir haben nämlich einen verwegenen Plan. Der im Übrigen ganz anders ausgefallen ist, als wir am Anfang unserer Beratung vorgestern gedacht haben. Wir waren nämlich überzeugt gewesen, dass wir einen Mann als Trainer brauchen. Einen, der was von Fußball versteht. Ich hatte zunächst Yannik vorgeschlagen.

«Vertraust du ihm?», fragte Pamela, und da musste ich an unseren Kuss und seine Freundin aus Madrid denken und schüttelte den Kopf. «Eher nicht.»

«Dann scheidet er aus», bestimmte Hilli.

Um die Stimmung aufzulockern, zeigte ich ihnen den Clip aus dem Düsseldorfer Stadion, und die Mädels amüsierten sich prächtig über meinen verunglückten Schuss und den anschließenden Treffer von Tim Berger. In meinem Übermut meinte ich, dass er vielleicht bereit wäre, den Trainer zu spielen, wo ich doch seine Torflaute beendet hatte (Ich gebe zu, zu diesem Zeitpunkt hatte ich schon drei Gläser Wein getrunken …).

Dagmar griff meine kühne Idee sofort auf. «Das wäre ja nun wirklich toll!», rief sie und schwenkte ihr volles Glas gefährlich hin und her. «Ein echter Profi.»

«Er ist in die Nationalmannschaft berufen worden», sagte ich stolz, als wäre das mein Verdienst.

«Ein Nationalspieler als Trainer», drängte auch Hilli. «Los, ruf ihn an.»

«Ich hab doch keine Nummer von ihm», musste ich zugeben. «Ich müsste also erst den Fanclub anrufen und nachfragen, ob die sie mir geben oder eine Nachricht weiterleiten.»

«Das bringt doch nichts», sagte Pamela, die sich der allgemeinen Begeisterung so gar nicht anschließen konnte.

«Caro hat seiner Karriere den entscheidenden Schubs gegeben», widersprach Dagmar. «Natürlich tut er das für sie.» Sie redete über ihn, als würde sie ihn kennen.

Aber Pamela wandte ein: «Selbst wenn das klappen *sollte*, ich weiß nicht. Schon wieder jemand anders? Und dann noch so ein Prominenter mit Riesenego? Der alle Aufmerksamkeit auf sich zieht.»

«Caro, wie ist Tim Berger so?», fragte Dagmar. «Er sieht doch wirklich nett und … äh … kompetent aus.»

«Ich habe ungefähr zwei Minuten mit ihm geredet. Ich habe keine Ahnung, wie er ist.»

«Aber er war nett», beharrte Dagmar.

«Hat sie doch eben gesagt», fuhr Pamela sie auf einmal an. «Das heißt aber noch lange nicht, dass er ein Kinderteam leiten kann!»

«Ist ja schon gut», gab Dagmar beleidigt zurück.

«Meine Bruder ist Trainer gewesen in Polen», sagte Iwanka. «Kann aber nicht gut Deutsch.»

«Das geht natürlich auch nicht», sagte Pamela.

«Du bist immer nur negativ, Pamela», motzte Hilli sie auf einmal an. «Nur meckern, aber selbst mal Vorschläge machen – Fehlanzeige! Das geht mir schon die ganze Zeit auf die Nerven.» Hilli hatte auch schon eine halbe Flasche intus.

«Ach ja? Soll ich mal sagen, was *mir* auf die Nerven geht?», rief Pamela.

Aber bevor sie die Frage selbst beantworten konnte, ging Nadine dazwischen: «Das ist doch scheiße, Mädels. Da fangen wir schon wieder an, uns zu zoffen!»

Einen Moment schauten sich alle betreten an.

Und dann sagte ich in die Stille hinein: «Ich weiß, wie wir es machen.» Ich versuchte, in Worte zu fassen, was mir gerade durch den Kopf geschossen war. Nämlich, dass wir gar niemand anderen brauchten. «Wir müssen einfach zusammenhalten, nur dann klappt es. Ein Trainer kann niemals ohne Team gewinnen. Aber das Team kann auch mal ohne seinen Trainer gewinnen.»

Die anderen starrten mich verwirrt an. Dann quasselten auf einmal alle wild durcheinander, und es dauerte noch eine weitere Flasche Wein, bis wir uns geeinigt hatten: Nämlich darauf, dass wir die ganze Sache selbst in die Hand nehmen und ein Trainerteam bilden.

Nur Dagmar wollte nicht, weil sie als Mutter nur dazu da sei zu unterstützen, und ein Trainer müsse ja auch mal kritisieren, konstruktiv, versteht sich. Nadine und Iwanka fühlten sich der Sache ebenfalls nicht gewachsen, also blieben am Ende Hilli, Pamela und ich übrig.

«Inkompetenz mal drei bleibt zwar immer noch Inkompetenz», sagte Pamela, als sie jedoch die mahnende Miene von Hilli sah, schob sie schnell hinterher: «Aber wir schaffen das schon!»

Hilli nickte zufrieden. Dann stellten wir noch ein paar Regeln für uns auf. Die wichtigsten lauteten:

1. Wir bleiben optimistisch.
2. Niemand motzt rum.
3. Wir halten uns an die Aufstellung von Georg.
4. Wir machen die Aufwärmübungen von Georg.
5. Wir bleiben nach Georgs Vorbild ganz ruhig und bedächtig.

Wir einigten uns außerdem darauf, dass wir nicht zu dritt auf die Jungs einreden, weil die das sonst verwirrt. Hilli ist diejenige, die mit den Jungs spricht.

«Ich bin also der Mund», fasste Hilli zusammen, «und Pamela und du, ihr seid das … Hirn.»

Pamela und ich schauten uns an und prusteten los. «Linke und rechte Gehirnhälfte», kicherte Pamela. «Welche willst du sein?»

Okay, ich gebe zu, zu diesem Zeitpunkt fingen wir an, übermütig zu werden. Aber wir verständigten uns noch auf die Aufgaben der anderen Mütter, die nämlich an der Seitenlinie dafür sorgen müssten, dass keiner der Eltern unsere Jungs mit Brüllereien verwirrt oder runtermacht. Und so würden wir alles dafür tun, dass unsere Jungs den Cookie-Cup gewinnen. Und dann würden wir sehen, wie es nächste Woche weitergeht.

Als wir uns am Donnerstagabend voneinander verabschiedeten, waren wir alle hundert Prozent von dem Plan überzeugt. Jetzt, an diesem Samstagmorgen vor dem Vereinsheim, kommt mir die Idee allerdings gar nicht mehr so brillant vor. Auch Pamela und Hilli wirken nervös. Nur Nadine strahlt, als sie eintrifft. Was vielleicht auch an ihrer Begleitung liegt: Sie hat ihren gigantischen Bodybuilder-Freund namens Dimitri mitgebracht, der trotz der kühlen dreizehn Grad nur in T-Shirt und knielangen Cargohosen daherkommt. Er trägt eine überquellende Strandtasche, die er jetzt Nadine reicht. Ich starre beeindruckt auf seinen aufgeplusterten Bizeps, bis Nadine mich ablenkt.

«Tadadadaaaah!», ruft sie und zieht aus der Tasche ein T-Shirt. «Hier, der Dress für unser Coach-Mädels!»

Wir haben uns am Donnerstag darauf geeinigt, dass wir als Trainerteam einheitlich auftreten sollten. Pamela versuchte zwar, Einwände gegen die «Uniformierung» zu erheben, konnte sich aber nicht durchsetzen. Weil man sich mit einem hübschen Outfit viel besser fühle und selbstbewusster auftrete, wie Nadine bestimmte, die sich dann auch bereiterklärte, T-Shirts und Jacken zu besorgen. Jetzt starren wir alle auf das Ergebnis. Vorne steht F2 Supertruppe drauf. Hinten Trainerteam. Und sie sind pink.

«Pink?», fragt Pamela verwirrt. «Aber warum ausgerechnet pink?»

«*Wieso*? Weil das eine super Farbe ist!», sagt Nadine. «Viel besser als dein langweiliges Schwarz!»

«Aber unsere Vereinsfarben sind doch Grün-Weiß», ruft Dagmar.

«Oh», sagt Nadine und lässt das Shirt sinken. «Stimmt. Daran habe ich gar nicht gedacht.»

Wir schauen uns einen Moment ratlos an, bis ich rufe: «Ist doch egal. Pink ist am schönsten, und damit fallen wir auch am meisten auf. Und zu deinen dunklen Haaren passt das auch hervorragend», sage ich zu Pamela.

«Das stimmt», bekräftigt Hilli. «Das sieht bestimmt toll aus.»

Pamela seufzt, lässt sich dann aber doch darauf ein. Wir streifen uns die T-Shirts und die Jacken über, versichern uns gegenseitig, dass wir super aussehen, und bedanken uns bei Nadine. In dem Moment stößt Bert zu uns. Er war ein paar Tage auf Montage und hat die neuesten Entwicklungen nicht mitbekommen. Hilli klärt ihn auf.

Entgeistert starrt Bert auf unsere Trainerteam-Outfits. «Mich wolltet ihr nicht als Trainer, aber jetzt übernehmt ihr den Job *zu dritt*?»

«Ja, so ist es», sage ich kämpferisch. «Wir sind ein Team, und die Jungs sind auch ein Team. Und zusammen schaffen wir das!»

«Genau so läuft es», versichert auch Pamela.

Bert stößt Holger komplizenhaft an, der in seiner hellgrünen Softshelljacke wieder Schülerlotsencharme versprüht. «Drei Weiber ersetzen einen Mann, haste so was schon mal gehört?»

«Tsss», meldet sich Holger zum ersten Mal zu der Sache zu Wort. «Und wir wurden nicht mal gefragt, wie wir das finden.»

«Weißt du was?», fährt Dagmar ihn an. «Wenn du mehr

Mumm in den Knochen hättest, könntest du vielleicht auch mal ein Team leiten. Aber du hältst dich ja immer fein aus allem raus und meckerst nur hintenrum.»

Holger zieht eine beleidigte Schnute, ist aber still. Auch Bert hat es nun offensichtlich die Sprache verschlagen, er grummelt zwar noch was vor sich hin, es kommen aber keine weiteren Einwände.

Hilli erklärt noch mal unseren Plan und dass wir von allen Unterstützung brauchen. «Feuert unsere Jungs an! Aber kein Gemecker von der Seitenlinie!», mahnt sie. «Dagmar, du hast da ein Auge drauf.»

«Absolut», sagt Dagmar und wendet sich noch mal streng an die anderen Eltern. «Keinen Druck aufbauen und keine Verwirrung stiften mit irgendwelchem Gebrüll. Auch nicht auf Türkisch oder Polnisch oder sonst irgendeiner Sprache!»

Der Platz füllt sich. Mannschaften treffen ein, in weiß-schwarzen, gelben, blauen und roten Trikots. Überall wuseln Kinder in Fußballoutfits herum, Eltern rücken mit Körben voller Verpflegung an. Bis Mittags finden die Vorrundenspiele statt, die Finalrunde ist für den Nachmittag vorgesehen. Wenn wir überhaupt so weit kommen. Ich bin supernervös.

«Die erste Mannschaft, gegen die wir spielen, sind die Jungs in Blau», informiert mich Hilli, die gerade von der Turnierleitung kommt.

Pamela googelt schnell deren bisherige Leistungen und verkündet: «Die sind zu schlagen.»

«Natürlich sind die zu schlagen», sage ich und propagiere einen Spruch, den Georg gerne benutzt hat: «Wer gewinnen will, darf sich nicht von seinem Gegner davon abhalten lassen.»

«Genau!», ruft Hilli. «Also los, auf zum Aufwärmen!»

Wir wollen gerade rüber zum Platz, da sehe ich meine Eltern anrücken. Ich schicke mein Trainerteam vor und warte auf sie, um sie zu begrüßen. Seit Montag habe ich sie nicht mehr gesehen, nur zwischenzeitlich mal mit ihnen telefoniert. Sie hätten viel geredet und wollten es noch mal versuchen, hat meine Mutter gesagt. «Er scheint ein bisschen zur Vernunft gekommen zu sein.» Sie hat sich geräuspert und hinzugefügt: «Und ich auch.» Als sie jetzt auf mich zukommen, stelle ich staunend fest, dass sie anders aussehen. Es liegt vielleicht daran, dass mein Vater nicht mehr einen halben Schritt vorausschreitet. Aber auch daran, dass meine Mutter leise lächelt. Nicht mehr die aufgesetzte, hysterische Fröhlichkeit, sondern ein Lächeln, das von innen kommt. Sie wirken wie eine Einheit, denke ich erleichtert.

«Schick siehst du aus!», ruft meine Mutter angesichts meines pinkfarbenen Outfits. «F2 Supertruppe», liest sie. Ich zeige ihr die Rückansicht – «Trainerteam!» – und linse zu meinem Vater, warte auf einen blöden Kommentar.

Aber der ruft nur jovial: «Na, wer sagt's denn! Der Apfel fällt nicht weit vom Stamm!», und drückt mich. «Und auf welcher Position spielt Luis heute?»

«Er wechselt später ein und kommt für Artur in die Mitte», sage ich. «Das hat sich bewährt.»

«Mittelfeld?», ruft mein Vater, schaut schnell zu meiner Mutter, die eine strenge Miene aufgesetzt hat, und fügt diplomatisch hinzu: «Das ist bestimmt … äh … gut.»

«Wir halten uns an die Taktik von unserem ehemaligen Trainer», erkläre ich. «So, und jetzt müssen wir rüber, das erste Spiel geht gleich los.»

Ich laufe voraus zum hintersten Spielfeld, das quer auf dem großen Fußballplatz aufgebaut wurde. Unsere Mannschaft bildet einen Kreis. Hilli schwört die Jungs noch mal darauf ein, was

Georg ihnen beigebracht hat. Pamela und ich stehen da und bewachen die Wasserflaschen.

«Wo spielt eigentlich die blöde F1?», fragt Pamela.

«Ganz vorne», brumme ich. «Da, wo die meisten Zuschauer sind.»

«Bestimmt sitzt da auch der DFB-Talentscout», überlegt Pamela.

Wir starren beide über das große Fußballfeld zu dem kleineren Feld, das genau die Maße für die Jugendspiele hat. Die blitzenden Trikots und Sophias gletscherblonde Haar leuchten bis hierher, und kurz wallt die Wut in mir auf. Aber Erfolg ist die beste Rache. Jetzt müssen wir nur noch Erfolg haben.

«Was sind wir?», ruft Hilli jetzt in den Mannschaftskreis. «Ein Team!», brüllen die Jungs.

«Was sind wir?», wiederholt Hilli.

«Ein Team!»

«Hals- und Beinbruch», sagt Pamela zu mir. Wir klatschen uns mit Hilli ab, beziehen Stellung in der Trainerzone. Auf dem Platz begrüßen sich die gegnerischen Teams. Dann geht es los. Jedes Spiel dauert zehn Minuten, schon nach fünf Minuten werden die Seiten gewechselt, es gibt keine Halbzeit.

Das erste Spiel läuft gut. Nach zwei Minuten schießt Dario-Devin ein Tor, kurz vor dem Seitenwechsel bolzt Fabian von hinten, eigentlich sollte es wohl ein Pass auf Cem werden, aber der Ball fliegt weiter als gedacht. Und weil der Torwart der anderen ein paar Meter zu weit vor seinem Kasten steht, kullert der Ball rein. 2:0. Fabian freut sich natürlich total über sein erstes Saisontor – und auch Bert ist begeistert.

«Da schießt er sein erstes Tor aus der Abwehr heraus», ruft er stolz. «Das nenne ich mal einen Allroundspieler!»

«Das war ja schon fast verdächtig einfach», unkt Pamela, als wir am Ende 3:1 gewinnen.

«Wir sind gut», sage ich schnell, damit sie keine Gelegenheit hat, hier negative Wellen zu verbreiten.

Die kommen nämlich sowieso schon auf uns zu, als wir im nächsten Spiel knapp verlieren, weil der Torwart von Hellas Hahnberg dermaßen lange Abschläge macht, dass der Ball kurz vor unserem Tor landet, wo schon deren Stürmer lauern. In der F-Jugend gibt es nämlich noch kein Abseits, wie Bert stöhnend bemerkt. Wir tun unser Möglichstes, um den Jungs zu erklären, dass sie schneller und weiter in die Abwehr laufen müssen, sobald der Torwart den Ball hat, aber sie lassen sich immer wieder überrumpeln. Nach dem Abpfiff schleichen sie mit hängenden Köpfen vom Platz. Mit den gesammelten Motivationssprüchen von Georg bauen wir sie wieder auf, denn schon steht das nächste Spiel an. Und da gibt es einen altbekannten Gegner, nämlich Olgensee. Und wir zittern ein bisschen, weil wir uns alle noch sehr genau an das Spiel in der Pampa erinnern, das wir so hoch verloren haben – auch weil deren Trainer so unfair war. Die Jungs wissen das natürlich auch noch, doch Hilli macht ihnen klar, dass sie nicht mehr die Mannschaft sind, die sie bei dem verlorenen Spiel damals waren. Sondern eine neue Mannschaft. Und dass nicht zählt, was beim letzten Spiel passiert ist, sondern das, was sie jetzt bringen. Hat Georg auch immer gesagt!

Sowohl das Team als auch wir Trainer sind ziemlich angespannt, während die Olgenseer Eltern einen auf hochnäsig machen und schon wieder siegesgewiss lachen. Aber als Cem und Can mal eben im Turbogang nach vorne stürmen, den Torwart ausdribbeln und das erste Tor für uns fällt, bleibt ihnen das Lachen im Hals stecken. Als die Olgenseer Eltern merken, dass das kein Spaziergang wird, drehen sie auf und brüllen allerlei Kommandos aufs Spielfeld, die sich vor allem rund um Schlafdefizite drehen – von «Los, ihr müder Haufen» über «Schlafmützen» bis zu «Lauft! Nicht einschlafen!». Cedric hält einen ziemlich spektakulären Ball, und ich höre sogar Bert rufen: «Super, Cedric!» Am Ende geht das Spiel 2:2 unentschieden aus.

«Das wird knapp mit der Finalrunde», sagt Pamela.

Hilli checkt schnell die bisherigen Ergebnisse und kommt atemlos angelaufen: Wenn wir das nächste Spiel gewinnen, haben wir uns für die Finalrunde qualifiziert, in der die vier besten Mannschaften gegeneinander antreten. In der kurzen Pause vor dem letzten Spiel der Vorrunde verteilt Pamela selbstgebackene Powerriegel aus Nüssen und Honig.

«Was ist das?», fragt Bogdan erstaunt. «Sieht ja aus wie Hühnerfutter.»

«Das gibt Superkraft», behauptet Jarvis. «Wenn du das gegessen hast, kannst du noch schneller rennen.»

«Geil», entfährt es Bogdan, und er schiebt sich den Riegel in den Mund.

Und irgendwie scheint es zu helfen: Die Jungs geben alles, und wir gewinnen das nächste Spiel mit 6:2. Das bedeutet: Wir haben uns für die Finalrunde qualifiziert. Etappenziel erreicht! Jetzt haben wir erst einmal zwei Stunden Pause, Zeit zum Durchatmen.

«Habt ihr eigentlich schon den Talentscout gesehen?», fragt Pamela.

«Das ist der Kerl, an dem die meisten Frauen dranhängen», sagt Bert und deutet auf einen übergewichtigen Hünen mit Halbglatze, der am Getränkewagen von Müttern umringt wird. «Ich hätte auch Talentscout werden sollen», seufzt er.

«Wo ist eigentlich Papa?», frage ich Luis, als mir auffällt, dass Konstantin immer noch nicht aufgetaucht ist.

Luis antwortet, der sei heute sein neues Auto abholen. «Den Porsche 911!», sagt er mit leuchtenden Augen. «Ist das nicht super?»

In meinem Magen zieht es auf einmal, sodass ich kaum atmen

kann. Und da weiß ich, das halte ich nicht mehr aus. Ich muss es jetzt wissen. «Luis», sage ich, beuge mich zu ihm hinunter und lege ihm die Hände auf die Schultern, um auf Augenhöhe zu sein. «Wenn du dir aussuchen könntest, bei wem du wohnen willst, bei mir oder bei Papa, was würdest du sagen?»

Luis schaut mich erstaunt an. Für einen Moment blende ich alle Geräusche um mich herum aus und sehe nur das hübsche kleine Gesicht meines Sohnes, auf dessen Stirn die steile Falte erscheint, aber nur für eine Sekunde, dann glättet sie sich wieder, er macht den Mund auf und antwortet mit der Ernsthaftigkeit und Selbstverständlichkeit, die nur Kinder aufbringen können und die mir die Tränen in die Augen treibt. Dann sieht er Artur, der am Süßigkeitenstand eine Großpackung Fruchtgummi erstanden hat und das Zeug freigiebig an seine Mannschaftskameraden verteilt, und flitzt an mir vorbei.

«Denkst du an deinen Waffeldienst?», ruft Hilli im Vorbeigehen.

«Wie bitte? Ja, äh … natürlich.» Ich schüttele mich und kehre in die Wirklichkeit zurück.

«Du bist übrigens mit einer von den F1-Müttern zusammen», sagt sie. «Das konnte ich leider nicht verhindern.»

«Egal», sage ich gelassen. «Es wird ja wohl nicht gerade Sophia sein.» Ich kann mir nämlich nicht vorstellen, dass sie einen Gemeinschaftsdienst ableisten würde. Abgesehen davon brauche ich mir dieses Mal keinen Sorgen um meinen Teig zu machen. Ich habe nämlich Pamelas Rezept bekommen. Als ich zum Ausschank komme, muss ich ein bisschen lachen. Da stehen nämlich zehn Flaschen Fertigteig. Die Mutter, die ich ablöse, frage ich: «Von wem sind die denn?»

«Die sind von mir», höre ich da eine Stimme, die mir sehr bekannt vorkommt. O nein. Sie ist es tatsächlich. Sophia. Kommt mit ihrer Pilotenbrille in den Ausschank hineingestöckelt. «Ich finde das total unfair», sagt sie zur Begrüßung. «Was ist das eigentlich für ein Verein, in dem die Eltern *mithelfen* müssen, also wirklich. Ich meine, wozu bezahle ich *Vereinsbeiträge*?»

«Hallo, Sophia», sage ich zur Antwort und überlege, ob ich sie darüber aufklären soll, dass die allermeisten hier, die tagtäglich dafür sorgen, dass unsere Jungs Fußball spielen können, keinen Cent dafür bekommen, sondern das freiwillig machen. Aber das würde wohl nichts bringen. Deshalb beschränke ich mich darauf zu sagen: «Das nennt man Ehrenamt.»

«Ehre!», schnaubt sie. «Das ist doch keine Ehre, hier blöde Waffeln zu machen. Wie geht eigentlich das Ding an?» Sie deutet mit ihren frisch manikürten Fingern auf das Waffeleisen.

Ich weise sie kurz in die Handhabung des Waffeleisens ein. Und dann kann ich es doch nicht lassen. Ich muss etwas sagen. «Übrigens, geschickter Schachzug, unseren Trainer feuern zu lassen», lasse ich beiläufig fallen.

«Wieso?», sagt sie, während sie die Flasche mit dem Waffelteigmix schüttelt. «Ich meine, das wäre doch wirklich schlechte PR für Kinko, wenn ihr eigener Mann das Turnier gewinnt. Konni hat ihn draufgebracht. Ich wäre da gar nicht draufgekommen, aber Konni hat das durchschaut. Und da hat sich Jochen, also der Chef der Kinko GmbH, natürlich gefreut, dass Konni so gut mitdenkt.» Sie lacht zufrieden. «Für einen Architekten ganz schön gerissen, hat Jochen gesagt.» Jetzt bemerkt sie anscheinend meinen verblüfften Blick. «Ja, für euch ist das natürlich schlecht», stellt sie achselzuckend fest. «Aber so ist das im Leben. Man kann nicht alles haben.»

Und damit widmet sie sich dem Waffelnbacken, was eigentlich lustig anzusehen wäre, weil sie noch viel unbeholfener ist als ich beim ersten Mal. Aber ich kann gar nicht lachen, denn ich bin dermaßen vom Donner gerührt. Konstantin! Natürlich! Hätte ich mir doch denken können, dass er seine Finger im Spiel hat. Er hatte von Anfang an was gegen Georg. Weil Luis ihn mochte. Und vielleicht auch ein bisschen, weil ich ihn mochte. Und weil er gemerkt hat, dass er dabei ist, unsere Wette zu verlieren.

Dieser Riesenarsch.

«Die Waffeln von der Tante da schmecken nicht», mault ein Junge. «Die sind ja wie Gummi.»

«Ach, stell dich nicht so an», motzt Sophia den Jungen an. Dann scheint sie jemanden erspäht zu haben, wischt sich die Hände an einem Lappen ab und erklärt: «Das ist mir zu blöd hier. Ich kaufe meine Waffeln selbst.» Sie schmeißt fünfzig Euro in die Kasse und haut einfach ab.

«Aufräumen wäre auch nett gewesen», rufe ich hinter ihr her, aber sie ist schon bei dem unattraktiven Mann angekommen, den alle für den Talentscout halten, und umgarnt ihn nebst ein paar anderen Eltern. An meinem Verkaufsfenster staut sich die Kundschaft, und ich habe plötzlich alle Hände voll zu tun, die zwei Waffeleisen und die Leute zu bedienen. Nadine kommt mit ihrem Dimitri gerade vorbei, sie erkennt meine Lage und springt ein. «Danke», sage ich erleichtert, als sie das zweite Waffeleisen übernimmt. «Es war übrigens gar nicht Sophia», informiere ich sie, während wir nebeneinander auf das Fertigwerden der Waffeln warten. «Es war mein Ex, der Georg hat feuern lassen!»

«Nicht wahr!», ruft sie. «Was für ein blöder Sack!»

«Das kannst du wohl laut sagen», stimme ich ihr lächelnd zu.

«Warum guckst du trotzdem so zufrieden?», fragt sie.

«Weil ich sowieso gewinne.» Ich zwinkere ihr zu.

«Hoffentlich», seufzt sie. «Die Jungs waren wirklich gut. Aber jetzt wird es noch schwerer … oh!» Sie schaut an mir vorbei und raunt: «Der nächste Kunde ist für dich.»

Ich drehe mich um – es ist Georg, der vor dem Fenster aufgetaucht ist und eine Waffel bestellt.

«Die sieht ja richtig lecker aus», ruft er erstaunt, als er auf den Teller schaut.

«Ja, ich habe mich verbessert», erkläre ich. «Manchmal mache ich nämlich große Fehler. Und dann ist es gut, wenn man die Fehler wieder korrigieren kann.»

Ein leises Lächeln stiehlt sich auf sein Gesicht. «Wir sehen uns gleich beim Spiel», sagt er. «Muss doch gucken, was meine Jungs machen.»

Nadine stößt mich an. «Los, hinterher», kommandiert sie leise, «ich hab das hier im Griff.»

«Echt?»

«Na klar. Die Ablösung kommt eh gleich, und gerade ist nicht viel los.» Sie scheucht mich weg, und ich werfe ihr zum Dank einen Kussmund zu.

Ich finde Georg auf einer Bank in der Sonne, wo er gerade den letzten Happen Waffel verspeist. «Schickes T-Shirt», sagt er, als ich bei ihm angekommen bin.

«Wärst du noch unser Trainer, hättest du es anziehen müssen», sage ich.

«Das wäre aber schade gewesen. Es steht dir nämlich viel besser.»

«Ist da noch frei?», frage ich und zeige auf den Platz neben ihm. Er nickt. Die Sonne bricht durch die Wolken und sendet für Oktober erstaunlich warme Strahlen zu uns. «Wir haben ein Trainerteam aufgestellt», informiere ich ihn.

Er nickt. «Habe ich schon mitbekommen. Gute Idee.»

«Besser wäre natürlich, wenn du unser Trainer wärst. Du hast echt einen guten Draht zu den Jungs. Cem und Can sind ein bisschen wild, Cedric verzagt schnell, und Artur muss man eher bremsen.» Und ich füge hinzu: «Wir vermissen dich alle.»

Georg sagt nichts, lehnt sich einfach zurück und schließt die Augen. «Zehn Minuten am Tag in der Sonne sitzen sollte für alle verordnet werden.»

«Ja», seufze ich. «Das sollte es. Und Menschen, die man mag, die Wahrheit sagen, sollte auch verordnet werden.» Und dann erkläre ich ihm, dass das neulich nur mein Nachbar gewesen sei, der mir geholfen habe, weil meine Mutter so durch den Wind gewesen sei. Nur mein Nachbar, und sonst nichts. «Ich will noch nicht mal Kacheln mit ihm kaufen», sage ich. «Oder sonst irgendwas.» Und dann nehme ich all meinen Mut zusammen und gestehe, dass ich ständig an ihn denken müsse. Aber dass ich einfach Angst hätte, mich auf irgendwas einzulassen, weil ich von meinem Exmann so verletzt worden sei und nicht wisse, ob ich mir und meiner Menschenkenntnis trauen könne, wo ich in Sachen Männer doch bisher so grandios danebengelegen hätte. Und dass eine erneute Verletzung wohl bleibende Schäden verursachen würde. «Vielleicht hat es das auch schon», füge ich hinzu. «So bescheuert, wie ich bin.»

«Ach was», macht er. «Das ist doch normal.»

«Wie meinst du, das ist normal?»

«Es ist normal, vorsichtig zu sein, wenn man verletzt worden ist.» Und dann sagt er, die Augen immer noch geschlossen und das Gesicht in die Sonne gereckt, dass seine Ex ihn auch betrogen habe, wenn auch nicht mit einem Mann. Sondern um eine stattliche Summe. Er habe viel verdient, weil er unheimlich viel gearbeitet habe, und ihr Geld geliehen für den Kauf einer Wohnung. Sie wollte angeblich alles zurückzahlen. Und weil er so verliebt gewesen sei, habe er keinen Vertrag mit ihr darüber gemacht. Doch dann habe sie sich von ihm getrennt und behauptet, das Geld sei ein Geschenk gewesen. Sie habe ihm gedroht, vor Gericht allerhand schlimme Dinge über ihn zu erzählen, falls er sie verklagen würde. Und da habe er es gelassen und auf das Geld verzichtet.

«Und das Schlimmste ist: Nicht nur das Geld war weg, sondern auch mein Vertrauen – in andere, aber auch in mich selbst. Ich habe mir furchtbare Vorwürfe gemacht, dass ich nicht gemerkt habe, was sie für ein Mensch ist.» Und wie er das so sagt, bin ich auf einmal erleichtert, weil es mir genauso geht. «Seitdem habe ich mir vorgenommen, nicht mehr so viel zu arbeiten. Wenn man sechzig Stunden im Büro hängt, verdient man zwar viel Geld, verpasst aber auch die wichtigsten Dinge im Leben. Zum Beispiel merkt man nicht, dass der Mensch, mit dem man zusammen ist, gar nicht der ist, für den man ihn hält. Und», fügt er hinzu, «man hat definitiv zu wenig Zeit, um in der Sonne zu sitzen.»

Wir schweigen einen Moment und lassen uns aufwärmen.

«Schön, dass du gekommen bist», sage ich.

«Finde ich auch», sagt er.

«Und schön, dass wir geredet haben.»

«Ja.» Dann sieht er mich mit seinen meerblauen Augen an und lächelt.

Und ich habe das warme Gefühl, dass die Kugel im Beziehungsroulette wieder ins Rollen gekommen ist. Und diesmal werde ich sie kullern lassen, um herauszufinden, wo sie landet.

Plötzlich hören wir vom Parkplatz hinter uns das dumpfe Aufheulen eines PS-starken Motors.

«Oha», sagt Georg. «Da hat wohl einer ein neues Auto.»

«O nein», entfährt es mir, als ich durch die Büsche spähe. «Das ist mein Ex. Der sich übrigens dafür eingesetzt hat, dass du uns nicht mehr trainieren darfst.»

«Was?», fragt Georg erstaunt. «Mein Chef ist gar nicht von selbst auf die Idee gekommen?»

Ich erzähle ihm die Kurzfassung von Konstantins Machenschaften, der über seinen Schwiegervater in spe Kontakte zum Kinko-Chef hat. In diesem Moment kommt Luis an uns vorbeigelaufen. Als er Georg erblickt, bleibt er kurz stehen.

«Hallo», sagt er. «Bist du doch wieder unser Trainer?» Aber bevor Georg antworten kann, sagt er schon aufgeregt zu mir: «Mama, das ist Papa mit seinem Porsche! Los, komm!» Er rennt Richtung Parkplatz.

«Na, da werde ich mir das Wunder mal aus der Nähe anschauen», sage ich und verdrehe die Augen. «Sehen wir uns gleich?»

«Ich gehe nicht eher weg, bis die F2 den Siegerpokal in die Höhe stemmt», verspricht Georg.

Konstantin hat seinen Porsche einfach mitten auf dem Parkplatz abgestellt, sodass die wegfahrenden Autos um ihn herumzirkeln müssen. Ein paar Jungs in schwarz-roten Trikots bewundern den blinkenden neuen Sportwagen, ebenso wie zwei ältere Männer. Konstantin posiert neben dem Auto wie eine Werbe-Ikone der Midlife-Crisis.

Doch als Luis angesprungen kommt, verliert er seine Coolness und ruft erschrocken: «Nicht anfassen!»

Luis bleibt sofort stehen.

«Ist der nicht toll? Sieht er nicht super aus?», fragt Konstantin stolz. «Das ist der Porsche 911 Turbo mit 540 PS.»

«540 PS?», entfährt es mir entsetzt. «Wofür braucht man die denn?»

«Von null auf hundert in drei Sekunden», antwortet Konstantin, *«drei!»*

Ich will mir gar nicht ausmalen, wo er das austesten möchte. «Und wie viel verbraucht er?»

Aber Konstantin hört mir offensichtlich nicht zu, sondern beobachtet abwechselnd Luis, der ehrfürchtig einmal den Wagen umrundet, und seinen Wagen, der in der Sonne silbern glänzt. «Das ist eine Sonderlackierung!», prahlt Konstantin.

«Darf ich mich mal reinsetzen?», fragt Luis.

Konstantin guckt gestresst auf Luis' Turnschuhe, an denen

noch der Dreck von letzter Woche klebt. «Nein, also, das geht nicht. Er ist nagelneu und …»

«Schon gut, kein Problem, Papa. Ich muss sowieso zu meiner Mannschaft. Wir sind in der Finalrunde, toll, was?»

«Diese Felgen alleine haben siebentausend Euro gekostet», schwärmt Konstantin.

«Papa, ich geh jetzt. Wir haben gleich das nächste Spiel.»

«Warte, ich komme …», sagt Konstantin, doch dann hält er abrupt inne. «Ist da etwa ein Fleck?» Konstantin beäugt kritisch seine Motorhaube, dann hupt jemand.

«Fahr die Karre weg», ruft der Fahrer des Transporters, der nicht an dem Porsche vorbeipasst.

«Kannst du nicht woanders lang?», fragt Konstantin aufgebracht.

«Hör mal, Jung», sagt der andere. «Ich kann auch einfach an deiner Karre vorbeifahren. Kann nur sein, dass die dann ein paar hübsche Rallyestreifen hat.»

«**Sperren über drei Monate nach Massenschlägerei**: Die Begegnung an der Brandheide war abgebrochen worden, nachdem Gastgeber Frohlinde kurz vor dem Ende der regulären Spielzeit das 4:2 per Elfmeter erzielt hatte. Daraufhin war eine Massenschlägerei auf dem Spielfeld ausgebrochen, bei der es mehrere Verletzte gab.»

ruhrnachrichten.de, 12.11.2014

31

«Wie ist die Auslosung ausgegangen?», frage ich mein Trainerteam atemlos, als ich mit Luis bei der Mannschaft angekommen bin. Georg steht auch dabei, ein Anblick, bei dem ich Champagner-Gefühle bekomme, golden schimmernde Luftperlen kribbeln durch mich hindurch.

«Wir haben Glück», beruhigt mich Pamela. «Gegen die Fı spielen wir erst im Finale – falls wir das Spiel gegen Zinkheim gewinnen!»

«Das werden wir», sagt Georg. «Ich habe mir die eben angesehen, bei denen läuft alles über die Nummer zehn und die sieben.» Obwohl er nicht mehr offiziell unser Trainer ist, hilft er uns, die Mannschaft auf- und einzustellen. Er warnt uns auch vor dem Trainer, der schon in der Vorrunde ziemlich rumgepöbelt hat. Pamela, Hilli und ich sind ziemlich erleichtert, dass er mit an Bord ist – wenn auch nur inoffiziell. Und die Jungs natürlich auch. Er setzt Artur, Fabian und Erol auf die beiden besten Spieler von Zinkheim an und gibt Cedric noch ein paar Tipps, auf was er bei Ecken achten muss.

Dann geht es los. Die Anspannung ist größer, das merkt man schnell. Und die Zinkheimer Mannschaft samt Trainer ist tatsächlich eher von der rustikalen Sorte. Der Trainer peitscht seine Jungs mit brachialen Anweisungen an: «Nach vorne! Ja, jetzt steil! Geh drauf! Geh drauf! Das darf ruhig weh tun!

«Du liebes bisschen», sagt Hilli.

Der Spruch mit dem Wehtun sorgt natürlich für einige Unruhe auf unserer Seite. Ich sehe, wie Holger seine Softshell-Ärmel nach oben schiebt und angriffslustig an dem Schirm seiner Baseballkappe zupft. Auch Bert macht Anstalten, als wolle er mit dem Trainer eine Diskussion anzetteln. Mit den Fäusten, versteht sich. Dagmar hat die Hände in die Seiten gestemmt und starrt wutentbrannt zum Betreuerteam auf der gegenüberliegenden Seite rüber.

Währenddessen geht das Getümmel auf dem Platz weiter. «Laufen! Lauf! Nicht spazieren gehen!», schreit der Zinkheimer Trainer. «Das ist Fußball! Wir sind doch nicht beim Ballett! Lass den Ball flach! Flach!!! O nein! Das darf nicht wahr sein! Siehst du das denn nicht? Was habe ich euch beigebracht?» Das einzig Gute an der Brüllerei ist, dass er damit seine eigene Mannschaft total verunsichert, weswegen wir am Ende die Nase vorn haben. Was aber auch an Arturs, Erols und Fabians Abwehrleistung liegt, die die beiden besten Spieler ziemlich ausbremsen. Luis kann bei seinem Einsatz auch ein paar Zweikämpfe für sich entscheiden, was mich wirklich freut. Er hat sich richtig verbessert! Weil die beiden Zinkheimer Stürmer so gut bewacht werden, schießen sie auch keine Tore. Und für uns reicht tatsächlich ein Tor von Can für den Sieg.

Hilli, Pamela und ich schauen uns an. Wir sind tatsächlich im Finale! Aber dort warten auf uns unsere Erzfeinde aus dem eigenen Haus, die F1. Die hat gerade ihr Spiel mit fünf Toren Vorsprung gewonnen. Während die Zinkheimer wutentbrannt von dannen ziehen, bereiten wir uns auf das letzte Spiel vor.

Erst jetzt stößt Konstantin völlig entnervt zu uns. «Ich musste einen guten Parkplatz suchen», stöhnt er. «Du meine Güte, man glaubt ja nicht, wie bescheuert manche Leute parken.»

«Du hast alle Spiele verpasst», sagt Luis und trinkt keuchend aus seiner Wasserflasche. «Und das nächste wird richtig schwer.»

«Mach dir nichts draus», sagt Konstantin fröhlich. «Wenn ihr verliert, fahren wir nach Mauritius.»

«Wie, wenn wir verlieren, fahren wir nach Mauritius?» Luis schaut ihn verwirrt an.

«Na, ich habe mit deiner Mutter gewettet», erklärt Konstantin. Ich mache ihm heimlich ein Handzeichen, dass er aufhören soll, aber wie üblich hört er nicht auf mich. «Ich habe gesagt, die F2 verliert», posaunt Konstantin. «Aber wenn ihr verliert, ist das überhaupt nicht schlimm, weil dann fährst du mit uns in den Weihnachtsferien nach Mauritius. Ist das nicht cool?» Er hält die Hand hoch zum High Five, aber Luis schlägt nicht ein.

«Du hast gewettet, dass meine Mannschaft *verliert*?», fragt er, und die kleine Falte erscheint auf seiner Stirn.

«Äh. Ja.»

«Aber, Papa, *warum*? Willst du nicht, dass ich gewinne?» Er stemmt die Fäuste in die Seite und funkelt Konstantin wütend an.

«Doch … äh … natürlich will ich, dass du gewinnst. Aber deine Mannschaft … also ehrlich, bisher war die doch eher schlecht, haha. Und deswegen … na ja, dachte ich … Und ist ja auch nicht schlimm, weil du nach dem Turnier sowieso in eine richtig gute Mannschaft wechselst, in die F1.»

«Wir sind eine richtig *gute* Mannschaft», ruft Luis heftig. «Selbst wenn wir mal verlieren. Mann, Papa!»

«Aber, mein Großer», stammelt Konstantin. «So war das doch nicht gemeint! Ich meinte nur, dass du in eine *noch bessere* kommen kannst!»

In dem Moment ruft Hilli die Jungs wieder zusammen, und ohne ein Wort zu sagen, stiebt Luis davon. Konstantin wirft mir einen hilflosen Blick zu, aber ich zucke nur mit den Schultern.

Eine Durchsage kündigt das Finale der F-Jugend an. «Ein vereinsinternes Duell!», schallt es aus den Lautsprechern. «Der Sieger des Spiels gewinnt den Sonderpreis – das Training mit der deutschen Nationalmannschaft.»

«Das wäre so cool, wenn wir gewinnen», sagt Jarvis mit leuchtenden Augen.

Pamela verteilt noch mal eine Runde Powerriegel, Dagmar massiert Cedric die Schultern.

Holger beschwört ihn: «Das ist dein Ball. Wenn er in deine Nähe kommt, schnapp ihn dir. Sag dir immer, das ist mein Ball.» Er wiederholt das noch ein paarmal, als wolle er seinen Sohn hypnotisieren.

«Und lasst euch nicht provozieren», mahnt Georg. «Wenn man anfängt, wütend zu werden, kommt man aus dem Konzept.»

Jetzt marschiert die F1 auf. In einer sauberen Reihe.

«Eigentlich schade, dass Johannes gleich verliert», sagt Luis. «Aber auch nur eigentlich.» Er grinst spitzbübisch.

Hilli trommelt die Jungs zusammen, um zusammen mit Georg noch einmal die Aufstellung und die Taktik durchzugehen.

Als Sophia im Schlepptau der Diäthasserin und der Mutter von Starspieler Simon auftaucht und Konstantin mit einer knappen Handbewegung zu sich winkt, verabschiedet der sich mit den Worten: «Ich geh dann mal rüber.»

«Bis später», sage ich. «Möge der Bessere gewinnen.»

Er prustet. «Wenn der Bessere gewinnt, dann habt ihr keine Chance.»

«Werden wir ja sehen», sage ich und schaffe es sogar, gelassen zu lächeln. Dabei bin ich natürlich ziemlich nervös.

Konstantin und Sophia treffen sich auf der gegenüberliegenden Seite, wo die Eltern der F1 Stellung beziehen. Ich habe den Eindruck, dass sich keiner mehr um die Regeln der Fair-Play-

Liga schert, denn von fünfzehn Meter Abstand zum Spielfeld kann keine Rede sein. Als Bert das sieht, rückt er auch näher an die Seitenlinie – und zieht den Rest unserer Eltern mit sich. Mit dem Bollwerk aus Eltern um den Platz verdichtet sich die Atmosphäre – die sowieso schon aufgeheizt war von dem Spiel gegen Zinkheim – merklich.

Der Trainer der F1 schreitet in Feldherrenmanier über den Platz, Hilli wirft uns einen nervösen Blick zu und sagt: «Drückt mir die Daumen.» Dann geht sie los, um sich in der Platzmitte mit ihm zu treffen. Ich muss an ein Duell denken. Die beiden reden und gestikulieren zu den Toren, regeln offensichtlich die Seitenwahl.

«Ich hoffe, sie erinnert ihn daran, dass wir hier ein faires Spiel sehen wollen, auch wenn es um einen wichtigen Sieg geht», sage ich.

«Das hoffe ich auch», sagt Pamela.

Der F1-Trainer und Hilli schütteln sich die Hände, dann stellen sich die Mannschaften auf. Der Schlachtruf der F1 heißt «Was wollen wir? Siegen!» – dagegen kommt das FC-Rescheim-Geschrei unserer Truppe fast schüchtern rüber.

«Da ist der Talentscout», sagt Pamela plötzlich.

Tatsächlich, da steht er mit dem Vereinsvorsitzenden und dem Jugendwart Riedel. Sie stehen da und scherzen, als ob sie nicht wüssten, wie viele ehrgeizige Eltern jetzt alle ihre Hoffnungen auf sie richten.

Unsere Startaufstellung:

Cedric – im Tor.

Dario-Devin – Angriff.

Cem und Can – vorne.

Artur, Fabian und Jarvis – Verteidigung.

Einwechselspieler: Erol, Luis, Bogdan, Ruben.

Wir machen es wie in den vergangenen Spielen: Wir wechseln

so, dass jeder eingesetzt wird – manche spielen länger, andere kürzer.

Anstoß für die F1. Sofort geht das Geschrei auf der anderen Seite los: «Nach vorne, nach vorne!», brüllt der F1-Trainer. «Geh rein!» Auch die Eltern schreien aus vollem Hals. Außer der Mutter von Simon tut sich noch ein Vater besonders lautstark hervor: «Wehe, du verlierst noch mal den Ball, Paul», schreit er seinen Sohn an. Es fällt gleich auf, dass die F1 nicht besonders fair spielt. Wenn der Ball im Aus ist, schnappen sie ihn sich einfach wieder und tun so, als wäre es ihr Einwurf. Bei den Ecken legen sie sich den Ball nicht auf den Eckpunkt, sondern einen halben Meter ins Spielfeld, sodass es einfacher ist, den Ball vors Tor zu flanken. Das geht alles immer so schnell, dass man gar keine Zeit hat zum Protestieren.

Die ersten fünf Minuten wird munter hin und her gespielt. Simon von der F1 ist wirklich brandgefährlich, aber Artur und Fabian nehmen ihn öfter in die Zange, weswegen er nicht so zum Spiel kommt, wie er es wohl gewohnt ist. Denn er wird ziemlich bald ziemlich sauer. In einer Szene schubst er Artur unsanft von sich, sodass der hinfällt.

«Foul!», schreit Fabian und kümmert sich um Artur, der sich auf dem Boden sitzend das Knie hält.

«Foul», schreit auch Bert von der Seite, was von den F1-Eltern sofort beantwortet wird.

Simons Mutter schreit: «Das war doch kein Foul! Wir sind hier nicht beim Plätzchenbacken.»

«Das war eine Schwalbe!», schreit der Brüllvater. «Der soll sich nicht so anstellen!»

Simon zuckt mit den Schultern und will sich den Ball schnappen, um weiterzuspielen. Aber da ist er bei Artur an den Falschen geraten. Der springt auf und reißt Simon den Ball aus der Hand. Die beiden Jungs stehen wutentbrannt voreinander und werden sofort umringt von ihren Mitspielern. Der F1-Trainer und Hilli stürmen auf den Platz, um zu verhindern, dass die Jungs sich kloppen. Es gibt ein bisschen Tumult. Iwanka schreit von gegenüber irgendwas auf Polnisch, was sich nicht besonders nett anhört, was aber Artur anstachelt, Simon zu drohen. Hilli schafft es, ihn in die Schranken zu weisen und einen Freistoß herauszuhandeln. Die F1-Eltern sind ganz offensichtlich anderer Meinung, Simons Mutter flucht, der Brüllvater ruft höhnisch: «Schwalbenmeister sind die auf jeden Fall jetzt schon.» Auch Konstantin schüttelt verächtlich den Kopf, als ob das eine krasse Fehlentscheidung gewesen sei. Aber der Freistoß wird ausgeführt, Erol schießt nach vorne, Dario-Devin kommt mit der Fußspitze dran und schießt aufs Tor, doch der Torwart der F1 hält. Ein schneller Abwurf, und schon geht die F1 zum Angriff über. Sie stürmt auf Cedrics Tor zu, Jarvis und Artur sind hinten, ein hoher Ball kommt, wird aber abgefangen von unserer Abwehr.

Wir atmen erleichtert auf, als plötzlich Simons Mutter von drüben ruft: «Hand! Handspiel!» Sofort brüllen die anderen Eltern auch los. Sie deuten auf Jarvis, der schaut verwirrt zu dem Elternpulk. Der F1-Spieler knallt den Ball ins Aus, das Spiel kommt zum Erliegen.

«Habt ihr was gesehen?», frage ich Hilli und Pamela. Die beiden sind aber genauso ahnungslos wie ich. Ich schaue zu Georg rüber, der bei unseren anderen Fans steht. Er schüttelt den Kopf und gestikuliert, das sei kein Handspiel gewesen. Hilli stapft zum Trainer der F1, der das Handspiel hingegen sofort bestätigt.

«Aber keiner hat was gesehen», wendet Hilli ein.

«Wir aber», behauptet der Trainer.

«Warst du mit der Hand dran?», fragt Hilli Jarvis. Der schüttelt vehement den Kopf. «Na also», sagt Hilli. «Fall erledigt.»

«Der lügt», schreit Simon.

Jetzt stapft Pamela mit langen Schritten aufs Spielfeld. Von der anderen Seite kommen Simons Mutter und der Brüllvater herbei, von uns macht sich Bert auf den Weg – und Georg, der daran erinnert, dass es nur ein Spiel sei und dass wir uns alle was zurückhalten sollten.

«Wenn wir einen Elfmeter kriegen, halten wir uns auch zurück», sagt der F1-Trainer.

«Wieso solltet ihr einen Elfer kriegen, wenn es doch kein Handspiel war!», ruft Pamela aufgebracht.

«Es war Hand», beharrt der Trainer.

«Es war nicht Hand», schreit Jarvis.

«Doch», sagt Simon.

«Wie wäre es mit Einwurf?», bietet Hilli an.

«Bei welcher Sportart sind wir hier noch mal? Ach ja, beim Fußball», giftet der Trainer. «Handspiel im Strafraum bedeutet Elfer.» Er dreht sich um und zeigt auf den Elfmeterpunkt.

Hilli schaut hilflos zu uns rüber und zuckt mit den Achseln.

«Ich finde so ein Verhalten unmöglich», braust Pamela noch mal auf, aber dann verziehen sich die Eltern vom Spielfeld, damit es irgendwann weitergehen kann.

«Endlich mal Gerechtigkeit», kommentiert Simons Mutter.

Simon legt sich mit höhnischem Grinsen den Ball parat. Cedric geht in Position. Doch dann passiert es: Ein hellgrüner Blitz fährt übers Spielfeld. Es ist Holger in seiner Softshelljacke, der auf Simon zugaloppiert und den Ball wutentbrannt wegkickt, sodass er in hohem Bogen in die Zuschauer fliegt. Der Brüllvater schnappt ihn und zischt sofort auf Holger los, wobei seine Absichten eindeutig nicht aus dem diplomatischen Lehrbuch sind.

«Nicht, Papa!», ruft sein Sohn Paul mit glockenheller Stimme, doch der Brüllvater reagiert nicht und will sich auf Holger stürzen, der theatralisch seine Baseballkappe auf den Boden pfeffert und seine schmalen Fäuste ballt.

«Auweia», kommentiert Pamela. «Jetzt prügeln sie sich.»

So weit kommt es zum Glück jedoch nicht, denn auf einmal steht der Bodybuilding-Schrank Dimitri zwischen den Streithähnen und hebt die Hände wie ein Verkehrspolizist. «Leute», sagt er. «Wir wollen uns doch hier vor den Kindern nicht benehmen wie … *Vollidioten.* Oder?» Er schaut wie ein Lehrer vom Brüllvater zu Holger, die beiden Männer halten inne und beschränken sich darauf, sich böse anzustarren. «So, jetzt kehrt jeder auf seinen Platz zurück, und dann geht das Spiel hier friedlich weiter, *verstanden*?» Dimitri zeigt mit dem Zeigefinger erst auf den Brüllvater, dann auf Holger. Beide nicken mürrisch und trollen sich schließlich.

«Ich sage ja, Bodybuilding ist wirklich zu was gut», sagt Nadine zufrieden.

«Weitermachen», kommandiert Dimitri, als das Feld von wütenden Vätern geräumt ist.

Simon legt sich den Ball zurecht. Cedric geht leicht in die Knie, schlägt noch mal seine Handschuhe aneinander und stützt dann die Hände auf die Knie, den Ball fest im Blick. Simon läuft an. Simons Mutter schreit: «Mach ihn rein, Simon!»

Simon kickt den Ball. Der Ball fliegt auf die rechte obere Ecke zu. Cedric macht sich lang, er springt, die Hände in den Himmel gereckt. Der Ball macht einen Bogen und dreht noch etwas weiter ab, da kommt Cedric auf keinen Fall mehr dran, wir halten die Luft an – und dann knallt der Ball ans Lattenkreuz und springt ins Feld zurück. Simon setzt sofort nach, doch Cedric wirft sich mit einem Hechtsprung auf den Ball und begräbt ihn unter sich.

Ich glaube, noch nie wurde ein Nichttor so bejubelt wie dieses. Dagmar kreischt vor Begeisterung, Holger schreit mit überschlagender Stimme: «Genau so, Junge, das ist *dein* Ball!» Wir applaudieren alle wie verrückt und rufen: «Super, Cedric!» Die Mannschaft kommt angelaufen und umarmt ihren Torwart, erdrückt ihn fast vor Begeisterung, bis Hilli mahnt, sie sollen sich konzentrieren, denn das Spiel geht weiter.

Die F1 macht ihren Anstoß, ist schon wieder im Angriff. Artur fängt den Ball ab, passt zu Cem, der versucht es alleine, scheitert aber an Johannes, der mittlerweile bei der F1 eingewechselt wurde. Es geht hin und her, bis Fabian einen langen Pass auf Dario-Devin macht, der mal wieder zur richtigen Zeit am richtigen Ort ist und – patsch – ein Tor schießt! Die F2 liegt in Führung! Jetzt wird das Gebrüll rund um den Platz noch ohrenbetäubender, lauter als bei jedem WM-Finale.

Es sind nur noch zwei Minuten zu spielen. Simon hat den Ball, Erol geht auf ihn zu, will ihm den Ball abjagen, doch Simon dribbelt hin und her und geht als Sieger aus dem Zweikampf hervor. Irgendwie ist dabei allerdings sein Schuh aufgegangen, die Schnürsenkel des linken Schuhs schlackern herum. Trotzdem ist Simon schnell. Legt sich den Ball vor, stürmt auf Cedric zu. «Raus, Cedric», brüllt Bert, aber Cedric ist wie gelähmt angesichts des Stürmers, der alleine auf ihn zugaloppiert und jetzt auf jeden Fall ein Tor schießen wird. Simon holt aus – stolpert über seinen offenen Schnürsenkel und … verschießt! Der Ball segelt weit ins Aus, und Simon fällt auf die Nase. Ja, mit offenen Schuhen spielen will gelernt sein – das können nur die Jungs der F2!

Die Eltern der F1 sind fassungslos und brüllen wie verrückt auf der Suche nach einem Schuldigen für das Desaster, und auch die Jungs fangen an, sich gegenseitig zu beschimpfen. Simon greint, weil er sich ungerecht behandelt fühlt. So läuft nichts mehr, und am Ende gewinnen wir das Turnier mit 1:0!

Ich kann es kaum fassen. Die Jungs kommen auf uns zugerannt, mit leuchtenden Gesichtern und hocherhobenen Armen, und wir Eltern springen auf und ab vor lauter Begeisterung. Wir umarmen unsere Kinder, das Trainerteam umarmt sich, ich umarme Nadine und Dagmar, und dann steht auf einmal Georg vor mir, und ich umarme auch ihn, atme seinen Geruch ein – und irgendwie muss ich dabei ans Meer denken. Wir lächeln uns an, dann wird Georg von Bert in Beschlag genommen und wie ein alter Kumpel begrüßt.

Jetzt stößt Konstantin zu uns. «Das war Glück», sagt er.

«Du meine Güte», sage ich. «Kannst du nicht mal sagen, dass sie großartig gespielt und verdient gewonnen haben?»

«Meinetwegen. Sie haben großartig gespielt.» Er gibt mir die Hand. «Da hast du diese Wette also tatsächlich gewonnen. Gratuliere.»

«Tja», sage ich. «Manchmal kommt es eben anders, als man denkt.» Zum Beispiel dass ich Konstantin so ruhig gegenüberstehen kann – das hätte ich vor ein paar Monaten noch nicht gekonnt. Was nicht nur daran liegt, dass ich vielleicht doch langsam über ihn hinweg bin, sondern auch daran, dass ich den wichtigsten Sieg heute schon vor dem Finale errungen habe. Denn als ich Luis gefragt habe, bei wem er wohnen möchte, hat er einfach nur gesagt: «Bei dir. Das ist doch wohl klar.» Etwas Schöneres habe ich noch nie gehört.

Konstantin starrt in die Ferne, als er sagt: «Vielleicht will Luis ja trotzdem mit nach Mauritius.»

«Fragen wir ihn doch», sage ich.

Konstantin schaut mich an, als wäre ich zu blöd, um zwei und zwei zusammenzuzählen. «Dein Ernst?», fragt er ungläubig. «Du weißt, was das heißt.» Da ist sie wieder, seine Großspurigkeit.

«Ich denke schon», sage ich.

Siegesgewiss schreitet er zu unserem Sohn, gratuliert ihm

zu seinem tollen Sieg und erzählt ihm dann noch einmal von seinen Reiseplänen. «Weihnachten unter Palmen», schwärmt Konstantin. «Wir wohnen in einem Fünf-Sterne-Hotel. Das Meer ist direkt vor der Tür. Wir schwimmen und schnorcheln, und du kannst auch einen Tauchkurs machen, wenn du willst! Zwei Wochen Traumurlaub. Wie sieht's aus, Großer, bist du dabei?»

«Ich dachte, ich darf nur mit, wenn wir verlieren», sagt Luis.

«Das war doch nur ein Spaß», ruft Konstantin jovial. «Du darfst immer mit!»

Luis überlegt. «Über Weihnachten?»

Konstantin nickt.

«Nee», sagt Luis. «Erstens will ich mit Mama den Baum schmücken, und dann will ich mit Mama Schlitten fahren im Sauerland.»

Konstantin runzelt die Stirn. «Schlitten fahren kannst du doch immer. Aber Mauritius …»

«Nee, Papa. Ich bleibe hier. Bei Mama.»

Konstantin starrt mich ungläubig an.

Ich zucke mit den Schultern. «Seine Entscheidung.»

Konstantin sieht für einen kurzen Moment enttäuscht aus. Aber ich kenne ihn ja und weiß, wenn er enttäuscht ist, packt er gerne noch mal den Hammer aus. Als Luis wieder zu den anderen Jungs gerannt ist, die immer noch im Siegestaumel sind, knurrt er: «Du hast ihn doch bestochen.»

«Du bist unglaublich, Konstantin», antworte ich. «Ich bin einfach nur eine gute Mutter und immer für ihn da. Und ob du es glaubst oder nicht: Das ist viel mehr wert als alle PlayStations und Porsches und Protzurlaube zusammen.»

Er guckt hochnäsig, aber seine Arroganz wirkt angestrengt.

«Und übrigens», füge ich noch hinzu. «Ich habe ihn auch gefragt, bei wem er lieber wohnen möchte. Dreimal darfst du raten, wie die Antwort war. Und ich kann dir nur raten, es dabei bewenden zu lassen. Erstens für Luis; er kann das nun wirklich nicht gebrauchen, dass wir uns dauernd streiten. Und zweitens würde ich mich vor Gericht von dir diesmal nicht über den Tisch ziehen lassen, so viel ist mal klar. Deswegen rate ich dir im Guten: Lass es bleiben.»

Und damit drehe ich mich um und gehe. Denn jetzt werden die Sieger geehrt. Der Kinko-Chef persönlich ist gekommen, um die Medaillen zu verteilen und den Jungs die Hände zu schütteln. Die F1 freut sich allerdings gar nicht, und Simon schmeißt sogar seine Silbermedaille auf den Boden, auch Johannes reißt sich seine verächtlich vom Hals. Dann bekommen unsere Jungs ihre Goldmedaillen und einen Pokal – und das Versprechen, noch in diesem Jahr mit der Fußballnationalmannschaft zu trainieren. Luis strahlt übers ganze Gesicht.

Wir Eltern können es immer noch kaum fassen, wie unglaublich das alles gelaufen ist. Ich sehe Georg, wie er mit seinem Chef spricht, werde aber abgelenkt von Simons Mutter, die gerade der Diäthasserin erzählt, dass sie ihren Sohn vom Verein abmelden will.

«Der ist hier einfach nicht richtig aufgehoben», sagt sie und passt dann den Talentscout ab, der gerade an ihr vorbeigeht. Sie löchert ihn nach den besten Fördermöglichkeiten und wann Simon endlich zum Probetraining der DFB-Auswahl kommen kann. Der Talentscout bleibt ziemlich distanziert, versucht sie diplomatisch darauf hinzuweisen, dass Simon keine Einladung erhalten wird. Simons Mutter will das jedoch offensichtlich nicht verstehen. «Aber er war doch eindeutig der beste Spieler auf dem Platz», sagt sie verwirrt. «Ich dachte, Sie seien wegen ihm gekommen!»

Der Talentscout schnalzt mit der Zunge und seufzt. «Er mag von der Spielanlage her vielversprechend sein. Aber charakterlich ist er leider ungeeignet. Was sicher nicht an dem Jungen liegt», setzt er vieldeutig hinzu, was an Simons Mutter indes wieder vorübergeht.

«Wie bitte?», staunt sie. «Aber er ist doch …»

«Egoistisch, aufbrausend und schnell beleidigt. Ich weiß, es wird viel verlangt von den Nachwuchsspielern. Aber es gibt so viele vielversprechende Talente, da können wir Spieler, die Unruhe ins Team bringen, nicht gebrauchen.» Und damit wendet er sich von Simons Mutter ab, die dasteht wie ein begossener Pudel, und läuft zu Nadine weiter. «Wie lange spielt der Junge schon?», fragt er sie und deutet auf Dario-Devin.

«Dario-Devin? Ein halbes Jahr ungefähr», sagt Nadine.

Und der Talentscout sagt: «Ihr Sohn macht den Eindruck, als wüsste er noch nicht ganz genau, ob er beim Fußball bleiben will oder nicht. Aber von meiner Warte aus sollte er unbedingt dabeibleiben.»

«Echt jetzt?», fragt Nadine erstaunt.

«Er hat ein gutes Spielverständnis. Natürlich fehlt es ihm noch an Technik, aber er hat ein natürliches Ballgefühl und vor allem den Blick fürs Spiel. Wenn er möchte, kann er gerne mal zum Probetraining kommen.» Damit drückt er Nadine eine Karte in die Hand. «Rufen Sie mich an.» Dann spricht er noch mit Fadime und ihrem Mann und sagt, dass die Zwillinge, wenn sie so weitermachen, im nächsten Jahr dabei sein könnten. Fadimes Mann ist megastolz. Erol guckt bedrückt und ein bisschen ängstlich zu seinem Vater, aber der sagt was auf Türkisch, und dann strahlt auch Erol. Der Talentscout verabschiedet sich, schüttelt noch diverse Eltern ab, die sich auf ihn stürzen, und schon ist er weg.

«Er hat Dario-Devin rausgesucht», sagt Pamela und blickt ihm staunend hinterher.

Die Diäthasserin, die das Ganze ebenso verfolgt hat wie wir, sagt ebenso verblüfft wie abfällig: «Diesen kleinen …» Doch dann fängt sie den Blick von Nadine auf, die neben Dimitri steht.

«Diesen kleinen … *was?*», fragt Nadine grollend.

Und die Diäthasserin beeilt sich zu sagen: «Diesen kleinen quirligen Spieler.» Damit dreht sie sich um und folgt den anderen F1-Eltern zur Umkleidekabine.

Und wir – wir feiern! Pamela hat einen Kuchen in Fußballform gebacken, mit einem Muster aus weißer und schwarzer Schokolade, der unter großem Hallo angeschnitten wird. Holger wird derweil nicht müde zu betonen, dass sein Einsatz dafür gesorgt hat, Simon zu verunsichern.

«Holger», sagt Dagmar streng. «Das war unter aller Kanone, sich so aufzuführen.»

«Ach», sagt Bert. «Da sind die Emotionen halt mal mit ihm durchgegangen. Passiert uns Männern schon mal.» Er stößt Holger kameradschaftlich in die Seite.

«Genau», sagt Holger und reckt das Kinn. «So was passiert.»

«Was soll's», sagt Dagmar und lächelt. «Es ist ja noch mal gutgegangen!»

Ein besonders großes Stück Torte reicht Pamela an Georg und bedankt sich für seinen tollen Einsatz und dass er geholfen hat, das Team zum Gewinner zu machen. «Auch wenn du leider, leider nicht mehr unser Trainer bist, bleibst du unser Coach», ruft sie, und alle Eltern applaudieren.

Und Georg sagt, er habe einen Entschluss gefasst. «Ich werde meinen Job kündigen. Dieser Chef hat mich nicht verdient. Wenn ihr wollt, bleibe ich euer Trainer.»

Die Kinder sind begeistert, die Fußballmütter sind begeistert. Und ich bin es auch. Denn in der Liebe ist es wie im Fußball: Natürlich kann man verlieren. Aber gar nicht erst zum Spiel anzutreten, das ist der größte Fehler.

«Kinder spielen Fußball, um vor allem Spaß daran zu haben.»

Aus dem Leitfaden Jugendfußball des TSV Maulbronn

32

Vom Training der Nachwuchskicker vom FC Reschheim mit der Nationalmannschaft berichtet Yannik Brugger für den Regionalkanal. Wobei ich mich ehrlich wundere, was er da überhaupt bringen will. Das ganze Training dauert nur zehn Minuten. Der Bus fährt vor, die Einzigen, die aussteigen, sind ein paar von den Ersatzspielern, von denen ich nicht einmal die Namen kenne, sowie Mats Hummels und Thomas Müller. Ich meine, das ist natürlich großartig. Die Nationalspieler kicken ein paar Bälle mit der Mannschaft. Luis ist ganz aus dem Häuschen. Aber dann ist es auch schon wieder vorbei, die Spieler steigen in ihren Bus und fahren ab.

«Guck mal», sagt Luis zu mir. «Ich habe für Johannes auch ein Autogramm geholt.»

«Das ist aber nett von dir», lobe ich, da fällt mir ein, dass ich ganz vergessen habe, mir selbst ein Autogramm von Mats Hummels zu holen. Was vielleicht daran liegt, dass ein viel attraktiverer Mann meine ganze Aufmerksamkeit auf sich zieht. Ich meine natürlich unseren Trainer.

Zwei Tage nach dem Treffen mit der Nationalmannschaft findet die Hochzeit meines Mannes statt. Besser gesagt, meines Exmannes. Luis hat darauf bestanden, dass wir auch eingeladen werden. Ich habe zwar überhaupt keine Lust dazu, aber wenn Luis möchte, dass ich mitkomme, komme ich eben mit. Das Beste an diesem Tag ist, dass ich nicht als Single hingehe. Ich meine, auch wenn ich mittlerweile sehr froh bin, dass das Kapitel «Konstantin und ich» abgeschlossen ist, wäre es gelogen, wenn ich sagte, dass es mir nichts ausmacht, ab heute so zu heißen wie die Frau, die mir den Mann ausgespannt hat. Deswegen bin ich umso überraschter, als die Standesbeamtin verkündet, dass Konstantin Sophias Namen annimmt. Den Namen einer bedeutenden Familie, wie die Standesbeamtin betont und dabei einen Blick auf Isidor Funke wirft, Sophias Vater, der in der ersten Reihe sitzt und die Zeremonie überwacht, als wäre sie eine wichtige Baustelle. Ich bin völlig perplex. Konstantin gibt seinen Namen auf? Und heißt jetzt Konstantin *Funke*? Sachen gibt's! Und ich könnte schwören, es ist ihm unangenehm, als die Standesbeamtin das vorliest. Er lächelt nämlich so verlegen. Und dieses verlegene Lächeln legt er auch den Rest des Tages nicht mehr ab. Besonders, wenn sein Schwiegervater mit ihm redet, huscht immer wieder dieser seltsame Ausdruck über sein Gesicht.

Und so tanze ich doch noch einmal mit Konstantin auf einer Hochzeit, wenn auch nicht auf unserer. «Ich bin wirklich froh, dass wir geschieden sind», sage ich zu ihm.

«Ich auch», sagt er schnell. «Ich auch.»

«Und ich wünsche dir, dass du glücklich wirst.» Ich bin froh, dass ich das sagen kann und es wirklich ehrlich meine.

«Konni», dröhnt in dem Moment die Stimme seines Schwiegervaters von der Bar zu uns. Er streckt seine wurstigen Finger mit dem Siegelring aus und winkt Konstantin herbei, während er sich schon wieder seinem Gesprächspartner zuwendet, einem grauhaarigen Mann im Doppelreiher mit goldenen Knöpfen. Konstantin lässt mich sofort los und eilt mit gesenktem Kopf zu Isidor Funke, der ihn allerdings zunächst nicht beachtet. Er behandelt ihn wie einen Diener, schießt es mir durch den Kopf. Und Konstantin lässt sich das gefallen. Fast habe ich Mitleid mit ihm. Aber nur fast.

«Darf ich um diesen Tanz bitten?»

Ich drehe mich um, und da steht Georg. Lächelnd legt er seine Hand in meine und die andere auf meine Hüfte, und dann tanzen wir, und es fühlt sich ziemlich großartig an. Denn ich muss mich nicht mehr um Konstantins Glück kümmern, sondern nur noch um meines.

Was ist der Unterschied zwischen einer Spielerfrau und einer Fußballmutter? – Bei der Fußballmutter hat nur der Glamourfaktor *Size Zero.* Denn während die Spielerfrau auf der vom Blitzlicht gewärmten Tribüne nur schön dasitzen können muss, hat die Fußballmutter alle Hände voll zu tun. Sie ist Chauffeurin, Zeugwart und Kaltmamsell in einer Person. Sie putzt staubige Schuhe und wäscht dreckige Trikots und kneift die Nase zu, wenn sie den infernalischen Duftcocktail der Schienbeinschoner mit Schuhdeo behandelt, in der Hoffnung, dass sie dann etwas weniger stinken. Sie fegt ständig die Steinchen weg, die zwischen den künstlichen Grashalmen der Kunstrasenplätze verstreut sind und von den Schuhen in die Wohnung getragen werden. Sie sorgt für die Verpflegung, füllt unzählige Wasserflaschen und gurkt ihren Sprössling zu jedem Training und jedem Spiel, bei Regen und Sonnenschein. Und man hat nicht mal ein Wörtchen mitzureden, ob man Fußballmutter werden will oder nicht. Man wird einfach dazu gemacht! Irgendwann in der Evolution hat nämlich Gott oder Darwin – oder wer auch sonst immer seine Finger da mit im Spiel hatte – ein rundes, schwarz-weißes Gen auf das Y-Chromosom gepfuscht, was dazu führt, dass bei fast allen Jungs zwischen sechs und acht das Fußballfieber ausbricht.

Und es ist ansteckend.

«Wir müssen los», rufe ich. «Denk dran, Luis, über außen spielen!»

Georg lächelt. «Luis macht das schon.»

«Ich hoffe, wir gewinnen heute», sagt Luis.

«Wenn du ein Tor schießt, dann machen wir einen Sekt auf und lassen den Korken an die Decke knallen», verspreche ich. Georg und Luis mustern mich belustigt. «Du bist ja richtig aufgeregt, Mama», sagt Luis.

«Natürlich», gebe ich zurück. «Heute spielt doch meine Lieblingsmannschaft.»

Und dann fahren wir zum Spiel.

Danke

Ich danke Andreas Banhold und Sven Rasch vom 1. FC Niederkassel für die Einblicke in das Geschehen rund um den Fußballplatz – und für ihren großartigen Einsatz für die Jugendarbeit.

Ohne Leute wie sie wäre die Welt um einiges ärmer! Ich hoffe, den Eltern, die ihre Kinder beim Sportverein anmelden, ist bewusst, dass das überhaupt nur möglich ist, weil es leidenschaftliche Menschen gibt, die bereit sind, Freizeit, Herzblut und Nerven dafür zu opfern. Ihr Lohn sollte wenigstens unsere Anerkennung sein!

Ich danke Jürgen Schmickler für seine geduldige Bereitschaft, mich mit Expertenwissen über den Fliesenfachhandel zu versorgen. Das hat mir beim Schreiben sehr geholfen! Einen herzlichen Dank an Barbara Keuth-Emmerich für fachkundiges Testlesen und hilfreiche Ratschläge. Besonders möchte ich auch meiner Mutter Annette Dietz danken – fürs Probelesen und ehrliche Kritisieren!

Dank auch an das Wunderlich-Team, allen voran meiner wunderbaren Lektorin Katharina Naumann für Begeisterung, Inspiration und ihre treffsichere Kritik.

Und zu guter Letzt natürlich wie immer Danke an meine fabelhafte Agentin Petra Hermanns, ohne die meine Arbeit in der Form gar nicht möglich wäre – und vor allem lange nicht so viel Spaß machen würde.

Hanna Dietz

WIE BUDDHA IN DER SONNE

Liebe unter exotischen Bedingungen: Bei Hanna Dietz, Autorin von «Männerkrankheiten» und «Weiberwahnsinn», schmelzen die Herzen wie Buddha in der Sonne. Die witzigste Urlaubslektüre seit langem!

Nichts weniger als den perfekten Urlaub hatte Frida für sich und ihren Mann Henning auf der Tropeninsel Larishang geplant. Doch statt mit Henning im Strandbungalow im Luxus zu schwelgen und die eheliche Sinnlichkeit neu zu entdecken, werden sie in eine runtergekommene Bruchbude verfrachtet. Kakerlaken im Bad und Frösche im Pool sind aber nicht das Schlimmste an der «Villa» Coconut. Viel schlimmer sind ihre Mitbewohner, die spaßbefreiten Workaholics Amy und Christopher und eine völlig überdrehte Familie aus Düsseldorf. Und der halbseidene Straßenguru, der Frida mit ominösen Prophezeiungen in Angst und Schrecken vesetzt. Erholung: Fehlanzeige! Liebesleben: Pustekuchen! Die ganze Reise: ein Desaster de luxe! Das kann Frida nicht auf sich sitzenlassen. Um den Urlaub zu retten, schreckt sie auch nicht davor zurück, die einheimische Geisterwelt um Hilfe anzuflehen. Mit ungeahnten Folgen für alle Beteiligten …

336 Seiten